100문 100답

# 알코올 중독

New York Medical College
Charles Herrick, MD

Professor Emeritas
School of Nursing
University of North Carolina
Greensboro, North Carolina
Charlotte A. Herrick, PhD, RN 지음

인천참사랑병원 · 서진의학연구소 · 정신과 전문의
천 영 훈 옮김

圖書出版 하나醫學社

**100 Questions & Answers About Alcoholism**
by Charles Herrick, MD & Charlotte A. Herrick, PhD, RN
ORIGINAL ENGLISH LANGUAGE EDITION PUBLISHED BY
Jones and Bartlett Publishers, Inc.
40 Tall Pine Drive
Sudbury, MA 01776

# 역자서문

내가 정신과 전문의가 된 후 중독(addiction)에 대해 공부해 오고, 또 환자분들을 만나오면서 가장 많이 들은 질문은 아마도 "알코올 중독이 나을 수 있는 병인가요?"라는 질문일 것이다. 그때마다 진료실에서 마약 중독 환자분들이 자조 섞인 어조로 "우린 죽어서 관 뚜껑에 못질하기 전까지는 약 못 끊는다니깐요"라고 이야기하시던 모습이 생각난다. 나 또한 나름 고되었던 정신과 수련 과정을 마치고 정신과 전문의를 따고 나오면서 다시는 알코올중독 환자와는 마주치고 싶지 않다고 내심 다짐했던 적이 있다. 이 복잡한 사회문화적, 생물유전학적 원인들이 뒤섞여 있는, 그리고 탐닉이라는 욕망과 기저의 깊은 좌절을 지닌 알코올 중독이라는 질환은 이 병을 앓고 있는 환자에게나 그의 가족, 치료자들에게도 고통이고 때론 환멸일 수 있으며 한편으론 새 삶을 위한 용기 있고 가치 있는 도전일 수 있다.

과연 고칠 수 있는 병일까? 지겹도록 반복되는 재발과 그때마다 환자 본인은 물론 사랑하는 가족에게 깊은 상처를 남기게 되는 이 병 앞에서 나 스스로도 수없이 반복해 온 질문이기도 하다. 의욕이 하늘을 찌르던 정신과 레지던트 시절, 술 먹는 게 무슨 죄냐며 저항하는 환자를 밤을 새워 상담하며 나름 온 정성을 기울여서 결국 단주를 해보겠다며 멋지게 병원 문을 나서도록 변화시킨 환자가 24시간도 지나지 않아서 소동을 일으키며 다시 재입원을 하게 되는 것을 지켜보는 것은 좌절을 넘어 차라리 재난이었다. 재발한 환자는 치료자인 나에게는 치료 실패를 넘어서 내 무능의 증거이고 때론 미움의 대상이 되기까지 했다. 이런 절망감은 비단 치료자 뿐만이 아니라 환자 가족들의 마음속에서 일어나는 일련의 과정이기도 하다. '내가 이토록 정성을 다해 당신을 보살폈는데 당신이 또 다시 술을 마시고 이 난리를 겪다니, 정신 차리고 안 마시면 될 것을 왜 정신을 못 차리는 것일까'하는 원망이 가족들 마음속에도 자리 잡을 수 밖에 없다. 또한 그 이면에는 '내가 이렇게까지 했는데...'라는 나 자신의 능력에 대한 과대성이나 자만심 또한 숨어 있었을 것이다. 이런 식의 패배감과 절망감으로부터 벗어나는 데는 정신과 의사인 나로서도 꽤 많은 시간이 필요했음을 고백한다. 어떤 사람의 수십 년 동안 굳어져온 갈등-유발의 심리적 기전은, 게다가 기저의 뇌 질환이라는 저항할 수 없는 병리를 지니고 있는 사람에게 회복은 꽤 오랜 실패와 좌절을 필요로 할 수 밖에 없는 것이다. 수많은 재발이 치료의 실패가 아닌 회복으로 가기 위한 '과정'이라는 점을 가르쳐주고 직접 증거를 보여준 것은 다름 아닌 환자분들이었다. 정말 도저히 술로부터 벗어나지 못할 줄로만 알았던 환자분들이 몇 년의 고통스런 시간을 지나 회복해 나가는 모습을 보면서 내가 환자분들에게 해주어야 할 것이, 또 해줄 수 있는 것이 무엇인지 깨닫게 되었다. 그것은 그 분들이 언제 어떤 모습으로 병원 문턱을 넘어오시건 항상 한결같은 모습으로 대할 것, 실패한 것이 아니라는 점을 분명히 할 것, 지금은 끝이 안 보이지만 저 언덕을 넘어서면 분명 보다 의미 있는 삶이 기다리고 있음을 증언할 것, 때론 터무니없이 느껴질지라도 환자분과 가족들에게 '희망'에 대해 끊임없이 이야기 할 것. 희망이 없다면 저 커다란 병원 건물은 의미를 잃어버린 삶들의 거대한 무덤일 뿐이다.

단언컨대 알코올중독은 분명 '고칠 수 있는 병'이다. 당뇨병이나 고혈압과 같이 현대 과학으로 그 기전이 밝혀진 '뇌의 병'이며 다만 이 병 또한 만성 질환이기에 단순히 내 '의지'로만 해결해 보겠다는 잘못된 방식을 버리고 치료팀의 전문적인 치료와 가족들의 도움과 사랑, 회복자들과의 협심을 통해서 배우고 깨닫게 된 새로운 사실들을 적극적으로 삶 속에서 받아들이고 변화하려는 노력을 끊임없이 지속해 나가야 하는 과제를 안고 있을 뿐이다.

그런 노력의 과정에 이 책에서 다룬 100가지 질문은 많다면 많을 수도 적다면 적을 수도 있을 것이다. 100개의 질문으로 알코올 중독의 모든 것을 이야기 할 수는 없겠지만 이 책은 알코올 중독이라는 병에 대해 흔히 가질 수 있는 거의 모든 중요한 질문들을 생물학적 사실에서부터 사회문화적 현실에까지 광범위하게 확대시켜 균형 잡힌 시선으로 비교적 쉽게 기술해 내고 있다. 그런 면에서 알코올 중독이라는 병에 대해 관심이 있는 일반인은 물론, 환자와 그의 가족들, 알코올 중독을 공부하고자 하는 학생은 물론 전문가들에게도 도움이 될 것이라 믿는다. 다만 중독 분야에 대한 치료 시스템에 있어서 미국과 국내의 현실이 큰 차이를 보이고 있기에 이러한 차이점에 대해서는 역자가 본문 사이에 부연설명을 첨부하였음을 밝히는 바이다. 미국의 중독 치료 및 재활 시스템이 반드시 옳은 것은 아니겠지만 적어도 중독을 바라보는 사회적 시선과 국민 보건의 시각에서 대규모로 이루어지는 국가적 투자와 관심은 앞으로 우리 사회가 나아가야 할 하나의 모델로서 고려되어야 하며 그런 관점에서도 이 책이 일반인들에게도 미약하게나마 선진화된 알코올 중독 치료 시스템에 대한 인식을 심어줄 수 있는 계기가 될 수 있기를 기대한다.

이 책이 나오기까지 게으른 나를 기다려주시고 격려해 주신 하나의학사 오무근 사장님께 감사의 말씀을 올린다. 환갑을 훌쩍 넘기신 국제 신사이신 당신께서는 단 1년 뒤의 계획도 없는 젊은 나에게 당신의 10년 후 원대한 계획을 들려주시며 이 책을 전해 주셨었다. 내 어설픈 번역서는 그때 오사장님으로부터 얻은 용기와 꿈의 결과물임을 밝힌다.

마지막으로 진료실에서 나와 마주하였던 알코올중독 환자분들에게 감사드린다. 그 분들이 보여주셨던 자신의 삶을 바꿔가기 위한 노력과 용기는 나를 변화시켰고 이 책이 나올 수 있도록 해 주었다. 내가 알고 있고 행하는 것들은 모두 그 분들로부터 배운 것임을 고백하며 이 책을 빌어 오늘도 이 병과 싸워 나가시는 모든 용기 있는 분들에게 존경과 감사를 바친다.

2010년 2월

역자 씀

# 차 례

# 저자 소개

**Charles Herrick, MD**

Charles Herrick은 Connecticut주 Danbury의 Danbury 병원 정신과 과장이다. 뉴욕 의대의 조교수로도 재직하면서 의대생들 및 정신과 레지던트들의 교육을 담당하고 있다. Danbury 병원의 자문 서비스, 위기개입 서비스, 입원 서비스 및 약물의존 서비스 등을 주관하고 있다. 그는 Southern Illinois 의대를 졸업한 후 New England Medical Center에서 정신과 수련을 마치고 샌프란시스코의 캘리포니아 대학에서 소아청소년 정신과를 전공하였다. 그는 다양한 환자군들과 여러 임상 현장들 및 여러 지역을 통해서 다양한 임상적 경험들을 쌓아왔다. 그는 알코올 중독을 앓고 있는 환자와 그의 가족들을 위한 이 특별한 책 이외에도 우울증과 양극성 장애에 관한 책의 공저자이기도 하며 일반 대중들과 의료 관계자들을 대상으로 한 다양한 정신과적 주제들을 강의해 오고 있다.

**Charlotte A. Herrick, PhD, RN**

Charlotte A. Herrick, PhD, RN은 1956년에 뉴욕의 컬럼비아 대학을 졸업하면서 간호학사 자격을 취득하였으며 1982년에 Southern Illinois 대학에서 정신과 전문간호사 자격을, 1985년에 동 대학에서 교육 지도자학으로 박사 학위를 받았다. 그녀는 현재 Greensboro의 North Carolina 대학 간호학과의 방문 교수이자 명예교수이기도 하다. 그녀는 간호학 저널들에 다양한 논문들을 발표해 왔으며 여러 교과서 편찬 작업에 기여하였고 2006년도에 Jones & Bartlett 출판사에서 펴낸 'Children's Mental Health: Interdisciplinary Practice'의 공저자이기도 하다. 그녀는 국내외에서 그녀의 전문적인 영역에 속하는 다양한 주제들을 발표해 오고 있다. 또한 그녀는 노인의학, 정신 간호학, 간호 지도, 간호 교육 분야에서 많은 상을 수상한 경력을 가지고 있다. 가장 최근에는 위대한 100인(North Carolina 주의 훌륭한 간호사들)에 포함되어 상을 받은 바 있다.

# 서 문

아마도 알코올 중독보다 대중과 의학전문가들에게 수많은 혼란과 좌절, 열정을 불러 일으키는 의학적 주제는 없을 것이다. 알코올은 흔히 즐거움과 축하, 의식 그리고 경외심과 연관이 있음에도 불구하고 슬픔과 도덕적 추락, 질병 그리고 죽음과도 연관이 있다. 질병의 실체에 있어서 알코올 중독만큼 지극히 많은 속성을 담고 있는 질환도 없다. 우리 사회에서 음주에 대한 태도가 애초부터 자유로운 사용과 엄격한 제한 사이를 오갔던 것도 사실이다. 미국 독립전쟁을 촉발시켰던 논쟁들은 교회에서 보다는 선술집에서 더 자주 이루어졌다. 가장 최근의 유명했던 영화 Sideways에서 잘 보여주었듯이 와인은 두 친구의 최상과 최악, 미적 감동, 사랑, 열정, 분노와 배반 그러나 결국에는 유머를 불러 일으킨다. 와인은 단 한 번도 비난 받아본 적이 없으며 pinot noir(와인의 한 종류; 역주)의 판매량은 급격하게 증가하고 있다. 이와는 반대로 이전의 영화인 '라스베이가스를 떠나며'와 같은 경우 비평가들로부터 호평을 얻었지만 정작 대중들에게 어필하지는 못했다. 이 영화는 술로 인해 죽을 수 밖에 없었던 한 남자를 그리고 있다. 알코올은 한편에서는 바커스에 대한 숭배를 의미하지만 다른 한편에서는 살아있는 지옥을 의미한다.

최근 우리는 Vioxx나 Ephedra와 같은 약물들이 이들 약물이 지닌 부작용 문제로 인해 시장으로부터 퇴출된 예에서 본 것처럼 약물의 위험성에 대해 민감한 사회 안에서 살아가고 있다. 이러한 위험성에 대한 인식은 사실에 근거하기 보다는 정서에 기반을 두고 있다. 어떤 물질은 자유롭게 사용할 수 있도록 하고 어떤 물질은 금지시키게 되는 사회적 결정은 그 특정 물질이 본래부터 지닌 위험성에 근거하기 보다는 특정 물질로 인해 야기되는 감정적 항의에 의한 것들이다. 의사의 처방없이 살 수 있는 비교적 안전하다는 약물인 아세트아미노펜, 즉 타이레놀의 예를 들어보자. 타이레놀은 1956년에 처음으로 소개되었다. 해마다 미국에서만 한해에 150건 가량의 아세트아미노펜 관련 사망이 보고되었다. 타이레놀 과량 복용과 간 이식을 필요로 하는 사람들의 이환율과 사망률 사이에 연관성이 있음이 밝혀졌음에도 불구하고 타이레놀 과량 복용으로 인한 사망자의 수는 점점 늘어가고 있다. 이에 비해 한때 체중 감소와 바디빌딩을 위한 약으로 큰 인기를 끌었던 Ephedra의 경우 이제까지 총 155건의 사망이 보고되었다. Vioxx로 인한 사망은 산정하기가 좀 더 복잡한데 왜냐하면 이들 사망자들의 경우 일차적으로 이미 심혈관계 질환을 지니고 있었던 사람들이고 약물 자체의 직접적인 효과에 의해 사망한 사람들은 아니었기 때문이다. 1999년에 소개된 이래로 약 27,000명 가량이 사망한 것으로 추정되고 있다. 시장에서 이 약물의 퇴출을 이끈 것은 약물 자체의 위험성이라기보다는 이러한 위험성을 제약회사가 알리지 않았었기 때문이다. 그러나 알코올은 해마다 알코올로 인한 부상 혹은 음주 및 알코올 남용으로 인해 직접적으로 유발된 질병들로 인해 해마다 약 85,000명이 사망하고 있다. 따라서 사람들은 흔히 어떤 특정 물질의 위험성과 이로운 점에 대한 평가에 있어서 과학적 사실을 기반으로 하기 보다는 문화적, 종교적, 도덕적 신념을 바탕으로 평가하게 된다.

알코올은 합법적이고, 처방전이 필요 없고, 문화적으로 용인된 물질이기에 처방을 받거나 혹은 길에서 쉽게 살 수 있는 다른 어떤 물질보다도 인간의 삶에 파괴적인 효과를 끼치는 가장 독특한 단일 중독성 물질이다. 미국

역사에서 단 한 차례 시도되었던 금주령은 문제 해결을 더욱 어렵게 한 채 비참한 실패로 끝났다. 비록 이러한 조치가 간경화로 인한 사망을 반으로 줄이는 데 성공했지만 범죄의 증가와 사회적 불안이라는 대가를 치러야 했다.

무언가를 먹는다는 것은 약이든, 합법적인 약물이든 심지어 음식까지도 어느 정도의 위험성을 수반하는 행동이라 할 수 있다. 따라서 어떤 물질을 섭취하든지 그 물질에 대한 위험성과 대책을 반드시 이해하고 있어야 한다. 동의서는 의료계 종사자에 있어서는 환자에게 자신이 먹는 약에 대해 잘 알 수 있도록 해주기 위한 법적, 윤리적 책임을 의미한다(동의서에 대한 보다 자세한 논의는 질문 99번을 참조할 것).

알코올과 알코올 중독에 관한 이 책은 독자들로 하여금 충분한 정보 하에서 결정을 내릴 수 있도록 필요한 정보들을 제공하고 있다. 알코올 및 중독과 연관된 주제들에 대한 검토를 통해서 우리들의 행복한 삶에 알코올이 어떤 영향을 끼치게 되는지에 대한 정보들을 독자들에게 제공하게 될 것이다. 비록 이 책이 알코올과 알코올 중독에 집중하고 있지만 많은 질문들과 답변들은 다른 중독성 물질들과 그로 인한 행동들에 관한 내용들 또한 담고 있으며 따라서 이 책은 보다 일반적인 수준에서의 중독의 특성에 대한 유용한 인식을 제공할 것이다.

우리는 과학적 사실들이 도덕규범을 법제화하는 데 궁극적인 도움을 줄 것이라 믿고 있는 시대에 살고 있다. 문화가 치러 내는 전쟁은 그것이 보건이나 환경 또는 다른 사회적 이슈에 관한 것이든 아니든 정치적, 법적, 도덕적 정책을 도모하기 위해서 그 "사실"이란 것들을 무기로 사용함에 있어서 '과학적 전문가'로 이루어진 집단으로 이루어진 군대를 통해서 전쟁을 치르게 된다. 약물에 대한 논쟁만큼 양측에서 최근의 정책들을 지속하거나 폐기할 필요성에 대해 서로를 납득시키기 위한 논쟁을 벌이고 있는 것은 없다. 의료 기관들에서는 알코올 중독의 개념을 질환으로써 받아들여 왔음에도,

보건의료 종사자들 자신을 포함한 보다 큰 문화적 측면에서의 개인의 가치와 믿음에 있어서는 아직도 이 문제에 대한 논쟁을 지속해나가고 있으며 여전히 많은 사람들이 알코올 중독을 도덕적 실패로써 바라보고 있다. 이 책은 알코올 중독에 대한 사실들을 검토하고자 한다.

알코올 중독이 과연 하나의 질병인지 아니면 도덕적 해이의 결과인지, 알코올 중독에 대한 논쟁을 불러 일으킬 만한 관점들이 논의될 것이다. 끔찍한 고통으로 황폐화된 사람들의 깨어진 삶들만이 버려져 있는, 이성보다는 감정만이 존재하는 아무도 살지 않는 이 땅으로부터 벗어날 수 있는 새로운 길이 만들어지길 소망한다. 알코올 중독이 질병인지 도덕적 해이인지에 대한 논쟁들이 있기에 이 책은 이러한 주제들에 대해 독자들이 적절한 정보를 얻음으로써 혼란스러워지기 보다는 알코올 중독에 대해 보다 잘 이해할 수 있도록 최대한 이러한 논쟁들을 탐색해 나갈 것이다.

■ **수잔의 한 마디 :**

*우리는 최근 벤의 30번째 생일을 축하해 주었다. 약 6년 전, 그는 운전 중 차를 운전할 수 없는 상태가 되었다. 그의 뒷 자석에 있던 사람이 놀라서 급히 차를 세웠고 운전대 위로 쓰러져 입에 거품을 물고 있는 그를 발견했다. 앰뷸런스가 도착했을 때 벤은 의식을 되찾았으나 무슨 일이 일어났었는지 기억하지 못했다. 최근 몇 년간 아주 익숙한 장소가 되어버린 응급실에서 일련의 검사들이 이루어진 후 의사는 알코올 금단성 경련에 대해 설명해 주었다. 내 대답은 그의 누이와 마찬가지로 "고맙지만 우리 아들의 의학적 상태에 대해서나 설명해주세요, 술 끊는 문제는 알아서 할 테니"였다. 벤의 정신과 주치의이자 이 책의 공동 저자인 닥터 Herrick의 말에 따르면 이후 30차례나 병원을 전전하고 7차례나 재활치료를 받은 벤은 심각한 알코올 중독자이지만 여전히 살아있다.*

# 감사의 글

이 책을 나의 가족, 특히 나의 아내에게 바친다. 그녀는 내게 책을 쓸 시간을 허락해 주었고 이 책을 완성하는 데 있어서 귀중한 도움을 주었다.

또한 내가 수많은 주말을 이 책에 매달려 있는 동안 참고 견디어준 아이들에게도 감사의 말을 전한다.

내게 그들을 치료할 수 있는 특권을 주었던 많은 환자분들께도 이 책을 바친다. 나는 불행에 맞선 환자들의 끊임없는 노력에 대해 항상 놀라움을 금치 못했으며 큰 감명을 받아 왔다.

마지막으로 이 책이 환자분들 및 그들의 가족들 뿐 아니라 이 범상치 않은 질환을 이해하기 위한 노력을 지속하고 있는 의사들과 다른 의료계 종사자들에게도 유용한 책이 되길 바란다.

Charles Herrick, MD

나는 내 아들(Charles Herrick)과 함께 이 책을 함께 펴낼 수 있었다는 것에 대해 자부심과 기쁨을 느낀다. 나는 자랑스러운 엄마다!

이 계획이 열매를 맺도록 인내심을 가지고 우리를 도와주었던 남편이자 Chuck의 아버지인 Bob Herrick에게 감사한다.

무엇보다도, 공동 저자들 사이의 가교 역할을 해주었던 내 며느리이자 Chuck의 아내인 Ana Cristina Herrick에게 감사의 말을 전하고 싶다. 그녀는 우리의 노력들을 중재했으며 편집에 있어서 조언들을 해주었으며 중요한 주제들을 연구해 나가는 데 있어서 창조적인 아이디어들을 제공했다. 그녀는 우리를 하나로 묶는 연결고리 역할을 해 주었다.

Charlotte A. Herrick, PhD, RN

# 제 1 부

# 알코올 중독의 개요

- 알코올이란?
- 알코올이 약물이라고?
- 언제 어떻게 알코올이 발견되었는가

그리고...

## Q1 알코올이란?

**알코올**은 탄소, 산소 및 수소로 이루어진 단순한 유기 화합물이다. 유기 화학물들은 모두 탄소, 수소, 산소를 필수 구성요소로 지니고 있으며 전형적인 생명체들로부터 유래한 물질이지만 우리의 삶을 보다 편안하게 하기 위한 많은 합성된 유기화학 제품들이 있다. 플라스틱, 기름은 물론 인체의 일반적 구성물들도 모두 유기 화학물질이다. 곰팡이의 일종인 효모(yeast)에 의해 생성되는 알코올은 당분을 분해하는 과정에서 생성되는 필수 부산물이다. 모든 알코올성 음료들은 대부분 물로 이루어져 있으며 이차적인 알코올 그리고 함께 발효과정에 사용되는 원료 물질에 따라 생성되는 다양한 종류의 기타 유기 화학물질들이 각 알코올성 음료의 독특한 색깔과 향을 만들어내게 된다. 발효는 알코올 농도 10%에서 15%까지 가능한데 이는 이 농도를 넘어가게 되면 알코올에 의해 효모가 죽기 때문이다. 알코올 농도를 15% 이상으로 높이기 위해 물로부터 끓여내는 과정을 거치게 되는 데 이를 통해서 증류주가 만들어지게 된다.

## Q2 알코올이 약물인가요?

알코올이 음식인지 아니면 약물인지에 대해 고려할 때 반드시 질문해 봐야 할 것은 '약물(drug: 미국에서 약물은 '마약'의 의미로 통용된다. 역주)'이란 용어의 의미이다. 대부분의 사람들은 약물을 향정신성의, 불법적으로 얻어지고 소비되어지는 위험한 것(헤로인, 코카인, 히로뽕, 대마초, LSD)으로 생각하고 있다. 약물(마약)들은 경멸적 의미를 담고 있다. 반대로 의사에 의해서 처방되어지는 경우에는 어떤 약물일지라도 치료제(medication)로 인식하게 된다. 치료제의 의미는 '건강을 회복시켜 주는' 혹은 '치유'의 의미를 가지게 된다. 따라서 항생제, 항우울제, 항고혈압제, 진통제 그리고 화학요법 물질들은 약물(마약)이 아닌 치료제로 인식한다. 항암 화학요법제들은 암 세포들을 죽이기 위해 처방된다. 그러나 이러한 약물들은 암세포와 정상 세포를 구별하지 않는다. 다행히 암 세포들이 대부분의 정상 세포들보다 빠르게 자라기 때문에 이들 약물들은 느리게 자라는 세포들보다는 빠르게 자라고 있는 세포들을 죽이게 된다. 한편으로 이 항암제들은 무자비한 살인자들이기도 하기에 여러 가지 약물 부작용을 지니게 되고, 위험한 이유이기도 하다. 이들 약물들은 인간에게 알려진 가장 치명적인 물질들 중 일부이기도 하지만 독이나 약물(drugs)로 인식되기보다는 치유의 능력을 지닌 치료 약물(medicine)로써 인식되고 있다.

역사적으로 미국인들은 알코올, 카페인 및 담배를 마약류나 치료제로 생각하지 않았다. 결과적으로 이러한 것들에 대해서 사회적으로나 법적으로 다른 마약류나 치료제들과는 다르게 생각하고 있다. 사실 마약, 의학적 치료제 그리고 사회적으로 용인되는 물질들 간의 범주적 구분은 전적으로 문화의 산물이며, 이들 특정 물질들이 지닌 근본적인 성상과는 무관하다. 이러한 범주에 포함되는 모든 물질들은 모두 정신을 변화시키는 잠재적인 효과를 지니고 있다. 이러한 정신을 변화시키는 것에 대한 의학적 용어로써 **향정신성(Psychotropic)**이라는 용어를 사용한다. 심지어 항생제들도 정신을 변화시키는 효과가 있는 것으로 알려져 왔다. 그러나 몇몇 물질들은 예측 가능한 향정신성 효과를 지닌 것으로 알려져 왔고 특별히 그런 목적으로 사용되어 왔다.

***향정신성(Psychotropic):***
뇌, 행동 혹은 경험의 정신적 기능에 영향을 끼치는 약물.

물질들에 대한 문화적 양식은 비하적 용어로써의 '약물'과 그것이 가진 향정신성 효과 사이의 연관성을 만들게 되었는데 이것이 대중들의 정신과 약물에 대한 오해를 불러 일으킨 이유가 되었다. 결국 모든 약물들은 향정신성이다, 모든 약물들은 중독성이 있다는 전제하에 모든 정신과적 약물들은 향정신성이기에 정신 질환을 치료하기 위해 정신과에서 사용하는 모든 치료제는 중독성이 있다는 식의 억측이 존재한다. 이러한 이야기들은 잘못된 것이다(의존증의 정의에 대한 다른 설명은 질문 14를 보시오).

만약에 치료제(medications)나 약물(drugs)에 대한 어원을 찾아본다면(이들 단어들은 동의어로 취급되어야 한다), 충격을 받을 것이다. 약을 의미하는 단어인 pharmacy 및 pharmaceutical이 파생되어 나오게 된 "pharmakos"라는 단어는 원래 사회적 불행을 고치기 위해 바치는 인간 제물을 지칭하는 단어였다. 시간이 흐름에 따라 pharmakos라는 단어는 궁극적인 '치유'와 희생의 일부로써 바쳐지는 인간 제물에게 먹이는 여러 가지 독약들과 밀접한 연관성을 가지게 된다. 이러한 약물들은 이를 섭취하는 순간 인신 제물 자신을 죽이고 동시에 사회를 치료하는 이중의 역할을 지니게 된다. 지금에 이르러 현대 의학이 질병의 진행과 약물 작용에 대해 파악할 수 있는 능력을 갖추게 되면서 "pharmakos"라는 단어는 독극물이라는 의미에서 벗어나게 된다. 매년 미국 내에선 독극물이나 거리의 마약으로 인한 죽음을 합친 것보다 더 많은 사람들이 처방받은 약물에 의해 죽어간다. 따라서 결국 알코올은 과거와 현재에 쓰였던 pharmakos와 유사하다. 알코올은 치료제이며 약물이자 음식인 것이다. 알코올이 어느 범주에 해당할 것이냐는 그것을 사용하는 사람에 따른 문제이며 그러한 사람과 알코올이라는 물질에 대한 사회적 인식의 문제이기도 하다.

## Q3 알코올은 언제 어떻게 발견되었을까?

알코올은 인간 역사의 초기인 수렵채집의 시기에 처음 발견되었을 것으로 여겨진다. 알코올은 따지 않고 오랫동안 매달려 있었던 과일과 꿀에서 처음 발견되었다. 벌꿀로부터 만들어진 Mead(벌꿀 술)가 아마도 최초의 알코올성 음료였을 것이다. 맥주는 곡물 재배가 가능한 농경 사회의 막이 오르면서 개발되었다. 와인은 기원전 6,000년을 전후로 출현한다. 보다 고농도의 알코올은 증류법이 개발된 후에 선보이게 된다. 맥주와 벌꿀 술이 곡물이 일차적인 영양원이자 경제적 자원이었던 농민들의 술이었던 것에 비해 와인은 포도를 재배하는 것을 필요로 했고, 보다 고비용의 집중적인 과정을 필요로 했기에 자금과 포도를 재배할 수 있는 자원을 확보하고 있었던 가톨릭 교회에 의해 만들어졌다. 따라서 와인은 종교인과 상류층의 음료였다.

발효시킨 원료로부터 알코올을 얻는 방법은, 아라비아의 연금술사들이 증류 방법을 개발해내기 전까지는 약 9,000년 동안 알코올을 얻을 수 있는 유일한 방법이었다(알코올이라는 이름은 모든 물질들의 기본 요소라는 뜻의 아랍어 “al kohl”에서 유래 되었다). 알코올의 증류는 알코올의 끓는점이 물보다 낮았기 때문에 가능했고 결국 물이 끓기 전에 알코올을 증류해낼 수 있었다. 증류된 알코올은 이 물질이 보다 고농도의 배합이 가능하도록 다른 용기로 회수되어졌다. 증류법은 중세시대 이전까지는 서양에 전해지지 못했다. 이 무렵 유럽은 흑사병에 직면해 있었고 유럽인들의 생존이 유럽 전 대륙의 문제가 되었기에 알코올은 비참함으로부터의 도피와 살아남은 자들을 위한 축배의 도구가 되었다. 이로 인해 음주 및 음주로 인한 폐해들이 급격하게 증가하기 시작했다. 알코올 소비를 줄여준 차, 커피, 코코아와 같은 음료들의 출현은 17세기에 이르러서야 이루어졌다. 19세기 후반까지도 안전한 물 공급 방법이 존재하지 않았기에 이러한 물보다도 상대적으로 안전한 수분 공급의 형태로써 알코올을 사용하였다. 이후 안전한 물 생산을 이끈 세균 이론과 종교적 부활운동 및 만성 알코올 의존증에 대한 의학적 개념의 적용이 합쳐져서 궁극적으로 술은 나쁜 것으로 보는 시각이 형성되었다. 이제부터의 질문들은 이러한 주제들을 보다 확장한 것들이다.

## Q4 왜 사람은 술을 마시는가?

술 마시는 것을 즐겨온 사람들에게 왜 술을 마시냐는 질문은 엉뚱하게 들릴 수 있다. 그렇지만 그 자신이 술로 인해 고통 받고 있거나 사랑하는 사람의 술 문제로 인해 고통 받고 있는 사람들에게는 도저히 이해가 안가는 질문일 수 있다. 알코올 사용과 남용의 양 극단을 잇기 위해서 왜 사람들이 술을 마시는 가에 대한 3가지 이유를 들 수 있다. 첫째, 인간이 음주를 하는 것에는 진화론적 이유가 있을 것이다. 둘째, 특히 유럽에서 그렇듯이 술을 마시는 건강상의 이유가 있다. 마지막으로는 많은 사람들이 알코올의 향정신성 효과를 경험하기 위해 음주를 한다.

### 진화

> ***술꾼 원숭이 가설(drunken monkey hypothesis) :***
> 왜 알코올에 대한 미각을 지니고 있는 것이 동물들로 하여금 잘 익은 과일을 고를 수 있도록 해주는 생존상의 이득을 가져다주는가에 대한 진화론적 가설.

진화론은 인간에게 어떠한 특성이 어떻게, 왜 존재하게 되었는지를 설명하려는 시도라 할 수 있다. 가장 흥미를 불러 일으키는 현상 중의 하나는 아마도 천지창조와 음주일 것이다. 술을 마시는 인간에게는 그렇지 않은 인간에 비해 어떤 가능한 이로운 점들이 존재해 왔던 걸까? 이러한 의문은 "**술꾼 원숭이 가설(drunken**

**monkey hypothesis)**"로 알려진 가설의 개발로 결론이 났다(Stephens & Dudley, 2004). 이 가설은 몇 가지 사실들이 서로 연결되면 알코올 섭취가 생존에 도움이 되었다는 장점을 지지하는 나름대로 개연성 있는 설명을 제시할 수 있다는데 근거를 두고 있다. 가설은 우리의 선조였던 영장류로부터 시작한다. 영장류에서 식사의 대부분을 차지하는 것은 과일이다. 과일을 차지하기 위한 경쟁이 치열한 곳에서는 잘 익은 과일을 빨리 찾아내는 능력은 선택적인 이득을 갖게 된다. 과일이 익어가면서 과일 표면의 효모는 당분을 알코올로 변환시키게 된다. 과일 속의 알코올 함량은 과일의 숙성도와 연관이 있다. 알코올 냄새로 과일의 위치를 찾아내는 것은 익은 과일의 위치를 알아내는 가장 빠른 방법이었다. 따라서 알코올에 대한 후각과 미각의 예민한 감각을 가지고 있다는 것은 과일을 차지하는 데 장점으로 작용하였을 것이다. 과일을 먹는 다른 동물들과 마찬가지로 원숭이들은 과일로부터 흩뿌려지는 알코올 냄새를 통해서 익은 과일을 알아내는 능력을 지니고 있다. 비록 인간이 오래전부터 과일을 영양소의 주공급원으로써 먹고 있지는 않지만 인간은 유전학적 조상인 영장류와 본질적인 부분을 공유하고 있다. 알코올로 인한 최근의 문제들은 알코올에 대한 미각을 지니게 한 초창기부터 중요했던 생존 이득의 현대적 부산물일 수 있다.

비록 이 가설은 아직까지 논쟁을 불러 일으키는 가설로 남아 있지만 나름대로의 호소력을 지니고 있다. 첫째, 몇몇 과일들에서 알코올 성분이 측정되어 왔는데, 과학자들은 익지 않은 과일에는 알코올이 들어있지 않은 반면, 과숙성된 과일에서는 약 4%의 알코올이 담겨 있음을 발견했다. 실제로 원숭이는 과일이 가장 잘 익었을 때인 약 1%의 알코올이 포함된 과일을 선호한다. 과일 **초파리**(drosophila) 및 여러 새들, 나비들, 과일 박쥐들을 비롯한 여러 종의 생물들이 알코올 성분을 통해서 과일을 찾

***초파리(drosophila) :***
다양한 신체상 및 행동상의 경향에 미치는 유전적 영향을 연구하는데 흔히 쓰이는 과일 파리의 한 종류.

아내는 것으로 여겨진다.

## 건강상의 이득들

부가적인 증거들은 알코올이 적당히 섭취 되었을 때는, 우리 인간들은 물론 다른 종의 생물들에게도 다소의 건강상의 이득을 제공해준다는 점이다(질문 28을 볼 것). 예를 들어 과일 파리의 경우 중간 정도 양의 알코올에 노출되었을 때 전혀 알코올이 없었을 경우나 고농도의 알코올에 노출된 경우보다 오래 생존하고 더 많은 자손을 갖게 된다. 만약에 알코올이 건강에 단지 부정적인 결과만을 초래했다면 알코올에 대한 미각과 후각의 선택적 장점이 발달하지 않았을 것이다. 다른 증거로는 알코올 대사에 대한 유전자들(**alcohol dehydrogenase**와 **aldehyde dehydrogenase**)이 인간 종 내에서도 다양하며 동아시아 사람들에서는 덜 발현된다는 점이다. 이 **효소(enzyme)**들이 없다면 알코올 섭취는 단지 강한 불쾌감을 주는 경험이 되고 그로인해서 술을 피하게 된다. 이러한 알코올 미각에 있어서의 유전학적 변이들은 이들 유전자들이 환경에 따라 선택적이었다는 것을 추정케 한다. 이러한 유전자들이 보다 많이 발현되는 지역에서는 알코올 중독의 빈도도 높게 나타난다(질문 20을 볼 것).

알코올은 독성 물질 중에서도 초기에는 생명을 살리는 것으로 여겨져온 독특한 존재라 할 수 있다. 지난 만년 동안 알코올은 가장 보편화된 일상 음료였고 수분과 칼로리의 필수 공급원이었다. 오염되고 위험한 물이 공급되던 세상에서 중세 시대에 알코올은 "aqua vitae" 즉 "생명의 물"이라는 타이틀을 얻었었다. 당시에는 가지고 다닐 수 있는 물이 귀했었

***알코올 탈수소효소 (alcohol dehydrogenase) :***
알코올을 알데하이드로 분해시키는 것을 가속시키는 생물학적 촉매 역할을 하는 효소로써 알코올로 인한 많은 부정적 효과들과 연관이 있다.

***알데하이드 탈수소효소 (aldehyde dehydrogenase) :***
알데하이드를 쉽게 몸 밖으로 배출 될 수 있는 비독성 물질인 아세트 산으로 분해시키는 것을 가속시키는 생물학적 촉매 역할을 하는 효소.

***효소(enzyme) :***
화학적 반응을 촉매하거나 가속화시키는 역할을 하는 생물학적 분자. 대부분의 효소들은 단백질로 이루어져 있다.

기에 서양에서는 알코올이 물에 대한 대용품으로써 일차적으로 섭취되었다. 이에 반해 동양에서는 차를 마시는 습관이 휴대용 물을 대신하였고 또한 아시아인의 과반수가 알코올을 대사시키는 효소가 부족하다는 사실이 이들 문화에서 술을 보다 제한적으로 사용하게 만드는 데 기여했다(질문 22와 표 6을 참조). 또한 알코올이 진통 효과와 기분을 고양시키는 효과가 있다는 사실은 이미 잘 알려져 있었다. 여러 속담들은 알코올이 통증과 고통으로부터 벗어나는 수단이라고 언급하고 있다. 궁극적으로 알코올은 지루함을 피할 수 있도록 해주고 긴 행군의 고역이나 들판에서의 고된 노동으로 인한 피로를 완화시켜 주었다.

## 향정신성 효과들

중독성 물질은 오랜 역사를 가지고 있다. 사람의 의식 상태를 변화시키려는 시도는 보편적이고 우리가 어린 아이들이 빙글빙글 돌거나 헐떡거리며 노는 것에서 보듯이 거의 본능적이라 할 수 있다. 이러한 시도는 모든 사회, 모든 시대에서 발견된다. 특히 섹스와 같이 다양한 신체적 활동과 연관된 자연적인 황홀경과 이러한 상태를 유발하는 화학 물질은 그리 동떨어진 것이 아니다. 약물의 사용은 모든 문화들 속에 존재해 왔으며 종교적 의식들 및 영적 각성과 지속적인 관계를 맺어 왔다. 이는 몇 가지 이유들에 기인한다. 첫째, 특정 문화권에서는 약물의 사용을 통제함으로써 남용이나 오용으로 인한 피해를 줄일 수 있었다. 둘째, 변화된 의식 상태는 신(神) 혹은 깊은 곳에 감춰진 진실로부터 삶과 세상에 대한 지식을 얻기 위한 방법으로 인식되었다. 몇몇 약물들은 삶의 의미로 향하는 초자연적이고 인식론적인 창(窓)을 제공하는 것으로 알려져 왔다. 알코올은 흔히 하늘이 주신 천상의 휴식과 연관이 있었다. 가톨릭의 성체로 쓰이는 포도주는 영생을 나누어 주는 것이며 이슬람의 코란은 포도주가 흐르는 천국을 묘사하고 있다. 이들 모두는 도달할 수 없는 곳에 이르기 위한 우주를 통찰하고자 하는 욕구를 그리고 있는 것이다. 성경의 구약과 탈무드 또한 알코올의 미덕과 술에 취하는 것이 고통스러운 삶으로부터 벗어나는 길이라는 내용의 방대한 양의 글들을 담고 있다. 오늘날 알코올은 우리 삶 속에서 수없이 다양한 역할들을 하고 있다. 알코올이 여전히 의식과 종교의 일부로 지속되어 남아있지만 그보다는 오락과 여흥의 도구로 인식되어지고 있다. 알코올은 점점 더 사람들로 하여금 사회적인 모임들에서 덜 불안해하도록 해 주며 구성원들 간의 즐거움을 고양시키는 사회적 윤활제 역할을 해오고 있는 것이다. 술은 식욕을 돋궈주며 음식의 맛을 높여준다.

## Q5 화학물질들이 뇌에 어떻게 작용하는가?

일반적으로 뇌가 어떤 식으로 일을 하고, 뇌 안의 화학물질들이 신경 세포들 간의 정보 교환을 변화시키는 데 있어서 신경원(**뉴런: neuron**)에 어떻게 작용하는지에 대한 짧은 소개로 시작해보자. 이를 통해서 음주에 대해 뇌가 어떻게 반응하는지를 이해할 수 있을 것이다. 뇌는 **회백질(gray matter)**과 **백질(white matter)**로 이루어진 복잡한 기관이다. 회백질은 신경원(neuron)의 세포체와 다른 도움을 주는 세포들로 구성되어 있다. 백질은 마치 전화선처럼 다른 신경원들 간을 연결해주는 축색돌기(axon)의 긴 다발들로 구성되어 있다. **그림** 1은 뇌와 뇌의 일반적인 구획들이고 **그림** 2는 단일 신경원을 보여주고 있다. 뇌의 서로 다른 영역들은 어느 정도 상이한 기능들을 지니고 있다. 예들 들면 **운동 피질(motor cortex)**은 신체 의지에 의한 계획적인

***뉴런(neuron) :***
세포체와 여기서 뻗어 나온 수상돌기(dendrite) 및 축삭(axon)으로 구성된 신경세포의 최소 단위.

***회백질(gray matter) :***
뇌의 일부루서 세포핵과 세포 대사를 위한 장치들을 포함하고 있는 신경 세포의 세포체들로 구성되어 있다.

***백질(white matter) :***
긴 신경 섬유를 둘러싸고 있는 마이엘린(myelin)이라 불리는 신경막으로 구성된 뇌 내에 존재하는 트랙.

***운동 피질(motor cortex) :***
뇌의 바깥 부분에 위치한 영역으로써 의도적인 운동 조절을 담당하고 있다.

*감각 피질(sensory cortex) :* 뇌의 바깥 부분에 위치한 영역으로서 외부로부터 유입된 감각을 의식의 수준에 맞춰 적절한 지각이 될 수 있도록 만들어주는 역할을 한다

움직임을 제어하며 **감각 피질**(sensory cortex)은 감각들에 대한 정보들을 처리한다. 뇌의 서로 다른 영역들은 인접한 다른 영역들과는 물론이고 멀리 떨어진 영역들과도 정보를 교환한다. 정보는 회백질을 출발해서 신경원들로부터 뻗어 나온 백질을 구성하고 있는 축색돌기를 타고 전달되게 된다.

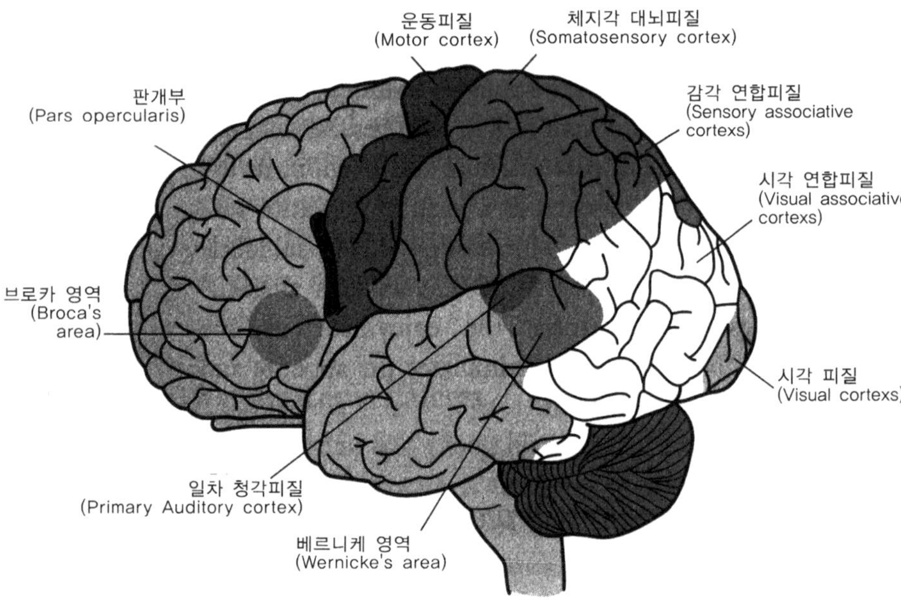


**그림 1. 뇌와 뇌의 영역들**(From brainconnection.com. Used with permission. Copyright ⓒ 1999 Scientific Learning Corporation. All rights reserved.

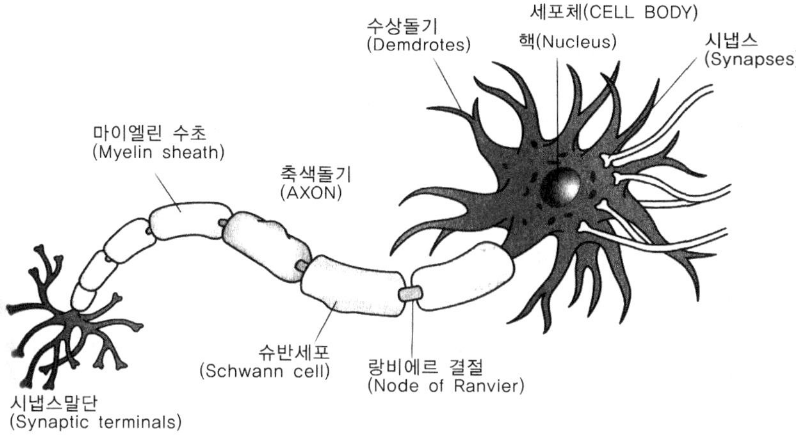


**그림 2. 신경원(뉴런:neuron)** (From brainconnection.com. Used with permission. Copyright ⓒ 1999 Scientific Learning Corporation. All rights reserved.

## 신경원과 신경전달물질

뇌는 서로 **전기화학적**(electrochemically)으로 상호작용하는 수십억 개의 신경원들로 구성되어 있다. 이는 신경이 자극을 받게 되면 일련의 화학 작용들이 일어나게 되며 이러한 화학작용들은 다시 전기적 자극으로 전환된다는 것을 의미한다. 이렇게 발생한 전기적 자극은 **축색돌기**(axon)를 타고 전달되어, **시냅스 틈새**(synaptic cleft)로 알려진 자극된 신경과 정보를 전달받으려는 신경 사이의 공간내로 **신경전달물질**(neurotransmitter)이라는 화학물질을 분비하게 된다(**그림 3**). 이 신경전달물질은 뒤 이은 신경에 위치한 **수용체**(receptor)들에 작

***전기화학적(electrochemically) :*** 신경체로부터 끝부분에 있는 축색돌기까지 신호가 전달되는 방식. 이러한 전기화학적 전달을 통해서 축색돌기에서 화학물질이 분비되게 된다.

***축색돌기(axon) :*** 신경 세포 즉 뉴런의 일부로서 세포체로부터 신경 신호가 전달되는 긴 튜브이다.

***시냅스 틈새(synaptic cleft) :*** 신경들 사이에 존재하는 틈. 여기로 신경전달물질이 분비됨으로서 신경들이 연락을 주고 받을 수 있게 된다.

***신경전달물질(neurotransmitter) :*** 신경 말단으로부터 분비되는 화학물질로서 인접한 다른 신경에 전기 화학적 변화를 일으켜서 신경 세포들 사이에 신호가 전달될 수 있도록 해준다.

> **수용체(receptor) :**
> 신경원 상에 존재하는 단백질로 이루어진 특정 지역으로써 특정 신경전달물질에만 반응하도록 모양을 갖추고 있다.

용하여 이 수용체들을 흥분시키거나 억제시키게 된다. 신경전달물질과 수용체와의 관계는 열쇠와 자물쇠 같아서 열쇠에 해당하는 신경전달물질이 자물쇠인 수용체에 꽂히게 되면 자물쇠를 열게 된다. 이러한 "열림"은 뒤 이은 신경 내에서 일련의 화학적 변화들이 일어나는 것을 의미하며 궁극적으로는 그 신경을 흥분시키거나 혹은 흥분하지 못하도록 하는 작용을 하게 된다. 뇌의 활동은 일련의 신경들의 흥분 혹은 비흥분이라는 이원화된 방식이 조화를 이룬 결과이다. 이는 컴퓨터가 매우 복잡한 정보처리 과정을 1 혹은 0(on 혹은 off, 점화 혹은 소멸)의 조합들로 시작하는 것과 매우 흡사하다.

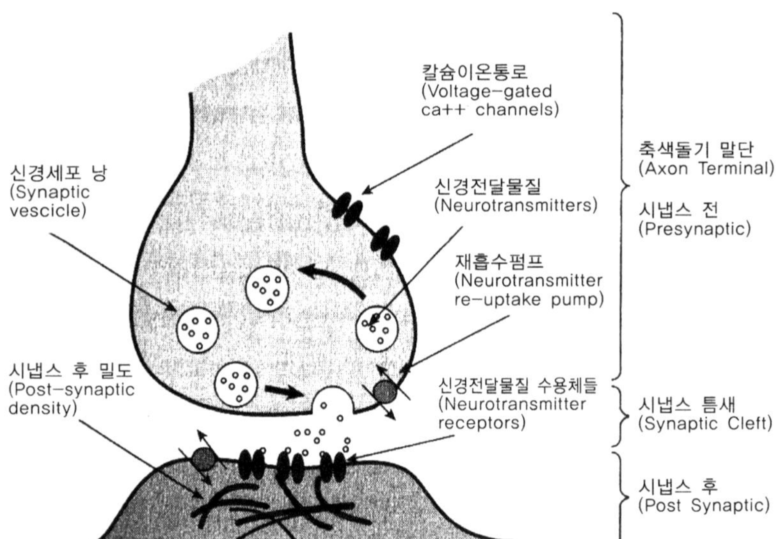


**그림 3. 신경접합부** www.wikipedia.com

신경이 자극되면 시냅스 틈새로 신경전달물질들이 분비되게 되는데 이 신경전달물질들은 더 이상의 불필요한 신호를 없애기 위해 시냅스 틈새로부터 제거되어져야만 한다. 신호를 없애기 위해 신경전달물질들이 제거되는 방식은 두 가지가 있다. 첫째는 특정한 목적을 가진 효소(enzyme)라고 알려진 화학물질에 의해 파괴되어 지는 것이다. 둘째는 **수송체(transporter)** 혹은 수송 펌프(transport pump)라고 불리는 특수한 화학물에 의해서 분비되어졌던 신경으로 다시 재흡수되는 것이다. 이렇듯 펌프 역할을 해 주는 수송체에 의해 원래 있었던 신경으로 다시 되돌아가게 되는 것을 **재흡수(reuptake)**라고 한다(**그림 3**). 이러한 신경생리학의 기본적인 원리를 이해하는 것은 매우 중요한데 왜냐하면 신경전달물질, 호르몬, 치료제들, 중독성 약물들, 알코올 등 모든 정신활성 물질들은 적어도 하나 이상의 이러한 기전에 의해 처리되기 때문이다. 이들 물질들이 서로 상이한 효과를 갖는 이유는 이들 물질들과 상호작용하는 특정 수용체와 연관된 특정 신경전달물질들이 서로 다르기 때문이다. 알코올 또한 뇌 안에서 다른 화학물질들처럼 같은 방식으로 특정한 '자물쇠'에 대하여 '열쇠'로써 작용하여 이후에 진행되는 작용을 위한 문을 열게 된다. 알코올은 많은 다른 중독성 물질들과는 다르게 특정 영역이나 특정 신경전달물질 혹은 특정 수용체만을 목표로 하는 마법의 총알은 아니다. 알코올은 알코올만을 위해 만들어진 특정 수용체가 없음에도 불구하고 뇌의 운동 및 감각영역 모두에 작용하며 다양한 신경전달물질 효과를 지니고 있다. 이러한 뇌에 미치는 효과들은 알코올에게만 존재하는 것은 아니다. 아편은 아편수용체를 가지고 있으며 대마초는 대마 수용체가 있는데 이는 우리의 신체가 이들 약물들의 사촌격인 알코올과 유사한 능력을 지닌 화학물질들을 만

***수송체(transporter) :***
수송 펌프(transporter pump)라고도 알려져 있다. 수송체는 단백질로 구성되어 있으며 진공청소기 역할을 한다. 시냅스 틈새에 남아있는 신경전달물질들을 잡아서 원래 분비되었던 신경 세포로 다시 집어 넣어준다.

***재흡수(reuptake) :***
신경전달물질이 시냅스 간격으로 분비된 후 시냅스 후 세포의 수용체에 되는데 이때 붙지 않고 남아있는 신경전달물질들이 다시 원래 분비되었던 시냅스 전 세포로 재흡수 되는 과정을 의미한다.

들어내고 있음을 의미한다.

## Q6 알코올이 뇌에 어떻게 작용하는가?

세포 수준에서 중독의 정확한 원인은 아직 명백하게 밝혀진 것이 없다. 비록 알코올이 뇌에 광범위한 영향을 끼친다 해도 뇌의 특정 부위가 보다 알코올에 민감하게 우선적으로 반응하며 특정 신경전달물질계가 관여하는 것으로 보여진다. **gamma-aminobutyric acid**(GABA로 알려진), **글루타메이트**(glutamate), **세로토닌**(serotonin), **도파민**(dopamine)과 **내인성 아편계**(endogenous opiates)가 알코올에 의해서 영향을 받는 신경전달물질계들이다. 이들 신경전달물질들은 알코올의 뇌에 대한 여러 가지 단기 및 장기 효과에 관여하며 이러한 효과들에는 급성 중독 상태뿐만 아니라 금단 및 의존상태까지 관여한다. 몇몇 신경전달물질들은 흥분성으로써 기존에 주변으로부터 보다 낮은 빈도의 정상적인 자극을 유지하고 있던 신경 세포들의 자극을 증가시켜 주는 역할을 하게 되고, 반면 또 다른 신경전달물질의 경우 억제성으로 작용하여 신경세포에 대한 자극의 빈도를 줄이게 된다.

*gamma-aminobutyric acid(GABA)* :
뇌 안의 주요 억제성 신경전달물질. 모든 뇌 활동을 감소시키는 역할을 한다.
*글루타메이트(glutamate)* :
뇌 안의 주요 흥분성 신경전달물질. 모든 뇌의 활동을 활발하게 만든다.
*세로토닌(serotonin)* :
뇌의 중요한 신경전달물질 중 하나.
*도파민(dopamine)* :
뇌의 중요한 신경전달물질 중 하나.
*내인성 아편계(endogenous opiates)* :
체내에서 생성되고 분비되는 아편계 물질.

GABA는 뇌의 주된 억제성 신경전달물질이다. 그러므로 GABA는 전반적인 뇌의 활동을 억제하는 기능을 한다. 이렇듯 전반적인 각성이 억제를 받게 되면 운동 기능의 긴장과 불안을 감소시키고 진정작용과 수면이 증가하게 된다. GABA는 또한 간질을 예방하는 **항경련제** 효과를 지니고 있다. 알코올은 GABA 수용체에 작용하여 이 수용체가 GABA에 대해 더욱 친화적일 수 있도록 변화시킴으로써 뇌 내에서 GABA가 보다 강력한 기능을 발휘할 수 있도록 해 준다. 최근 처방되는 다이아제팜(diazepam), 로라제팜(lorazepam) 및 졸피뎀(zolpidem)과 같은 대부분의 진정제(항불안작용을 지닌)와 수면제(수면 유도기능을 지닌)들은 이 GABA 신경전달물질 체계에 알코올과 비슷한 방식으로 작용한다. **페노바비탈(Phenobarbital)**과 같은 **barbiturate계 약물**들도 GABA 수용체에 작용한다. 또한 **valproic acid, gabapentine, lamotrigine**과 같은 항경련성 약물들도 진정-수면제와는 다른 방식으로 작용하지만 GABA의 기능을 상승시키는 역할을 한다. 연구용 쥐들에게 사용되어 온 실험용 약물들은 수면 작용과 운동 협조 기능의 상실과 같은 알코올 중독으로 인한 행동상의 문제들을 막아준다. 이러한 알코올 음주로 인한 징후와 증상의 결여는 이들 실험 약물들이 GABA 수용체 상에서 알코올이 작용하는 부위와 동일한 부위에 이 약물들이 알코올 대신 결합함으로써 알코올의 영향을 막아주기 때문인 것으로 추정된다.

***항경련제 :***
간질 발작이 일어나지 않도록 막아주는 약물.

***페노바비탈(Phenobarbital) :***
최근에 항경련제로 사용되는 barbiturate계 약물.

***barbiturate계 약물 :***
GABA 수용체에 작용하여 간질 발작이 일어나지 않도록 막아주는 약물의 한 종류. 벤조디아제핀이 발견되기 전까지는 불안 치료에도 사용되어 왔다.

***valproic acid :***
GABA 수용체에 작용하는 항경련제로서 FDA로부터 양극성 정동장애 치료제로 인가 받았다.

***gabapentine(Neurontin) :***
성인 및 12세 이상 청소년에게 사용 가능한 기존의 간질약에 부가적으로 추가 처방될 수 있는 항경련제.

***lamotrigine :***
상품명이 라믹탈(Lamictal)인 항경련제.

***흥분성 독작용(excitotoxicity) :***
흥분성 신경전달물질인 글루타메이트와 과활성된 수용체에 의해 신경 세포가 손상 및 사멸하게 되는 병적인 과정.

글루타메이트(Glutamate)는 알코올이 영향을 끼치는 또 다른 신경전달물질 체계로서 뇌의 중요한 흥분성 신경전달물질이며 GABA와는 상반된 기능을 한다. 글루타메이트는 신경세포의 성장에 변화를 줌으로 학습과 기억에 있어서 중요한 역할을 하고 있다. 이 신경전달물질은 또한 너무 높은 농도까지 올라간 경우 **흥분성 독작용**(excitotoxicity)이라고 알려진 과정

***NMDA(N-methyl-D-aspartic acid) :***
NMDA 수용체에 항진 작용을 하는 아미노산 유도체.
***노르에피네프린 (norepinephrine) :***
부신에서 분비되는 스트레스 호르몬처럼 뇌 내에 존재하는 신경전달물질.
***아세틸콜린(acetylcholine) :***
첫째로 발견된 신경전달물질
***민감성(sensitivity) :***
특정 질환을 가진 환자들에서 검사를 통해 양성이 나올 가능성.
***환각제(hallucinogens) :***
환각, 다행감, 신체상(像)의 변화, 왜곡된 혹은 날카로워진 시각 및 청각, 혼미, 운동 조절 능력의 상실, 기억력 및 판단력의 손상 등을 유발하는 약물의 한 종류.

을 통해서 신경 세포를 사멸시키는 역할을 하게 된다. 글로타메이트는 또한 정신증과 경련의 발생에 중요한 역할을 하는 것으로 여겨지기도 한다. 글루타메이트의 효과는 **NMDA** 수용체(N-metyl-D-aspartate, 글루타메이트 수용체가 붙어있는 화학물)상의 글루타메이트 수용체에 대한 알코올의 방해작용에 의해 감소된다. 급성 알코올 섭취는 또한 글루타메이트의 분비를 저해하게 되는 데 이를 통해서 도파민, **노르에피네프린**(norepinephrine), **아세틸콜린**(acetylcholine)과 같은 뒤이은 여러 다른 신경전달물질들의 분비에 영향을 끼치게 된다. 그러나 만성적인 알코올 섭취의 경우 반대로 글루타메이트에 대한 뇌의 **민감성**(sensitivity)을 강화 혹은 증가시키는 결과를 초래하게 된다. 이러한 작용은 수용체의 상향조절(upregulation)로 알려진 과정을 통해서 일어나게 되는데, 뇌는 자동온도조절장치와 같은 역할을 하여 알코올의 저해 효과를 상쇄하기 위한 보다 많은 NMDA 수용체를 만들어내기 때문이다. 수용체의 상향조절은 물질에 대한 내성 효과와 연관이 있는데 이는 GABA를 증가시키고 글루타메이트를 저해하기 위해서는 점점 더 많은 알코올이 필요한 것을 의미한다. 이러한 기전은 또한 금단 증상들도 설명할 수 있는데 갑작스러운 글루타메이트 활성의 증가는 신경 독성을 유발하고 이로 인해서 과행동, 정신증 및 경련이 생길 수 있다.

셋째, 신경전달물질인 세로토닌은 알코올의 중독 효과와 연관이 있다. 세로토닌은 불안, 기분, 수면, 식욕 및 성기능에 중요한 역할을 한다. 세로토닌을 갑작스럽게 상승시키는 약물들은 알코올과 같은 쾌감을 유발할 수 있다. LSD, mescaline 및 psilocybin과 같은 **환각제**(hallucinogens)들은 세로토닌 신경전달물질 체계에 영향을 주어 환각과 도취감은 물론 다른 인지 기능의 장애를 유발하게 된다. 급성 알코올 섭취는 여러 종류의 세로토닌 수용체들에 영향을 끼치게 되는 데 몇몇 수용체들의 활성은 증가시키는 반면 다른 수용체들의 기능은 감소시키는 것과 마찬가지로 뇌 내의 세로토닌 활성을 증가시킨다는 증거들이 있다. 이에 비해 알코올의 만성적인 섭취는 뇌 내의 세로토닌 활성을 저하시키는데 이로 인해서 몇몇 세로토닌 수용체의 상향조절을 유발하게 되고 이는 내성 및 알코올 섭취를 갑자기 중단했을 때 나타나게 되는 금단 증상의 형성에 기여하게 된다. 특히 불안, 불쾌감, 불면증과 같은 증상들이 흔히 증가한다. 세로토닌은 사람들이 술을 마실 때 경험하게 되는 오심(메스꺼움)과도 연관이 있다. 세로토닌 수용체 차단제인 **ondansetron**은 항암치료를 받을 때 나타나는 구토를 억제해주기 위한 항구토제로써 사용되어 왔으며 알코올 중독에서도 비슷한 유용한 효과를 지니고 있을 것으로 추정된다. **선택적 세로토닌 재흡수 억제제(selective serotonin reuptake inhibitors)**로 알려진(**fluoxetine**과 같은) 항우울제들의 경우 뇌 내의 세로토닌을 증가시키며 세로토닌 농도가 낮아져 있는 것으로 밝혀진, 알코올을 선호하도록 선택적으로 길러진 쥐들에서 음주 행동을 줄여주는 것으로 보고되었다. 이러한 선택적 세로토닌 재흡수 억제제가 지닌 음주 행동을 줄여주는 효과는 인간에서도 나타나지만 그 효과의 정도가 미미하기에 임상적으로 유용하지 않다. 세로토닌은 다른 신경전달물질 체계들에도 영향을 끼칠 수 있다. 세로토닌은 GABA의 활성을 증가시킴으로써 기억력 저하와 인지 기능의 장애를 유발할 수 있다. 또한 세로토닌은 주의집중력, 기억, 기분 및 정신증에 영향을 끼치는 도파민의 분비를 자극한다.

> *ondansetron :*
> 특정 세로토닌 수용체에 작용하는 항구토제.
> ***선택적 세로토닌 재흡수 억제제 (selective serotonin reuptake inhibitors) :***
> 세로토닌 수송체를 차단하는 역할을 하는 항우울/항불안제의 한 종류.
> *fluoxetine :*
> 상품명은 프로작(Prozac)으로 선택적 세로토닌 재흡수 억제제이다.

***마약성 진통제 (narcotic analgesics) :*** 통증 조절을 위해 사용되는 아편계 약물.

***엔케팔린(enkephalins) :*** 아미노산으로 구성된 내인성 아편 물질. 뇌에서 형성되며 아편계 수용체에 부착하는 능력이 있어 진통제나 아편계 약물과 유사한 기능을 한다.

***엔돌핀(endorphins) :*** 내인성 몰핀(endogenous morphine)의 단축어.

**마약성 진통제(narcotic analgesics)**로 알려진 아편계 물질들은 통증치료제로써 가장 보편적으로 알려진 약물중독과 연관이 있는 물질이다. 1970년대에 아편계 물질들은 몸과 뇌 내의 특정한 아편계 물질들을 위한 수용체들에 달라 붙어서 진통효과를 나타냄이 밝혀졌다. 왜 우리의 몸은 자기 자신이 만들어내지도 않는 외부의 화학물질(아편)을 위한 특정 수용체들을 가지게 되었을까? 이러한 사실들에 대한 연구를 통해 **엔케팔린(enkephalins)**과 **엔돌핀(endorphins)**으로 알려진 체내에서 자연적으로 생성되는 내인성 아편계 물질들(endogenous opiates)에 대한 발견이 이루어졌다. 이러한 화학물질들은 외부에서 섭취하게 되는 아편과 동일한 효과를 체내에서 유발한다. 알코올은 베타-엔돌핀(beta-endorphin)으로 알려진 내인성 아편계 물질을 증가시키는 것으로 여겨진다. 특정 아편계 수용체가 결핍된 상태로 길러진 생쥐를 대상으로 한 연구에서 이들 생쥐들은 알코올에 대해 흥미를 느끼지 못하는 것이 입증되었다. 또한 생쥐에게 베타-엔돌핀 수용체를 차단하는 물질들을 투여했을 때, 태어날 때부터 이들 수용체가 없었던 생쥐들과 마찬가지로 차단제를 투여 받은 생쥐의 알코올 섭취량이 감소하였다. 이러한 연구들을 통해서 특정 치료법들이 개발되게 된다(질문 49와 50 참조). 지금까지 알려진 바로는 아편계 수용체들이 뇌 내의 도파민 경로 상에 위치하고 있어서 이들 수용체들에 엔케팔린, 엔돌핀이 부착하게 되면 도파민을 분비하게 하는 것으로 추정되고 있다.

도파민은 뇌의 보상계(**그림 4**)와 연관 있는 가장 중요한 신경전달물질이며 또한 주의력, 집중력, 불수의 운동, 환청에 중요한 역할을 한다. 알코올은 뇌 내의 도파민을 증가시킴으로 인해 다행감을 유발하며 알코올 중독을 유발하는 것으로 알려져 있다. 최근의 증가하는 과학적 증거들에 의하면 니코틴을 포함한 모든 중독성 약물들은 모두 어느 정도 도파민을 증가시키는 것으로 여겨진다. 그러나 실험동물들을 대상으로 한 실험적 연구들에서는 특정 도파민 경로를 선택적으로 없애버리면 알코올 섭취의 양상에는 영향을 끼치지만, 알코올을 섭취하게 하는 다양한 강화 인자들이 동물들로 하여금 지속적으로 알코올을 섭취하게 하는 것에는 영향을 끼치지 못하는 것으로 추정되고 있다. 표 1은 다양한 신경전달물질들과 이들 신경전달물질 체계에 대한 알코올의 영향을 열거하였다.

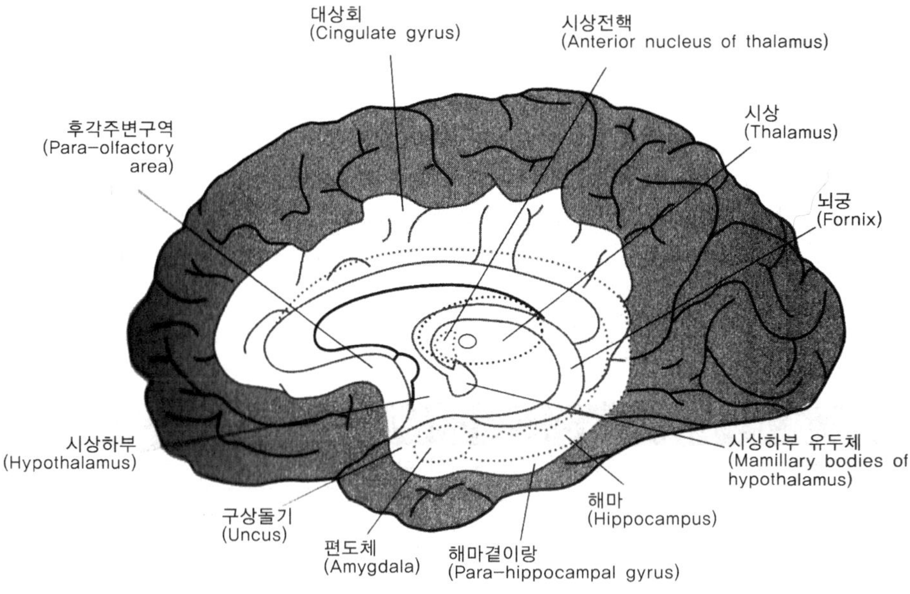


**그림 4. 기분 및 보상계와 연관있는 변연계의 구조** (From brainconnection.com. Used with permission. Copyright © 1999 Scientific Learning Corporation. All rights reserved.)

## 표 1. 신경전달물질 체계에 알코올이 미치는 영향들

1. 도파민 시스템에 대한 영향
- 중피질변연계(mesocorticolimbic system)의 도파민을 증가시킴
- 강화, 보상 작용

2. 아편계 펩티드 시스템에 대한 영향
- 아편계 펩티드 시스템의 활성화
- 강화, 보상 작용(뮤 수용체)
- 혐오 반응(카파 수용체)
- 갈망

3. NMDA 글로타메이트 시스템에 대한 효과
- NMDA 수용체 차단
- 진정/수면 효과
- 신경적응(neuroadaptation)
- 금단 증상

4. 세로토닌 시스템에 대한 효과
- 혐오반응으로의 신경적응
- 우울, 불안

5. 스트레스 호르몬에 대한 효과
- 스트레스 반응(싸울 것이냐 도망칠 것이냐)
- 에피네프린 및 노르에피네프린의 증가

| 경험 | 신경전달물질/수용체 |
|---|---|
| 다행감/쾌감 | 도파민, 아편계 물질 |
| 불안해소/운동실조 | ↑GABA |
| 진정/기억상실 | ↑GABA + ↓NMDA |
| 미식거림 | 5HT3* |
| 신경적응 | NMDA, 5HT |
| 스트레스 | CRF** |
| 금단증상 | GABA, NMDA(↑Ca, ↓Mg) |

* 5-HT(5-hydroxytryptamine) : 세로토닌 수용체를 지칭함(역주)

** CRF(Corticotropin-releasing factor) : 부신피질자극호르몬 방출인자(역주)

알코올의 중독성 효과는 일반적으로 혈액 내의 알코올의 양과 관련이 있다. 알코올중독자가 아닌 일반인에서 혈중 알코올 농도 25mg/dl에 이르게 되면 기분, 사고 및 운동 조절에 변화를 가져오는 경도의 급성 중독 상태가 된다. 그러나 혈중 알코올 농도가 100mg/dl를 넘어가게 되면 어지러움증(vertigo), 복시(사물이 둘로 보이는 것; 역주), 어눌한 말투, 불안정한 걸음 등의 증상이 증가된다. 법적 한도는 100mg/dl이지만 대부분의 주(states)에서는 보다 엄격하게 80mg/dl를 기준으로 삼고 있다. 그러나 연구들에서는 47mg/dl의 알코올 혈중 농도에서도 자동차 사고의 위험성이 높은 것으로 보고된 바 있다. 혈중 알코올 농도 500mg/dl 이상은 호흡정지 및 죽음에 이르게 할 수 있다. 같은 혈중 알코올 농도일지라도 취기가 오르고 있는 중일 경우가 술이 깨고 있는 중일 경우보다 더 큰 급성 중독 증상을 유발한다. 이러한 현상을 **Mellanby 효과**라고 부른다. 만성적인 음주는 내성을 유발하기 때문에 앞서서 언급한 농도보다도 훨씬 높은 농도에서 급성 중독 증상들이 나타나게 되는데, 응급실에서는 혈중 알코올 농도가 500mg/dl 임에도 불구하고 호흡정지와 같은 임상적 증상들이 나타나지 않는 알코올 중독 환자들을 흔히 볼 수 있다.

> ***Mellanby 효과 :***
> 같은 혈중 알코올 농도 일지라도 혈중 알코올양이 증가되고 있을 때가 떨어지고 있을 때 보다 알코올로 인한 장애가 심하게 나타나는 현상. 이러한 차이는 술이 얼큰하게 올라올 때와 술이 깨면서 숙취로 고생할 때의 느낌이 다른 것으로도 설명할 수 있다.
>
> ***미국중독의학협회 (American Society of Addiction Medicine: ASAM) :***
> 1989년에 설립된 단체로써 마약 및 알코올에 초점을 맞춘 미국 최초의 의학 협회.

## Q7 중독(addiction)이란 무엇인가?

**미국중독의학협회**(American Society of Addiction Medicine: ASAM)는 중독(addiction)을 다음과 같은 방식으로 정의하고 있다: "중독은 약물이나 알코올 사용에 대한 지속적이거나 주기적인 조절능력의 상실, 약물 혹은 알코올에 대한 집착, 이러한 물질의 사용으로 인한 나쁜 결과들에도 불구하고 지속적인 사용, 자신의 문제를 부정하는 등의 사고에 있어서의 왜곡 등으로 특징지어지는 질환이다." 중독자들은 전형적으로 처음에는 시험 삼아서 사용하다가 이후 규칙적이지만 조절하여 사용하게 되고, 결국에는 자신들의 삶의 여러 영역들에서 장애를 초래하는 술에 대한 조절 능력을 상실한 자신들을 발견하게 된다. 이러한 부정적인 결과들에도 불구하고 그들은 음주를 지속한다. 조절능력의 상실이라는 문제는 중독자가 다양한 음주 **강화인자** (reinforcers)에 있어서 어느 정도 조절하는 모습을 보여줄 수도 있다는 점에서 논쟁거리이다. 그러나 강화인자들이 부정적이건 긍정적이든 간에 중독자의 음주 양상을 바꾸는 데 있어서 알코올 그 자체 보다는 큰 영향을 끼치지 않는다. 예를 들면 대부분의 사람들은 음주로 인해서 응급실 신세를 지게 되었다면 부정적 강화인자로 작용하여 앞으로 일어날 사건들(술 때문에 응급실에 실려가는 것)을 막기 위해 자신들의 음주 습관을 바꾸게 될 것이다. 하지만 알코올 중독자의 경우에 있어서는 응급실에 실려가는 것은 그저 흔히 일어나는 일에 불과할 뿐이다.

> ***강화인자(reinforcers) :*** 조작적 조건화에서 행동과 짝을 이룬 원하는 반응을 유발하기 위해서 가해지거나 혹은 제거되는 자극.

술을 찾고 마시려는 데 대한 집착은 그들이 술을 많이 마시건 그렇지 않건 중독성 물질이 자신들의 내적 삶 속에서 핵심적인 부분으로 작용하고 있음을 의미한다. 따라서 힘든 내적인 싸움이 지속되겠지만 단주를 유지해 나가는 것만이 중독자 치료에 있어서 유일한 한 가지 요소이다. 이러한 내적인 갈등에는 부정(denial)도 포함된다. 또한 계속 마시는 것에 대한 장황한 변명들, 자신이 술을 끊지 못한 것을 오히려 다른 사람들 특히 가족들의 탓으로 돌리는 것, 흔히 알코올 중독 자체보다는 감정적인 문제들을 언급하는 것 등이 포함된다. 술로 인한 부정적인 결과들은 지속적인 음주를 바꾸는데 있어서 별다른 역할을 하지 못하며 단순히 중독이 초래하게 되는 궁극적인 모습이 될 뿐이다. ASAM은 중독(addiction)과 의존(dependence)을 같은 의미로 쓸 수 있다고 보고 있다. 심리적 의존, 신체적 의존 및 중독에 관한 다양한 개념들은 질문 14번에 보다 자세히 기술되어 있다.

중독 행동들에는 도박, 성행위, 약물들은 물론 이들 주제들과 연관된 모든 다양한 변형된 형태의 것들이 포함될 수 있는데, 최근에는 인터넷과 포르노 중독도 중독행동에 포함시키고 있다. 이러한 단순한 정의에 비추어볼 때 중독이 반드시 뇌 안에 생물학적이거나 병태생리학적 과정들을 유발해야만 하는 것은 아닌 것으로 보인다. 중독은 반드시 그러한 활동들을 추구함으로 인해 그 활동이 뇌에 직접적인 영향을 끼쳤기 때문이기 보다는 그러한 활동을 좇아다니고 참여하게 됨으로써 나타난 결과라고 할 수 있다. 어떻게 도박이나 인터넷이 뇌에 아편이나 알코올과 동일한 효과를 끼칠 수 있겠는가? 뇌 안에는 아편이나 알코올과는 달리 도박이나 인터넷을 위한 특정 수용체는 존재하지 않는다. 어쨌건 이러한 행동의 추구는 그들 자신의 삶을 사로잡고 그들 삶으로부터 다른 책임 있는 행동들을 배제시킨다. 사실이 이러하다면 어떻게 중독이 질병일 수 있을까? 바로 이것이 다음 질문의 주제이다.

■ **수잔의 이야기 :**

*불행하게도 벤의 혈중 알코올 농도는 수차례 400 혹은 500 이상이었다. 그럼에도 불구하고 그는 너무도 멀쩡했기에 매번 그를 치료하는 사람들을 놀라게 해왔다. 그가 만취한 행동들을 보여 왔음에도 불구하고 술 먹고 쓰러진 적이 없었으며 호흡 곤란 증상을 보인 적도 없었다. 그러나 한번은 그가 혼수상태로 응급실에 도착했을 때 혈중 알코올 농도가 500 이상이었던 적이 있었다. 하지만 감사하게도 그는 치료를 받은 직후 호전되었다.*

*그럼에도 불구하고 나는 그가 치료를 받기 전에 맨 정신으로 깨어 있을 필요가 있다는 걸 알고 있고 결국 어느 날인가에는 우리가 더 이상 '늑대와 양치기 소*

*년'의 양치기 소년처럼 헛된 경고가 아닌 실제 무서운 일이 일어나게 될 것이라는 점에 대해 걱정하고 있다. 그리고 심각한 알코올 급성중독이라는 총괄적인 진단과 함께 무언가 중요한 것을 놓치고 있다는 것을 알고 있다. 어쨌건 나는 그를 매번 응급실로 데려간다. 나는 변명하는데 지쳐버렸다. 하지만 똑같은 곳을 향했던 많은 여행들은 술에 취한 상태가 아닌 정반대의 상황, 즉 알코올 금단으로 인한 부작용들 때문이었다. 벤이 취했을 때와 금단 증상으로 인해 정말 아파보였을 때 보인 의료진들의 태도는 확연하게 달랐다. 나는 때때로 그를 돌보는 이들이 벤이 금단 증상으로 고생해도 싸다고 여기고 있다는 걸 느낄 수 있었지만 대부분의 시간 그들은 벤의 고통에 대해 마음 아파해 주었다. 말할 것도 없이 나는 응급실의 의료진과 친숙해졌고 그들은 내가 벤을 직접 데리고 가거나 앰뷸런스를 뒤쫓아 갔을 때 마다 내게 왜 그런 일을 하는지 묻곤 했다. 그때마다 난 두 가지 질문으로 대답을 대신했다. 먼저 "당신도 아이가 있나요?"라고 묻는다. 그들이 그렇다고 고개를 끄덕일 때, 대부분 "당신 같으면 그렇게 하지 않을 건가요?"라고 묻는다. 그러면 비난의 시선은 다소 이해하는 눈빛으로 바뀐다.*

*벤이 안정화되고 난 후 혈액검사 결과를 기다리는 동안 나는 근처에 있는 사무실로 돌아가 이러한 과정을 수없이 지켜보았던 내 동료에게 상황을 설명해준다. 사람들은 말한다. "대체 그 사람은 당신에게 무슨 짓을 하고 있는지 알고나 있나요?" 나는 대답한다. "적어도 그 사람은 자기 자신에게 무슨 짓을 하고 있는지는 알고 있어요."*

## Q8 알코올 중독이 왜 질병인가?

알코올 중독이 문제를 일으키는 행동인 것은 분명하다; 그러나 알코올 중독을 질병으로 정의하는 것에 앞서서 질병의 개념을 보다 정확하게 이해할 필요가 있다.

이 개념은 근본적으로 병적인 상태로 인해서 결과가 초래된다는 인과 관계적 성격을 가정하고 있다. 모두가 동의할 수 있는 가장 흔한 예는 감염성 질환이라 할 수 있는데, 외부의 병원체가 몸에 침입하게 되면 체내에서 일련의 병리학적 과정들을 유발하게 되고 이로 인해 몸은 여러 가지 증상(symptoms)들과 징후(signs)들을 나타내게 된다. 징후(signs)는 신체검사를 통해서 혹은 혈액검사나 소변 검사 또는 영상학적 검사들을 통해서 드러나는 외부에서 관찰가능한 객관적인 증거들이다. 반면 증상(symptoms)은 각 개인에게 느껴지는 질환에 대한 주관적인 호소를 의미한다. 이러한 주관적 호소들은 통증이나 고통, 다양한 불편감 등 질환으로 인해 사람들에게 고통스럽게 느껴지는 것들이 포함된다. 질병을 일으키는 체내에 침입한 병원체를 죽이는 특정 치료법들에 대한 발견은 질병 개념을 강화시켰으며, 이를 통해 질병의 증상과 징후로부터 벗어난 정상 상태로 돌아갈 수 있도록 해 주었다.

그러나 과학기술의 발달과 함께 질병에 대한 개념도 바뀌었다. 예를 들면 세균에 노출되었을 때, 왜 어떤 사람은 병에 걸리고 어떤 사람은 멀쩡한 걸까? 똑같이 병원체를 보유한 사람들 중에서도 왜 몇몇 사람들은 보다 더 질병이 잘 발생하는가를 이해하기 위한 연구에 있어서 유전학, 지역의 환경조건, 면역 체계 등이 중요한 자료로 이용된다. 질병은 더 이상 세균을 찾아서 죽이는 식의 단순한 문제가 아니다. 병의 원인은 단지 병원체의 존재 여부뿐 만 아니라 병원체와 상호 작용하여 한 개인으로 하여금 특정 질병에 걸리게 만드는 여러 가지 요소들을 수반한다. 이러한 관점에서 알코올도 질병에서의 병원체 이론(germ theory)과 같은 방식으로 바라볼 수 있다. 알코올은 알코올 중독의 발병에 있어서 필수 요건이지만 발병의 유일한 인자는 아니다. 유전적, 환경적 인자들은 한 개인을 알코올에 보다 치명적이거나 혹은 덜 치명적이게 만드는 역할을 한다. 알코올 중독이 발병할 통계적 가능성들은 알코올 음주 횟수와 음주량의 측면에서 잘 측정되어 왔다. 이 질환은 오랜 시간 동안 반복적인 음주로 인해 발병하게 된다. 알코올 중독의 진행 과정에 있어서 일정한 일련의 증상과 징후들이 존재한다. 이 고통을 주는 물질은 쉽게 얻을 수 있다는 것이 엄청난 장애물이 되겠지만 그럼에도 불구하고 알코올 중독 치료의 핵심은 술을 아예 평생동안 끊는 것(단주)이다.

만약에 당신이 여전히 이러한 이론이 틀렸다고 믿는다면 실제 질환에 있어서 반증할만한 예들을 고려해볼 필요가 있다. 4기 매독은 행동상의 문제들을 초래한다. 이 질환의 경우 기저의 원인이 밝혀지기까지 많은 시간이 필요했지만 난잡한 성관계를 통해서 전염된다는 것은 잘 알려진 사실이다. 이는 부도덕한 행위의 결과이며 따라서 이 질환에 대한 커다란 편견이 존재한다. 페니실린이 발견되기 전까지 이러한 환자들은 정신과병동에서 지내고 있었다. 하지만 매독에 걸렸으나 치료를 받지 않았던 사람들 중에도 오직 1/3만이 4기 매독으로 진행하였다. 결국 매독에 걸렸던 사람들 중 2/3는 치명적인 단계로 이행하지 않고 이 질환으로 인한 편견으로부터 벗어날 수 있었던 셈이다. 왜 어떤 사람들은 4기 매독으로 이행하고 어떤 사람들은 그렇지 않은 걸까? 타고난 유전적 소인이나 환경적 요인 혹은 세균 등 어떤 인자들이 1/3의 사람들로 하여금 치명적인 형태의 매독으로 발전하게 한 걸까? 분명한 것은 이것이 전적으로 선택의 문제거나 올바른 삶의 문제 혹은 자유 의지의 문제는 아니라는 점이다. 결국 운의 문제인 것이다.

이러한 예는 그 질환이 어떤 것인지는 상관없이 모든 것을 질환에 걸린 개인의 책임으로 돌리려는 근본적인 편견이 존재한다는 감추어진 사실을 드러내고 있다. 오늘날 건강을 해치는 생활방식들과 비만의 증가가 심장병과 암을 유발한다는 것은 사실이지만 가장 올바르고 건강하게 살아온 사람들이라 할지라도 이 병에 걸릴 수 있다. 사람들이 자주 아픈 사람들은 뭔가

모자란 사람이거나 취약한 사람이고, 반면 놀랄 정도로 모든 질병들을 피해 가는 사람들은 올바르고, 도덕적이며 긍정적인 사람이라고 이야기하는 것을 심심치 않게 들을 수 있다. 우리 문화에는 질병과 질환에 대해서 도덕적 가치를 적용하는 태도가 만연해 있다. 이런 측면에서 알코올 중독은 사람들의 태도와 인식들로 이루어진 연속선상의 어느 한곳에 위치하게 되는 것이다.

**■ 수잔의 이야기 :**

*내 아이가 어렸을 때 나는 다른 아이들의 비참함에 놀랐었다. 벤과 그의 친구들은 항상 맥주 통 곁에서 커왔다. 벤은 우리 모두가 어렸을 때 속으로 원했던 것, 바로 인기를 얻는 것을 즐겼으며 그래서 그의 주변에는 많은 파티들과 음주가 있었다. 무릇 사나이라면 술을 잘 마셔야 하는 거였다. 하지만 어른이 되어서 알코올 중독이 되었을 때 그들의 삶은 끔찍한 것이 되어 버렸다. 자기 스스로는 절대 술을 자제하지 못하는 사람들은 결국엔 법의 심판을 받게 된다. 이런 사람들은 매일같이 신문 음주운전 소식란에 자신들이 아는 사람 이름이 있는지 뒤져보는데 안달이 나 있다. 나는 그들이 그렇게 함으로써 아직까지 자신들은 "잡히지" 않은 것에 대해 하느님께 감사하기 위해서라고 생각하고 싶다. 하지만 그 대신 그들은 그렇게 신문을 뒤적이며 어떤 묘한 쾌감을 얻고 게다가 다른 사람들이 그것을 봤는지 안 봤는지에 대해서도 뒤에서 쑥덕거리느라 난리도 아니다. 만약 이것이 진심이 아니라면 그저 웃지고 하는 짓거리일 뿐이다. 나는 또한 이것이 하나의 질병인지 도덕적 실패인지에 대한 논의를 듣게 된다. "물론 보험의 적용을 받으니 당연히 질병이다."*

*우리의 보건의료체계는 자신들이 새롭게 만들어낸 언어로 환자를 "보험가입자", 의사를 "공급자"로 칭하는 보험회사들이 정한 바에 따라 새롭게 규정되어 왔다. 많은 사람들의 시각으로는 보험회사들이 어떤 것을 보험으로 커버해주는지 아닌지에 대한 결정이, 그것이 "진짜" 의학적 문제인지에 대한 결정인 것으로 비쳐지고 있다. 보험은 알코올의존증이라는 "질환"을 커버해 주고 있으며 그렇기에 당연히 병인 것이다.*

# Q9 무엇이 알코올에 중독되게 만드는가?

왜 알코올이 중독성 물질인지에 대한 여러 가지 이론들이 존재한다. 이러한 이론들은 크게 3가지 범주 즉 생물학적, 심리학적, 사회학적 범주로 나누어 볼 수 있다. 생물학적 범주는 **직접적인 원인**들과 **궁극적인 원인들**(proximate and ultimate causes)로 이루어져 있다. **직접적인 원인들**(proximate causes)은 어떻게 특정 물질들이 다른 물질들보다 더 중독성이 강한지에 관여하는 즉각적인 생리학적 과정을 일컫는다. 덜 직접적인 원인들에는 중독이 다른 사람들보다 발생하기 쉬운 유전적인 민감성이 포함된다. 궁극적인 원인들은 왜 인간은 알코올에 끌리도록 발달해 왔으며, 왜 중독이 우리의 유전자 체제의 일부가 되었는지에 대한 진화론적 설명들을 일컫는다. 왜 인간이 술을 마시는지에 대한 진화론적인 설명은 술 취한 원숭이에 대한 가설이 포함된 질문 4에서 언급한 바 있다. 뇌에 미치는 알코올의 영향에 대한 직접적인 원인은 알코올이 영향을 끼치는 여러 신경전달물질체계에 대해 언급한 질문 6에 기술해 놓았다. 다양한 신경전달물질체계는 도파민으로 귀결된다. 마치 "모든 길은 로마로 통한다"는 말처럼 많은 신경전달물질의 경로들은 도파민으로 향한다. 도파민은 뇌 내에서 보상작용(reward)과 가장 밀접한 연관성을 지닌 신경전달물질이다. 알코올은 직접적으로 도파민을 증가시키는 것은 물론 다른 신경전달물질들을 통해서도 간접적으로 도파민을 증가시킨다. 연구를 통해서 도파민이 모든 중독성 물질들의 영향을 받으며 아마도 모든 중독성 행동들에 영향을 끼치는 것으로 밝혀졌다. 가장 성공적인 금연 치료제의 하나로 알려진 **bupropion**(상품명 Zyban)은 뇌 내의 도파민을 증가시키는 역할을 한다.

***직접적인 원인***
***(proximate cause) :***
진화론에서 생물학적 체계의 행동상의 변화를 초래하는 첫 원인. 신경계의 반사 경로를 통해서 불에 손을 가져갔을 때 반사적으로 손을 치우게 되는 것이 한 예가 될 수 있다.

***궁극적 원인(ultimate cause) :***
진화론에서 생존을 위한 진화론적 목적을 달성하기 위해 특정 행동이 결부되는 이유.

***bupropion :***
항우울제로 사용되는 상품명으로 Wellbutrin, 금연 치료제로 사용되는 상품명으로는 Zyban으로 알려져 있다.

알코올 중독의 유전학은 질문 21에서 다루고 있다.

## 학습 이론

심리학적 이론들 및 사회적 이론들 또한 어떻게 알코올이 중독성을 띠는 가에 대해 설명하고 있다. 이러한 이론들은 **심리사회적 이론**(psychosocial theory)이라고 알려진 큰 범주로 통합해서 생각해 볼 수 있다. 가장 잘 알려지고 유명한 이론은 **학습 이론**(learning theory)이다. 학습 이론에는 **고전적 조건화**(classical conditioning), **조작적 조건화**(operant conditioning) 및 **모델링**(modeling)이 포함된다.

***심리사회적 이론 (psychosocial theory) :*** 1900년대 초에 만들어진 이론으로써 정신질환의 원인에는 환경적 요인들이 관련 있다는 이론.

***학습 이론(learning theory) :*** 새로운 행동을 배우기 위해서 행동을 변화시키기 위한 개입(긍정적/부정적 강화, 소거)과 인지행동치료를 통해서 지식과 기술을 습득하고 행동을 변화시키는 것과 관련된 이론.

***조작적 조건화 (operant conditioning) :*** 의도적 행동과 환경 사이의 관계에 대한 학습 이론.

***모델링(modeling) :*** 전반적인 모방을 통한 학습.

## 고전적 조건화

고전적 조건화는 어떤 자극이 보상이 주어지는 시기와 짝을 이뤘을 때 자동적인 반응을 유발하게 되는 학습의 한 형태이다. 러시아 생리학자인 파블로프는 이러한 근본적인 현상을 증명하기 위해 개들을 실험대상으로 사용했다. 이제는 고전이 되어버린 파블로프의 실험에 의하면, 음식(보상: reward)을 줄 때마다 종(자극)을 울리면 개는 침을 흘리게 된다. 이러한 반복적인 자극-보상간의 짝 짓기가 이루어진 후에는 음식을 주지 않고 종만 울려도 개는 침을 흘리게 된다. 이러한 자동적인 반응은 개의 입장에서는 무의식적인 학습이다.

## 조작적 조건화

생리학자인 B.F. Skinner는 1950년대에 스키너 박스를 발명하여 조작적 조건화에 대한 이론을 개발하였다. 조작적 조건화에서 보상은 생쥐가 음식이나 물을 얻기 위해서 레버를 누르는 것과 같은 특정 행동과 짝을 이루게 된다. 제공되는 보상의 종류에 따른 레버 누르기의 강도와 빈도가 측정될 수 있다. 보상을 얻기 위해 요구되어지는 레버 누르기의 횟수는 다양할 수 있다. 보상을 얻기 전의 누르기 횟수를 변화시키는 것을 **간헐적 강화(intermittent reinforcement)**라고 하며 이는 어떤 행동을 지속시키고 특정한 행동을 **소거(제거, extinction)**하지 못하도록 하기 위한 가장 강력한 방법이다. 일상생활 속에서 가장 잘 알려진 예로는 슬롯머신을 들 수 있다. 특정한 보상과 그 보상을 얻기 위해 이용되는 행동의 강도를 측정하기 위해서 보상이 중단된 후에 특정행동의 제거까지 걸리는 시간을 측정해 볼 수 있다. 반면 특정 행동을 유발했을 때 처벌을 제공함으로써 그 행동을 제거할 수도 있다. 이 모델은 특정 중독성 물질들의 중독성을 시험하기 위한 가장 유용한 방법 중 하나이다.

***간헐적 강화(intermittent reinforcement) :***
매번 행동이 일어날 때마다 보상을 주는 지속적 강화가 아닌 가끔씩 보상을 제공함으로써 행동을 강화시키는 것.
***소거(제거, extinction) :***
무조건 자극을 동반하지 않은 채 조건 자극을 반복하여 제공함으로써 고전적으로 조작화된 반응을 제거하는 것.

## 모델링

마지막 정신사회적 이론은 다른 사람의 행동들을 지켜봄으로써 학습하게 되는 모델링이다. 역할 모델들은 강력한 학습 도구들이다. 우리는 일반적으로 우리가 우러러보는 이들의 행동들을 닮고자 한다. 우리 사회에서 그것이 좋건 나쁘건 우리들의 역할 모델들은 유명 인사들이며 기업들이 자신들의 상품들을 팔기 위해서 유명 인사들을 이용하는 이유이기도 하다. 만약 이러한 유명인들이 자신들의 제품을 파는데 도움이 되지 않는다면 회사로선 이들을 고용하고 대가를 지불하지 않을 것이다. 광고인들은 이러한 유명인들을 제품의 이미지를 높이기 위한 역할 모델로서 이용한다. 우리가 숭배하는 유명인이 특정 제품을 사용한다는 것을 알게 된다면 그 제품이 우리에게 보다 매력적으로 느껴지게 될 것이다. 만약 그 상품이 술이라 해도 역시 우리는 그 술을 마시고자 할 것이다. 이들 세 가지 이론들 모두 일반적인 행동들에 대한 통찰 특히 알코올 중독에 대한 통찰(insight)을 제공한다.

생물학적 이론과 학습 이론을 종합해보면 어떻게 중독이 유발되는지를 이해할 수 있다. 일반적으로 알코올은 지각, 자존감 및 기분을 긍정적으로 변화시키는 물질이다. 이러한 효과들은 음주를 할 때마다 매번 변함없이 나타나는 효과들이며 알코올이 직접적으로 끼치는 생리적 효과에 의한 것이다. 음주는 일반적으로 환경과 연관성을 지니고 있다. 또한 불안을 유발하는 환경일 때면 알코올은 그러한 불안을 경감시켜 주는 능력을 지니고 있다. 궁극적으로 특별히 어떤 선택적인 환경에서의 지속적인 음주로 인해 알코올의 긍정적인 효과들은 점점 그러한 특정 상황과 짝을 이루게 되고 결국에는 그러한 상황을 조성하는 것만으로도 즉각적으로 음주에 끌리게 되고 술을 마시게 된다. 시간이 흐르면서 음주라는 즉각적인 보상물이 보다 확실하고도 생산적인 효과를 발휘함에 따라서 알코올을 대신할 수 있는 다른 대체 강화물 혹은 보상물들의 수는 줄어들게 된다.

이러한 특정한 환경과 연관된 양상의 음주는 이전에 알코올과 경쟁하던 다른 대안적인 긍정적 보상물들을 몰아내고 이제 그러한 긍정적인 보상물들이 알코올과 경쟁하기 위해서는 알코올 보다 많은 노력과 계획을 필요하게 된다. 사람들이 보다 거창하지만 나중에 주어지는 보상보다는 작지만 즉각적인 보상에 더 끌린다는 것은 이미 잘 알려진 사실이다. 이는 모든 연령과 모든 종류의 보상에 적용되는 사실이다. 예를 들면 한 유명한 연구에서 대부분의 어린 아이들이 나중에 시간이 지난 후에 주기로 약속된 초콜릿 한 봉지보다는 당장 주어지는 몇 알의 초콜릿을 택하게 된다는 것이 입증된 바 있다.

이렇듯 음주가 주는 즉각적인 보상은 단주가 가져다 주는 어떠한 형태의 지연된 만족감도 압도해 버리게 된다. 시간이 지남에 따라 내성이 생김으로 인해 원하는 효과를 얻기 위해서는 보다 많은 알코올을 섭취해야만 하게 되며, 금단 증상으로 인한 즉각적인 고통을 피하기 위해 또 다시 음주를 하게 된다. 이러한 효과들에 대한 취약성 혹은 견디는 힘은 개인의 성격 및 유전적 성향과 명백한 관계를 가지고 있다. 명백한 사실은 어떤 사람들의 경우 다른 사람들에 비해 이러한 중독적 효과에 유달리 취약하다는 점이다.

## Q10 알코올 중독의 어떤 측면들이 자발적이고 어떤 측면들이 비자발적인 것일까?

과연 어떠한 인간 행동들이 자발적인지 혹은 비자발적인지 여부를 판단하는 것은 윤리적 의미와 과학적 의미들을 모두 지니고 있다. 역사적으로 인간이 아닌 모든 생명체의 행동 및 무생물을 대상으로 한 연구들이 자연과학의 일부로 간주되어 왔음에 비해 심리학이라는 학문은 근본적으로 도덕 철학(moral science)으로써 간주되어 왔다. 이러한 구분은 인간의 행동은 의식적이고도 자발적인 사유의 결과임에 비해 모든 다른 존재들은 보다 기계적이고 비자발적인 방식으로 행동하는 것으로 보이기에 일견 논리적으로 여겨질 수 있다. 이러한 일반적인 믿음과 구분은 오늘날에 있어서 어느 정도 사실이며 과학과 사회가 인간의 행동들 중 의식적 선택의 결과로 이루어진 자발적 행동들로부터 생물학적 원인에 의한 비자발적인 행동들을 구분해 내려는 노력을 이어오고 있음을 보여준다. 과학이 지속적으로 발달해 감에 따라서 이러한 자발성과 비자발성의 구분은 더욱 더 모호해 지고 있지만 모든 사회의 효과적으로 기능하는 능력과 공정성에 대한 인식은 이러한 구분을 필요로 하고 있다. 만약에 어떤 사회적으로 부적절한 행동이 의도적이었던 것으로 판명된다면 그러한 행동을 한 사람은 자신의 행동에 대해 책임을 져야하며 그에 상응하는 처벌을 받아야만 하는 것이기에 이러한 구분은 중요하다. 하지만 만약 그의 부적절한 행동이 자신의 의지와는 상관없는 것이었다면 이러한 행동은 이해해줘야 하며 그러한 행동을 한 사람에게 인도적인 차원에서 치료와 보살핌이 제공되어져야 한다.

만약에 그 행동이 뇌종양, 간질 발작 등과 같은 명백한 병리학적 과정의 결과이거나 혹은 최근의 엔론(Enron) 사태와 같이 누군가가 부정을 저지른 경우 등과 같다면 자발성 여부를 구분해 내기는 어렵지 않다. 하지만 그러한 경계가 불명확한 알코올 중독과 같은 경우라면? 알코올 중독은 겉보기에도 다소 의문스러운, 질병이라고 단정 짓기 힘든 논쟁거리를 지닌 질병이다. 특히 처음 술을 마실 때는 의도적으로 알코올 중독이 되려고 마신 것은 아니었는데 비해 이 문제를 해결하는 데 있어서는 자발적인 단주가 유일한 해결책이라는 점에서 더욱 논쟁을 불러 일으킨다. 이 질환에 대한 명백한 병태생리학적 증거가 없는 상태에서 한 개인이 사회적 음주자에서 알코올 중독 환자로 이행해 가는 과정은 많은 사회적 분노를 불러 일으킨다. 알코올 중독으로 악화되는 문제를 명확하게 규정하는 것은 상당히 복잡하고 어려운데 그 이유는 이미 다른 사람들도 워낙 많은 술을 마시고 있고 그러한 음주 양상에 자신을 동일시하여 나만 많이 마시는 것이 아니라는 식으로 합리화하기 때문이다. 그러므로 단순히 언제 술을 그만 마실 것인지에 대한 한 개인의 자발적인 선택의 문제로만 비침으로 인해 하나의 질환으로써가 아닌 개인의 도덕적 타락의 문제로 여겨질 수 있다.

법정에서는 일반적으로 사람들의 행동들 중 비자발적인 행동들과 의도된 행동들을 구별할 수 있도록 해주는 심리학적 이론들에 의지하게 된다. 질문 9에서 이야기 되었듯이 행동에 대한 심리학적 이론들은 학습 이론을 근간으로 한다. 법정에서는 자발적인 행동은 보상 및 처벌에 반응하는 행동으

***유발된 충동(Eliciting stimuli) :*** 비자발적이거나 자동적인 반응을 일으키는 유발인자(trigger)를 의미한다.

로, 비자발적인 행동은 어쩔 수 없이 **유발된 충동**의 결과로 나타난 행동으로 정의한다. 이러한 맥락에서 법원은 위법한 행위를 한 사람에게는 처벌을 선고하고 이를 통해서 향후에는 법률을 위반하지 않도록 하는 동기를 제공하게 된다. 여기에는 조작적 조건화가 의도적으로 이루어지는 것인데 반해 고전적 조건화는 무의식적으로 형성된다는 필연적인 차이가 존재한다.

알코올 의존증은 강한 보상적 특성을 지니고 있는데, 즉각적이고도 자동적인 반응들을 유발하는 다양한 자극을 형성해내는 방식으로 강력한 작용을 한다. 조작적 조건화와 고전적 조건화는 상호 협력하여 작용하기 때문에 행동을 형성하는데 의도적 혹은 무의식적으로 얼마나 영향을 미치는지를 단정 짓기는 어렵다. 여러 반복적인 연구들을 통해서 중독 문제가 없는 사람들과 마찬가지로 심각한 중독 문제를 가진 사람들도 보상과 처벌에 반응한다는 것이 입증되었지만 이러한 보상과 처벌이 아주 강한 쾌감을 주는 중독성 물질과 경쟁할 경우에는 정상인의 경우보다 보상 및 처벌에 대해 훨씬 약한 반응을 보이는 것으로 입증되었다. 알코올 중독자들은 좋아하는 술집 근처를 지나거나, 술친구를 만나거나 혹은 특정 주류의 냄새와 맛을 보는 것만으로도 압도 당할만한 음주 갈망이 충동적으로 형성되는 아주 강력한 반응을 지니고 있다. 실제로 이러한 음주 충동은 설령 그들이 입원 치료를 통해서 충분히 해독이 된 후 일지라도 금단 증상과 같은 부정적 반응에 의해서도 유발될 수 있으며 심지어 이전에 금단 증상을 경험했던 장소에 들어서는 것만으로도 음주 충동이 유발될 수 있다. 우리가 물 없이 하루를 보낸다거나 아무것도 먹지 않고 일주일을 보낸다는 상상을 해 본다면 이러한 느낌을 보다 잘 이해할 수 있을 것이다. 뇌 안의 갈증 및 식욕 중추들은 점점 더 강하게 물과 음식에 집착하게 될 것이고 그러한 갈증과 배고픔을 해결하기 위해 즉각적으로 무슨 행동이든 하게 될 것이다. 이러한 반응은 생존을 위해 중요한 가치를 지니지만 알코올은 뇌의 갈망을 형성하는 부분을 인질로 잡다시피 해서 다른 종류의 보상이나 처벌과는 전혀 상관없이 오직 술에만 강하게 집중하도록 만든다.

만약 어느 특정 알코올 중독자의 음주가 고의적인지 여부에 대한 보다 자세한 답을 하려 한다면 다른 많은 요인들에 대한 고려가 필요하다. 여기에는 몇 가지 문제들이 포함된다. 1) 지능이 많이 저하된 사람일수록 그의 행동은 보다 덜 의도적일 수 있다는 점. 이는 일반적으로 정신지체 혹은 미성년자의 경우 우리 사회나 법원에서 정상 성인만큼의 책임을 부여하지 않는 이유이기도 하다. 2) 사소한 일들에 보다 감정적으로 반응하는 사람일수록 자신의 의도와는 상관없이 행동할 수 있다는 점. 3) 음주에 대한 갈망으로 몰아갈 만큼 고통으로부터 벗어나고자 하는 욕구가 클수록 수반된 행동은 비자발적일 수 있다는 점. 4) 느낄 수 있는 감정의 폭이 제한되어 있을수록 자발적으로 행동하기가 어렵다는 점. 5) 반응의 패턴이 보다 보편적일수록 개인의 선택을 넘어서는 어떤 과정의 일부가 되는 경향이 있다는 점. 6) 자신의 건강과 생존에 해로운 행동일수록 고의성이 떨어진다는 점. 7) 마지막으로 그 행동을 수정하여 결과를 바꾸려는 시도에도 불구하고 어떤 이미 굳어져버리고 변화하지 않는 행동들은 고의성이 떨어진다는 점. 이러한 모든 요소들은 알코올중독자의 음주 행동이 얼마나 의도적인지에 있어서 중요한 역할을 한다. 사람들은 별 생각 없이 음주를 하는 것이지만 알코올중독자가 되려고 작정하고 술을 마시는 사람은 없다.

### ■ 수잔의 이야기 :

*'충동이 올라오는 것'은 이해하기 힘든 개념이지만 나는 이런 것들이 발생하는 것을 보아왔다. 예를 들면 병원 내 환경이 벤의 금단증상들을 악화시킬 수도 있다. 하루 종일 거의 먹지 않은 상태에서 독한 술을 자기 몸에 들이 붓다 시피*

**알코올금단섬망 (Delirium tremens: DTs) :** 대개 10년 이상 과량의 음주를 해 온 알코올중독자들이 술을 줄이거나 끊었을 때 나타나게 되는 급성 금단 증후군.

*한 후에 음주를 중단하게 되면 벤의 몸은 마치 휘발유가 떨어진 자동차처럼 거의 탈진상태가 된다. 흥미롭게도 벤을 둘러싼 환경이 그가 보이는 증상들의 심각도에 직접적으로 영향을 끼치게 된다. 진행하는 이 질환의 특성상 "점화효과(kindling)"(질문 66)로 인해서 심각한* **알코올 금단 섬망(delirium tremens: DTs)***(질문 63, 64)이 초래되어 심한 고통을 경험하게 된다. 그러나 이러한 상황은 병원에서만 있어 왔다. 그가 자신의 집에서 아티반을 복용하며 금단 증상의 시기를 보낼 때 나는 금단 섬망의 증상들이 나타나는 지를 주의 깊게 관찰하였지만 집에서의 편안한 상태에서는 좀처럼 나타나지 않았다. 여기에는 여러 가지 이유들이 있겠지만 난 가정에 있을 때보다 병원에서의 상황들이 그의 불안을 심하게 초래했었던 것이라고 믿고 있다.*

역주) 미국내 알코올중독 치료 및 재활 시스템은 국내와는 많은 차이를 지니고 있다. 대부분의 알코올중독에 대한 치료가 정신과 병원 입원을 통해서 이루어지는 우리나라와는 달리 미국의 경우 중독분야의 치료 및 재활에 있어서 국가가 엄청난 재원을 투입하여 지역사회에서 충분한 처치를 받을 수 있는 체계를 만들어 놓았다. 이러한 배경에는 의사, 특히 각 분야의 전문의를 만나서 치료를 받게 되는 경우 엄청난 치료비를 지불해야만 하는 미국 의료시스템의 특성도 반영되어 있다. 저자가 기술한 내용은 국내에는 없는 가정-해독치료(Home detoxification)를 설명한 것으로써 미국의 경우 중독전문간호사가 정규적으로 알코올중독자의 가정을 직접 방문하여 심한 알코올금단섬망이나 다른 내과적 문제들이 악화되는지를 확인하고 필요한 간호를 제공하는 시스템이 갖춰져 있기에 가능한 일이다. 이외에도 외래해독치료프로그램(out-patient detoxification)과 같이 환자가 가까운 중독클리닉을 매일 방문하여 해독과 금단증상에 대한 처치를 해 나갈 수 있는, 반드시 입원을 하지 않고도 필요한 의학적 처치를 받을 수 있는 시스템들이 미국에는 잘 갖춰져 있다(질문 36 참조).

## ⑪ 알코올 중독은 질환일까? 아니면 단순한 나쁜 술버릇일까?

알코올 중독의 정확한 성격을 규명하기 위한 오랜 논쟁이 있어 왔다. 알코올 중독이 항상 천벌을 받은 것이라고 여겨져 온 가운데서도 19세기의 Thomas Trotter는 정신병원 환자의 증가와 알코올 중독을 연관시킨 첫 번째 의사였다. 이 정신병원에 근무하던 의사들은 정신 질환으로 고통 받는 환자들이 증가한 이유를 알코올 중독에 의한 것으로 보았다. Trotter는 심한 음주자를 병이 든 사람으로 간주하였다. 독일 의사였던 Brühl-Cramer 또한 과음하는 것을 하나의 질환으로 여겼으며 이를 설명하기 위해 **음주광(dipsomania)**이란 용어를 사용하였다. 그는 여기서 더 나아가 알코올 중독에서 보이는 도덕적 판단의 결함은 이 질환으로 인한 결과일 뿐이지 도덕적으로 문제가 있기 때문에 알코올 중독자가 되는 것은 아니라고 주장하였다. 오스트리아의 의사였던 Lippich(1799~1845)는 4년 간 200명의 음주자들을 추적 관찰하여 알코올의 영향에 대한 최초의 통계학적 연구를 통해서 알코올 중독자들이 일반인들보다 많은 질병에 걸리게 되며 아이를 보다 적게 낳고, 수명이 짧다는 결과를 발표하였다. 미국 정신의학의 아버지이자 정신의학의 혁명적인 영웅으로 추앙받는 Benjamin Rush는 1784년 출판한 '독한 술이 인간의 몸과 마음에 미치는 영향에 대한 조사'(An Inquiry into the Effects of Ardent Spirits on the Human Mind and Body)라는 제목의 책에서 알코올 중독은 의지력의 상실에 의한 것으로써 음주가 처음에는 선택할 수 있는 문제였음에도 불구하고 결국 나중에는 술 없이는 못 사는 상황이 되어 버린 것으로 기술하였다.

> ***음주광(dipsomania) :*** 술에 대한 조절 불가능한 충동이나 갈망을 의미함. 알코올중독자에 대해 오래 전에 사용되던 표현임.

뉴잉글랜드의 의사 E.M. Jellinek은 알코올 중독에 대한 분류를 시도한 최초의 의사이다. 그는 1937년 알코올 문제 연구소(the Research Council on Problems of Alcohol)를 설립하여 미국 내 알코올 문제에 대한 최초의 중요한 통계학적 연구를 시작하였으며 1942년에 그 결과를 발표하였다. 그의 연구는 미국 국민들의 다양하고도 복잡한 음주 양상과 금주령이 실패했음을 보여주었다. 그의 연구를 통해서 세계보건기구(WHO)는 알코올 중독에 대한 그의 정의를 받아들이게 되었고 알코올 중독을 하나의 질환으로 정의하게 된다. Jellinek은 알코올 중독을 정신건강, 신체 건강, 대인 관계 및 직업 기능 등 모든 개인의 삶에 영향을 끼치는 하나의 의존으로써 설명한 최초의 사람이기도 하다. 그러므로 그는 알코올 중독이 의학적 치료를 필요로 한다고 느꼈다. 이후 알코올 중독은 Jellinek 병으로도 알려지게 된다.

오랜 기간 동안 역사적으로도 알코올 중독은 단순한 선택의 문제가 아니라고 여겨져 왔는데 자기 파괴적인 결과를 초래하는 음주 행동을 멀쩡한 정신에서 자초할리는 없을 거라는 이유에서이다. 알코올 중독자가 술로 인해 명백한 파괴적 결과들이 초래됨에도 불구하고 계속 술을 마시는 것은 음주를 중단할 수 있는 조절 능력이 상실되어 있다는 점이 강조되어 왔다. 이러한 기준은 정상과 병적인 음주를 구분하는데 있어서 음주량이나 음주 빈도가 중요한 것이 아니라 술에 대한 조절 능력의 상실 여부가 중요함을 의미한다. 생물학적으로나 심리학적으로 축적된 증거들은 알코올 중독 환자들이 일반인들과는 다르다는 것을 입증해 주고 있다.

알코올 중독 환자의 행동을 이해하고 분석하려는 다양한 시도들이 있어 왔다. 이러한 음주 행동이 비정상적이라는 것은 의심의 여지가 없지만, 알코올 중독을 하나의 질환으로 부르는 이유는 아직 다 밝혀진 것은 아니지만 특정한 병태생리학적 과정의 결과물임을 시사하는 것이다. 알코올 중독은 다양한 상황들로 인한 최종 결과물이라 할 수 있는 데 그런 점에서는 비만, 심장병, 암도 마찬가지이다. 많은 사람들이 알코올 중독이 질병이라는 개념에 대해 비난하게 되는데 알코올 중독이 어쩔 수 없이 걸리게 되는 '질병'이라는 개념은 자칫 우리가 알코올 중독자의 문제 행동들에 대해 그들이 책임이 없다는 식으로 인정하는 것처럼 잘못 인식될 수 있으며 결국에는 알코올 환자들이 자신의 조절 능력 상실과 지속적인 음주를 병에 걸렸기 때문에 자신도 어쩔 수 없었다는 식으로 정당화할 수 있기 때문이다. 사실 알코올 중독자의 음주를 이해해줘야 할 그 어떤 근거도 없다. 알코올 중독을 질환이나 질병이라 하건, 또 정반대로 알코올 중독을 도덕적 실패로 여기건, 무엇이라 부르는 가가 알코올중독자의 자기 파괴적 행동들과 그런 행동에 파생되는 문제들을 변화시키는 것은 아니다. 이는 단지 알코올중독자를 치료해야할 이유가 있는 사람들의 인식에 있어서 알코올 중독자를 아픈 사람으로 여길 것이냐 경멸하는 태도를 취할 것이냐 하는 개념을 변화시킬 뿐이다. 마치 셰익스피어가 "장미는 그것이 뭐라고 불리건 그 향기는 달콤할 뿐이다"라고 멋지게 쓴 것처럼 말이다.

■ **수잔의 한 마디 :**

*사람들은 흔히 알코올 중독이 자제력이나 참을성의 부족 때문이라고 여긴다. 자기 자신들 스스로도 알코올 중독이 아닌 다른 분야의 일들에서는 똑같이 자제력이 모지란 행동들을 보여주면서 말이다. 예를 들면 벤의 누나 역시 체중을 줄이는 문제로 고생하고 있으면서 자기 남동생의 술 문제에 대해 힘들어하면서 남동생에게 비난과 적개심을 퍼 붓는다. 이러한 비난은 당연히 벤에게 상처를 주게 되고 이러한 상황들을 볼 때면 나는 화가 난다. 몇 달 전 어떤 힘든 일로 인해 벤이 또 한번 재발하게 되었을 때 이러한 사실은 그의 누나를 더욱 절망하게 만들었고 누나는 더욱더 냉담하고 비난하는 태도가 되었다. 그녀가 남동생을 몰아세울 때 마다 난 내 안에서 커져가는 분노 감정을 느낄 수 있었다. 나는 그녀에게 "벤이 자제력이 없다고 생각하느냐"고 물었다. "그야 당연하죠." 그녀가 대답했다. 이어서 난 그럼 과연 술에 대해 자제력이 없는 벤과*

*음식에 대한 자제력이 없어서 체중 감량으로 고생하고 있는 그녀가 과연 서로 다른 것인지 물어봤다. 물론 내가 그녀의 아픈 곳을 건드렸기에 그녀는 격노했다. 이 이야기는 어떻게 알코올 중독이 가족 관계들을 파괴해 나갈 수 있는가에 대한 한 사례에 불과하다.*

## Q12 과연 무엇 때문에 알코올 중독이라는 질병이 생기는 걸까요?

가장 뻔한 대답은 물론 술을 많이 마시기 때문이다. 하지만 여기에는 여러 질문들이 따라오게 된다. 왜 어떤 사람들은 술을 많이 마시고 어떤 사람들은 그렇지 않은가? 왜 어떤 사람들은 다른 이들보다 훨씬 더 술을 많이 마셨는데도 술 때문에 별로 힘들어하지도 않고 멀쩡할까? 만약에 알코올 중독이 하나의 질환이라면(질문 11번) 평소 살아가는 생활방식에 대해 고려해 보아야야만 한다. 즉 알코올 중독은 기존에 생물학적 소인을 지니고 있는 개인에게 특정한 문화적, 환경적인 힘들이 작용한 결과라 할 수 있다. 결론적으로 단순한 하나의 원인보다는 다양한 원인들이 존재할 수 밖에 없다. 이는 다른 대부분의 의학적 상황들에서도 마찬가지이다. 가장 중요한 3가지 사망원인들인 심장 질환, 뇌졸중, 암 역시 모두 생활습관 질환이다. 흡연과 폐암의 관계를 한번 생각해 보자. 신대륙을 발견하기 전인 15세기 말까지 서구 사회에서 담배라는 것은 존재하지 않았었다. 의사들이 흡연이 폐암을 유발할 수 있다고 의심하기 시작한 것도 50, 60년에 지나지 않는다. 과학자들이 흡연과 폐암 사이의 인과 관계를 통계적인 분석을 통해 명백히 입증하는 데는 오랜 세월이 걸렸다. 이러한 통계학적 분석조차도 그러한 사실을 받아들이기 위한 문화적 변화를 필요로 했다. 심지어 오늘날에도 "우리 할머니는 평생 동안 담배를 피워오셨는데도 90살까지 사시다가 자연사

하셨는데 담배가 암을 유발한다는 것이 말이 되냐?"고 따지는 사람들이 있다. 흡연은 사실 중요한 원인이긴 하지만 폐암을 유발하는 퍼즐 조각들 중 하나일 뿐이다. 의사들은 어떤 원인을 이야기함에 있어서 특정 질환을 발생시킬 위험성이 높은 다양한 위험 요인들을 이야기 하게 된다. 여기에 관한 것들은 21장과 22장에서 보다 자세히 논의되어 있다. 음주는 알코올 중독의 발병에 있어서 필수적인 요인이긴 하지만 음주를 한다고 해서 모두 다 알코올 중독이 생기는 것은 아니다.

한 개인의 여러 가지 내적, 외적 요인들이 알코올중독자가 되게 한다. 생물심리사회적 모델(biopsychosocial model)은 알코올 중독의 다양한 원인들을 이해하는데 유용한 관점을 제공해준다. 이 모델에서는 어느 특정 질환의 발병에는 생물학적, 심리학적, 사회적 요인들이 영향을 끼친다고 본다. 이 모델은 생활방식에 의한 질병들에 대한 보다 깊은 이해를 가능케 해준다. 예를 들어 폐암에 생물심리사회적 모델을 적용한다면 폐암의 가족력, 특정 유전 인자의 존재, 특정 암 유발 물질의 세포에 대한 직접적인 영향과 같은 생물학적 요인들; 중독적 성격 및 흡연을 많이 하게 만드는 것으로 알려진 정신분열병과 같은 특정 정신 질환들과 같은 심리적 문제들; 담배 피우는 친구들과 어울리는 것, 음식 섭취 및 활동 수준, 다른 환경적 독소들에의 노출 등과 같은 환경적 요인들이 연관되게 된다. 이 모든 요인들은 폐암을 유발하는데 기여하게 된다.

알코올 중독은 생물학적으로 뇌 안의 여러 신경전달물질들의 레벨 및 활동성의 변화와 연관이 있다. 게다가 질병이라는 관점에서 본다면 알코올 중독은 흔히 대를 이어 전해져 내려오는 유전적인 특성을 지니고 있다. 심리학적으로도 알코올 중독이 잘 되는 특별한 성격 특성들이 있다. 반사회적 성격이거나 위험을 자초하는 성향의 사람들은 약물이나 술을 훨씬 더 남용하는 경향이 있다. 또한 불안해하는 사람들 특히 사람들 앞에 서는 것에 불안을 느끼는 사람들은 알코올 남용 및 알코올 의존증에 취약하다. 사회적으로 알코올 중독은 압도당할만한 심리적 상처를 동반하게 되는, 스트레스를 유발하는 인생 사건들과 연관이 있다. 외상후 스트레스 장애(PTSD: post-traumatic stress disorder)를 앓고 있는 사람들은 알코올 중독에 빠지기 쉽다. 정리하자면 알코올 중독을 유발하는 단일한 원인은 없다. 알코올 중독은 유전적 성향과 성격 특성들, 심리적 상처 및 환경적 요인들에 의해 유발되는 다양한 요소들에 의해 발생되는 질환인 것이다.

**■ 수잔의 한 마디 :**

*생물심리사회적 모델이야말로 벤에게 쉽게 적용해 볼 수 있다.*

*생물학적으로는 본가와 외가 쪽으로 심각한 알코올 중독의 가족력을 가지고 있었다. 게다가 벤은 2살 반 때 떨어져서 두개골에 3군데나 골절을 입은 바 있다. 지난 5년간 2년의 간격을 두고 촬영한 뇌 CT 검사 상 "환자의 나이에 비해 심각하고도 광범위한 대뇌의 위축 소견"을 보였다. 모든 사람들이 그 사건과 그의 심각한 병이 연관이 있다는 데 동의한다. 그런 사실들 이외의 별다른 것이 없었다면 이러한 사실은 벤의 어머니가 믿고 싶은 데로 "술꾼이 된게 그 애 잘못만은 아니다"라는 보다 확실한 증거가 될 수 있었다.*

*심리학적으로 벤은 초등학교 4학년 때 심각한 주의력결핍-과잉행동 장애(ADHD: Attention deficit hyperactivity disorder) 진단을 받았었다. 그 시절은 내가 애들 중에는 산만하고 게으른 것을 이해해 주어야 할 그런 병을 가진 애들이 있을 수 있다는 사실을 몰랐던 시절이다. 벤은 어려서부터 쉽게 흥분했었고 자라면서 심각한 불안증을 앓았다.*

*사회적인 측면에서 벤의 아버지는 술 문제로 인해 매우 심한 첫 번째 금단 증상이 있은 후 약 1년 뒤 공공연하고도 굴욕적인 방식으로 직장에서 쫓겨났다.*

*컨버터블 자동차, 보트를 가진 해안가의 집, 컨트리클럽 멤버 쉽과 같은 벤에게 익숙했던 생활 환경들 또한 사라졌다. 게다가 벤의 아버지는 그 무렵 사랑하던 여자 친구를 잃었다. 최근 벤에게 있어서 가장 끔찍한 내적 갈등의 원인은 지금도 여전히 술을 마셔대고 있는 아버지와의 관계이다. 나는 이들 부자 사이를 떼어놓으려고 별짓을 다 해보았지만 실패했었다. 아버지에 대한 아들의 효심은 파괴적이고 확고한 것이었다. 나 또한 6년 전 내가 재혼한 후 내 모든 것을 소유하려는 남편 Benny에게 적응하는 데는 엄청난 노력이 필요했었다.*

# 제 2 부

# 진단

- 진단은 어떻게 내리죠?
- 알코올 의존증이 뭔가요?
- 알코올 남용은 또 뭐죠?

그리고…

## Q13 DSM-IV가 무엇인가요?

DSM-IV 및 DSM-IV-TR은 정신장애에 대한 진단 및 통계 편람(Diagnostic and Statistical Manual of Mental Disorder)의 약자이다(IV는 4판을, TR은 text revised를 의미한다). 이 책은 다양한 정신 질환들에 대한 진단을 내리기위한 기준이 되는 진단 매뉴얼이다. 이 책의 도입부에는 몇 가지 주의할 점들이 기술되어 있다. 첫 번째, "정신 질환"이라는 용어는 "신체" 질환과의 차이를 의미하는 것으로써 정신/신체 이원론의 잔재이다. 두 번째, "정신 질환"이란 용어는 모든 상황들을 포함하는 안정적으로 이용될 수 있는 정의라 보기는 어렵다. 세 번째, 범주화하려는 시도는 어떤 질환과 다른 질환 사이의 절대적인 경계가 모호한 상황임에도 불구하고 어쩔 수 없이 명확한 기준을 설정해야만 하는 한계를 지니고 있다. 네 번째로 각각의 질환에 대한 진단 기준들은 하나의 지침서로 이용되어야 하는 것이지 "요리책"과 같이 사용하거나 반대로 과도한 융통성을 발휘해서 사용해도 안 된다. 마지막으로 이 지침서의 목적은 임상가들과 연구가들 사이의 공통된 견해를 증진시키는데 근본적인 목적이 있는 것이며 법률적 목적에 따라 "정신장애", "정신적 무능력", "정신적 결함"이 있는지를 확신하기 위한 것은 아니다(DSM-IV-TR에 기술된 서론 및 주의 사항을 참조할 것).

실제는 그렇지 않음에도 불구하고 확고한 것으로 믿으려하는 의사들의 진단 자체에 구속받기 쉽기 때문에 앞서 이야기한 이러한 주의 사항들을 명심할 필요가 있다. 치료에 대한 새로운 정보들이 생길 때마다 진단들과 치료 계획들은 변화하기 마련이다. 게다가 앞서 기술한 문제들로 인해 의사 스스로도 기존의 진단명에 대해 동의하지 않는 것이 드문 일은 아니다. 초기의 평가를 끝낸 후에 다양한 진단 기준들을 검토한 후 진단이 정확할 것이라는 가정 하에 지금의 문제를 밝혀줄 진단 기준으로 넘어가 결론짓게 된다. 오직 시간과 환자들의 질문을 이해하고 입증해 줄 숙련된 의사의 지침만이 진단을 내릴 수 있도록 해주며 효과적인 치료 계획을 세울 수 있도록 해준다.

어떠한 일련의 심리학적 증상들은 하나의 정신과 질환으로 성립되려면 그러한 증상들이 기능의 장애나 심각한 고통을 초래해야만 한다. 그런데 마지막 기준을 지침으로 삼아 섣불리 가정을 내리거나 잘못된 결론을 도출하게 되기 쉽다. 사실 어떤 것들이 고통이나 장애를 구성하는 가는 종종 삶의 질에 대한 문제이다. 만약 하버드 대학을 나온 경영학 석사가 작은 회사에서 중간 직급을 차지하고 있다면 그는 그에게 기대되었던 능력에 비해 아직 뜨지 못한 걸까? 결론적으로 성공하지 못했다는 인식으로 인해 그에게는 "장애를 가진 것" 혹은 "고통을 겪고 있는 것"이라는 꼬리표가 붙을 수 있다. 만약 그가 매일 술을 마시는 사람이라면 음주가 그의 성공을 가로막은 것일까? 그것은 치열한 경쟁으로부터 회피하고 싶어서 선택한 단순한 생활 패턴의 하나가 아니었을까? 궁극적으로는 당사자만이 그러한 질문들에 대해 대답할 수 있는 것이겠지만 좋은 치료자의 도움을 통해서 진정한 해답을 발견할 수 있을 것이다. 불행하게도 우리는 물질적 부(富)만을 성공의 잣대로 여기는 사회 속에서 살고 있다. 이러한 상황은 우리 사회에서 자신이 "실패"했다는 왜곡된 감정으로 인해 "치료적" 해결책들을 필요로 하는 수많은 "고통 받는" 사람들을 양산해 냈다.

## Q14 알코올 의존증이란 무엇인가요?

> *ICD(International Classification of Diseases)* : 정신 질환과 물질 남용을 포함한 모든 질환들을 분류하기 위해 세계보건기구에서 발행하는 매뉴얼.

ASAM에서 정의한 바에 따르면 중독(addiction)과 의존증(dependency)은 서로 바꾸어 쓸 수 있는 용어들이다(질문 7번 참조). 1980년대 중반부터 세계보건기구는 DSM과 **ICD(International Classification of Diseases)** 위원회의 개념을 받아들여 의존 증후군(dependence syndrome)의 개념을 사용하였다. 증후군이라는 것은 일련의 심리적, 행동상의 그리고 인지적인 과정들을 하나의 범주로 모은 것을 의미한다. DSM-IV-TR은 이러한 과정들을 특정한 기준을 통해 묘사하고 있다(표 2).

### 표 2. 알코올 의존증에 대한 DSM-IV-TR 진단 기준

임상적으로 심각한 장해나 고통을 일으키는 부적응적인 알코올 사용 양상이 다음에 열거한 진단 항목 가운데 3개(또는 그 이상) 항목으로 지난 12개월 사이에 어느 때라도 나타난다.

1. 내성, 다음 중 하나로 정의된다.
   a. 중독이나 원하는 효과를 얻기 위해 매우 많은 양의 물질이 요구된다.
   b. 동일 용량의 알코올을 계속 사용할 경우 그 효과가 현저히 감소한다.

2. 금단, 다음 중 하나로 정의된다.
   a. DSM-IV에 언급된 알코올에 특징적인 금단 증후군
   b. 금단 증상을 완화하거나 피하기 위해 알코올을 사용한다.
3. 원래 의도했던 것보다 훨씬 많은 양이나 훨씬 오랫동안 알코올을 사용한다.
4. 알코올 사용을 중단하거나 조절하려고 계속 노력하지만 뜻대로 안 된다.
5. 알코올을 구하거나 음주를 하거나 또는 알코올의 효과에서 벗어나기 위해 많은 시간이 소비된다.
6. 알코올 사용으로 인해 중요한 사회적, 직업적 활동 및 여가 활동을 포기하거나 줄인다.
7. 알코올 사용으로 인해 지속적으로 반복적으로 신체적, 정신적 문제가 생긴다는 것을 알면서도 계속 알코올을 사용한다(예를 들면 음주로 인해 궤양이 악화된다는 것을 알면서도 계속 음주한다.).

7가지의 기준들 중 3개만 있어도 의존증을 진단 내리기 위한 조건을 충족하는 것이기 때문에 비록 내성과 금단 증상이 알코올 의존증의 저명한 양상임에도 불구하고 알코올 의존증으로 진단 내려지기 위해서 반드시 있어야만 하는 증상들은 아니다. 즉 내성이나 금단 증상이 없는 사람도 알코올 의존증일 수 있다는 것이다. 또한 진정한 알코올의존증이 아닌 사람에게서도 금단 증상이나 내성이 나타날 가능성도 있다. 이는 중요한 개념으로써 부가적인 설명이 필요하다.

의존증이 가진 내성 및 금단과의 차이점은 일반적인 약물들 특히 알코올에 있어서는 가장 큰 혼란을 주는 요인들 중 하나이다. 약국에서 살 수 있는 많은 처방약 혹은 의사의 처방 없이도 살 수 있는 약물들은 내성과 금단 증상들을 일으킬 수 있다. 일반인들이 의존증을 유발하는 것으로 생각하는 가장 대표적인 약물은 통증이 있을 때 처방되는 아편계 약물들이다. 이러한 약물들을 정규적으로 복용하는 모든 사람들은 어느 정도의 내성과 금단 증상이 생기게 되며 그렇기에 이런 약물들은 금단 증상들을 피하기 위해 조심스럽게 감량해 나가야만 한다. 진단 기준에서 나타나 있는 것처럼 내성과 금단 증상을 경험했다는 것만으로 그 약물에 대해서 중독되었거나 의존증이 생겼다고 할 수 없는 것이다.

고혈압약, 항경련제, 스테로이드제재, 항우울제 등과 같이 내성과 금단을 유발하는 많은 약물들이 모두 중독성이 있다고 생각해서는 안 된다. 의사들은 이러한 약물들 중 그 어느 것도 중독성이 있다고 여기지 않는다. 이와는 반대로 수많은 거리의 마약들이 우리의 몸에 내성이나 금단이라 이야기할 만한 측정 가능한 어떤 생리적 변화도 일으키지 않는 것들도 있지만 그런

역주) 흔히 자신은 손떨리고 헛것이 보이는 금단증상이 없기 때문에 알코올 중독이 아니라고 주장하는 환자분들을 보게 된다. 여기서 저자가 기술하고 있는 것처럼 금단증상이 없다해도 술로 인한 신체적·사회적 문제들이 지속되고 있다면 알코올 중독으로 진단 내릴 수 있다.

마약들 중 몇몇은 인간에게 가장 심한 중독성을 유발하는 것으로 알려져 있다. 이런 개념은 아이러니컬한 상황들을 만들기도 한다. 항우울제나 항불안제를 이들이 부가적으로 지닌 편두통이나 간질에 대한 효과보다는 우울증과 불안 감소와 같은 정신에 작용하는 효과를 목표로 처방했을 때 이들 약물에 대해 내성과 금단 증상이 생겼다는 것은 중독되었다는 즉각적인 증거가 될 수 있지만 그럼에도 불구하고 이러한 약물들을 사용하는 동안에 발생한 의존증에 대한 별다른 진단 기준이 없는 것도 사실이다. 동시에 많은 이들이 몇몇 거리의 마약들은 내성과 금단의 증거가 없기에 당연히 중독성이 없는 것으로 여겨야 한다고 투덜거리고 있기도 하다.

진단 기준에서 명백하게 이야기하고 있듯이 어떤 약물을 하는 것이 개인의 일상생활에서 핵심적인 활동이 되지 않는다면(나머지 5개의 기준들은 "조절 능력의 상실"의 개념에 필연적으로 귀결되는 개념들이다) 그 약물은 중독성이 있거나 약물에 대한 의존증을 유발하는 것은 아니다. 그러나 애초부터 그 의미에 있어서 끝없는 혼란이 지속되는 또 다른 원인이 있다. 의존에 대한 DSM의 정의를 일반적인 정의에 맞춰보려는 것은 별 의미 없는 일이다. 이런 시도는 개념을 더욱 혼란스럽게 한다. 사람은 자신의 필요를 충족시켜 주는 모든 종류의 것들에 대해 의존적이다. 당뇨병 환자가 인슐린, 사시 마비 환사가 휠체어, 또한 정신분열병 환자가 항정신병 약물에 의존하는 것과 마찬가지이다. 이러한 상황들이라면 일상생활 속에서 그러한 것들에 의존적이 된다는 것은 자신의 건강을 회복시키고 세상 속에서 살아가는 능력을 향상시키는, 나쁜 것이 아닌 좋은 것이다. 불행하게도 의존이라는 바보 같은 용어가 많은 환자들로 하여금 자신에게 필요한 약을 복용하는 것조차도 단순히 약에 중독되는 것이고 나약함의 증거이며 비윤리적이라는 식의 잘못된 생각을 갖게 하여 꼭 필요한 치료를 거부하거나 중단하게 만들기도 한다. 여기에는 자신 이외의 어떤 것이나 다른 사람에게 기대는 것은 나약함의 증거라고 여기는 문화적 편견 또한 작용한다.

## Q15 알코올 남용이란 어떤 것을 말하는 겁니까?

남용은 어떤 종류의 약물을 문화적으로 용납될 수 없는 방식으로 자발적으로 투여함으로 인해 나쁜 결과들을 초래하는 것을 의미한다. 국립 알코올남용 및 중독연구소는 알코올 남용을 "삶속에 여러 문제들을 반복적으로 초래하는 부적응적 음주 행태"로 정의한다. 알코올 남용에 대한 DSM-IV-TR의 정의는 표 3에 기술되어 있다.

**표 3. 알코올 남용에 대한 DSM-IV-TR 진단기준**

A. 임상적으로 심각한 장해나 고통을 일으키는 부적응적인 알코올 사용 양상이 다음에 열거한 항목 가운데 1개(또는 그 이상) 항목으로 지난 12개월 동안에 나타난다.

1. 반복적인 알코올 사용으로 직장, 학교, 가정에서의 중요한 임무를 수행하지 못한다(예: 알코올 사용과 관련되어 반복적으로 결근하거나 업무 수행이 불량하다. 알코올 사용과 관련되어 결석하거나 정학, 퇴학을 당한다. 중독으로 인해 자녀를 방치하고 집안일을 등한시 한다.).
2. 신체적으로 해를 주는 상황에서 반복적으로 알코올을 사용한다(예: 알코올 사용으로 인해 장해가 초래된 상황에서 차를 운전하거나 기계를 조작한다.).
3. 반복적으로 알코올 사용과 관련된 법적 문제를 일으킨다(예: 알코올 사용과 관련된 탈선 행동으로 체포된 경험이 있다.).
4. 알코올의 효과로 인해 사회적 문제나 대인 관계 문제가 지속적 또는 반복적으로 야기되거나 악화됨에도 불구하고 계속 알코올을 사용한다(예: 중독의 결과로 배우자와 언쟁하거나 몸싸움을 한다.).

B. 이러한 증상들이 동일 물질군의 의존의 진단 기준을 충족시킨 적이 없었다.

남용은 최근에 술을 마시기 시작한 사람들에서도 진단된다. 남용은 시간이 지나면서 의존증으로 발전할 수 있지만 몇몇 음주자들은 의존증으로 발전하지 않고 오랜 시간 동안 알코올 남용 상태로 남아 있기도 한다. 의존증과 남용의 가장 명백한 차이는 내성과 금단의 존재 여부이다. 그러나 앞서 지적했듯이 내성과 금단이 의존증의 진단에 필수적인 것은 아니다. 점차 늘어나는 음주량과 술을 좇아다니는 데 쓰는 시간이 늘어난다는 것은(알코올 남용에서 정의된 술로 인한 부정적인 결과들과 함께) 의존증의 진단을 경고하는 충분한 근거들이 된다. 몇몇 사람들에서는 그들을 망치는 잘못된 음주를 주기적으로 반복하지만 의존증에까지는 도달하지 않을 수도 있다.

## Q16 내가 알코올 중독자인지 아닌지 어떻게 알 수 있나?

질문 14와 15에서 기술한 것처럼 알코올중독은 DSM-IV-TR의 기준에 따라 알코올 남용과 알코올 의존증으로 나눌 수 있다. 쉽게 얘기하면 어떤 사람이 이 두 가지 경우 중 하나에 해당된다면 알코올 중독자라 할 수 있다. 보다 복잡한 답변은 DSM-IV-TR의 한계들에 대해 앞에서 설명했던 주의사항들을 고려해야 한다. 알코올 중독을 정의하기 위해서는 다음의 조건들이 사용되어야 하는 것일까?: "중요한 역할들을 수행하는 데 있어서의 장애" 혹은 "중독의 결과로 인해 배우자와 다투는 것과 같은 사회적, 대인관계상의 문제들이 초래되고 있음에도 불구하고 반복적으로 음주를 하는 것". "종종"은 얼마나 자주를 의미하는 것일까? 어떤 환자는 자신이 알코올 중독임에도 불구하고 자신의 알코올 상담가가 자신의 기능 수준을 윈스턴 처칠의 알코올 중독과 비교한다고 이야기한다. 알코올 상담가의 그런 비교에 대한 환자의 반응은 통명스럽지만 정확했다. "만약에 처칠 수상을 전쟁 중에 재활 시설로 강제로 보냈더라면 영국이란 나라가 오늘날 어떻게 됐겠어요?"

양적 차이들 및 질적 차이들을 구분하는 것이 무엇보다도 중요하다. 정상적인 음주자와 알코올 중독자 사이의 양적 차이는 아래로 향하는 비탈길을 생각해 볼 수 있다. 아래로 향하는 비탈길 어딘가에 정상 음주자와 과음을 하지만 기능을 하고 있는 음주자 그리고 비정상이라 할 수 있는 병적인 알코올 중독자 사이의 어딘 가에는 구별되는 선이 그어져야만 한다. 정상 음주자와 알코올 중독자 간의 질적 차이는 이 두 부류의 사람들이 확연하게 구별되는 전혀 다른 범주임을 시사한다. 그러한 명확한 구분을 지을 수 있는 그 어떤 진단 도구나 의학적 문헌도 존재하지 않는다. 정상 혈압과 고혈압 사이에선 어느 지점에서 이들 사이를 구분하기 위한 선이 그어져야 하는 걸까? 단순한 과체중과 비만의 구분점은? 암 발생 전단계의 조직과 암 사이의 구분은? 폭음과 알코올 중독 사이의 구분은? 분명히 진단 기준에 따른, 모든 이들이 동의할 수 있는 고혈압, 비만, 암 및 알코올 중독을 나타내는 기준이 존재하지만 여전히 많은 수의 사람들은 이러한 연속성의 어디에 위치해야 하는지 잘 파악이 안 되는 상태에 머물러 있기도 하다. 이러한 병적인지 아닌지를 구분을 짓는 기준선은 위험성에 의해 좌우된다. 고혈압을 예로 들자면 18세 이상의 성인에서 혈압이 140/90 이상인 사람은 그렇지 않은 사람들에 비해 심장 발작 및 뇌경색의 위험성이 엄청나게 높아진다. 위험성이 높다는 것은 반드시 그렇게 된다는 것이 아니라 단순히 그렇게 될 확률이 높다는 것을 의미한다. 하루에 얼마나 많은 술을 마셔야 위험한지에 대한 것도 마찬가지이다. 복권을 사는 것을 생각해 보면 이해가 빠를 수 있다. 두 장의 복권을 산다는 것은 당첨될 확률이 두 배로 높아지는 것이지만 당첨될 가능성은 여전히 미미한 채로 남아 있는 것과 마찬가지다.

일례로 어떤 사람이 일주일 동안 매번 맥주 3캔씩 5일을 마시고 두 번은 맥주 6캔까지도 마셨다고 해 보자. 분명히 이 사람이 과음을 하긴 했지만 일을 거른 적도 없고 대인관계상의 문제들도 없으며 해장술을 하지도 않았고, 중요한 약속에 술 취해서 나온 적도 없고 취해서 자신을 위험에 빠뜨린 적도 없이, 다만 마지막으로 술을 마신 후 며칠 동안 손 떨림과 불면과 같은 금단 증상들을 가볍게 경험했을 뿐이다. 다행히도 의사를 찾아가 혈액검사를 비롯한 신체검사를 받았지만 모두 정상으로 나왔다. 이런 경우 이 사람이 분명히 내성과 금단을 보였다 해도 알코올 남용이나 알코올 의존증의 진단 기준에는 해당되지 않는 것이다! 반대로 일주일 중에 오직 주말에만 술을 먹는다 해도 술 마실 때마다 원래 목표한 것보다 더 마시게 되며 얼마나 마셨는지 잘 기억도 안 나고, 수차례 음주 운전(DWI)으로 적발된 적이 있으며 의사로부터 알코올성 간질환의 판정을 받은 바 있는 사람이 있다고 하자. 이런 술로 인한 나쁜 결과들에도 불구하고 그는 음주량을 조절하거나 음주를 중단하지 못하고 있는 것이다. 이런 경우 금단 증상을 경험한 적이 없다 할지라도 알코올 의존증으로 진단내릴 수 있는 경우라 할 수 있다.

> ***DWI(Driving While Intoxicated) :*** 음주 운전을 지칭하는 법률적 용어.

다시 말하지만 알코올중독은 술을 얼마나 많이 혹은 자주 마시느냐의 문제가 아니다. 세 번째 경우로 현재는 알코올 중독이라 할만한 어떤 객관적으로 병적인 증거들도 없음에도 불구하고 자기 자신을 알코올 중독자라고 부르는 사람들이 있다. 이들의 간은 정상이며 입원이나 해독치료를 필요로 하지도 않는다. 직장에 취해서 나타난 적도 없고 이들이 술 먹고 문제를 일으키는 것을 본 사람도 전혀 없다. 그러나 이들은 술이 자신의 삶에 있어서 결국에는 자멸로 이끄는 역할을 한다고 믿고 있다. 이들은 자신의 술에 대한 취약성에 대해 이해하고 있으며 단주를 하는 것이 자신에게 가장 필요한 것이라고 강하게 믿고 있다. 자신의 질병으로 인한 죽음으로 향하던 길에서 멈춰선 이들이 진짜 알코올 중독자일까? 알코올 중독인 많은 사람들이 자연적으로 회복되기도 한다. 이들은 어느 날 단주하기로 결심했으며 그냥 그날로 술을 끊었다.

## Q17 알코올 중독인지를 알아내기 위한 선별 검사들은 어떤 것들이 있으며 신뢰할만한가요?

**타당도(validity) :**
검사나 도구가 지닌 결과의 정확도(예를 들면 어떤 검사나 도구가 얼마나 측정하고자 하는 것을 잘 측정하는가 하는 것).

**신뢰도(reliability) :**
반복적인 검사를 통해서 동일한 결과가 만들어지는 능력.

**민감도(sensitivity) :**
특정 질환을 지닌 환자들 중에서 검사 상 질환이 있는 것으로 나올 확률.

**특이도(specificity) :**
특정 질환을 가지고 있지 않은 환자들 중에서 검사 상 질환이 없는 것으로 나올 확률. 매우 특이도가 높은 검사에서 양성이 나왔다면 질환이 있는 것으로 여긴다.

선별검사 도구로써 **타당도**(validity)와 **신뢰도**(reliability)를 이해하기 위해서는 이러한 것들이 측정되는 **민감도**(sensitivity)와 **특이도**(specificity)의 개념에 대해 알아야만 한다. 민감도는 일반 인구 집단에서 진짜 알코올 중독자들을 정확히 찾아내는 능력을 의미한다. 반면 특이도는 정말 알코올 중독자가 아닌 사람을 정확하게 찾아내는 능력을 의미한다. 이러한 민감도와 특이도 모두가 높은 검사들이 타당도와 신뢰도가 높은 검사들이다. 세상에 어떤 특수한 실험실 검사라 할지라도 민감도와 특이도가 100%인 검사는 존재하지 않는다. 위양성과 위음성은 모든 검사들에서 존재하는 것이다. 그런 것들이 제반 검사들을 쓸모없는 것으로 만드는 것은 아니다. 기존에 사용되고 있는 여러 가지 선별 검사를 사용하는데 있어서 이러한 개념들을 유념해야 한다.

알코올 중독을 찾아내는 데 유용한 여러 가지 선별 검사들이 있다. 1982년 세계보건기구에서는 AUDIT를 개발하였는데 AUDIT는 알코올 사용장애 판별검사(Alcohol Use Disorders Identification Test)의 약자이다. 이 검사는 일반적인 건강 검진에 포함시켜 쓰거나 일반적인 의학적 조사를 수행하는 과정에서 쓰일 수 있도록 간단한 구조화된 면담 혹은 자기-보고형으로 작성되도록 디자인되었다. AUDIT는 92%의 민감도와 94%의 특이도를 지니고 있다. 이는 100명의 알코올 중독자들 중 92명을 알코올 중독자로 100명의 정상인들 중 94명을 정상으로 판별해 낸다는 것을 의미한다(표4. 참조).

### 표 4. 알코올사용장애 판별검사 (AUDIT: Alcohol Use Disorders Identification Test)

알코올중독 자가진단검사는 문제 음주 및 알코올 남용을 찾아낼 수 있기에 가장 좋은 선별 검사라고 할 수 있다. 게다가 알코올중독의 유병율이 낮은 집단에서도 높은 민감도를 가지고 있다. 한 연구에 따르면 1,2,4,5,10번 문항 만으로도 전체 문항에 비견할 만한 효과를 지니는 것으로 보고되고 있다. 만약 이러한 연구 결과가 확정된다면 향후 보다 쉽게 사용할 수 있을 것이다.

| | 0 점 | 1 점 | 2 점 | 3 점 | 4 점 |
|---|---|---|---|---|---|
| 얼마나 자주 술을 마십니까? | 전혀 안마심 | 월1회 미만 | 월2-4회 | 주2-3회 | 주4회 이상 |
| 술을 마시면 한 번에 몇 잔정도 마십니까? | 한두잔 | 3-4잔 | 5-6잔 | 7-9잔 | 10잔 이상 |
| 한 번에 소주 1병 또는 맥주 4병 이상 마시는 경우는 얼마나 자주 있습니까? | 전혀 없다 | 월1회 미만 | 월 1회 | 주1회 | 거의 매일 |
| 지난 1년간 한번 술을 마시기 시작하면 멈출 수 없었던 때가 얼마나 자주 있었습니까? | 전혀 없다 | 월1회 미만 | 월 1회 | 주1회 | 거의 매일 |
| 지난 1년간 평소 할 수 있었던 일을 음주 때문에 실패한 적이 얼마나 자주 있었습니까? | 전혀 없다 | 월1회 미만 | 월 1회 | 주1회 | 거의 매일 |
| 지난 1년간 술을 마신 다음날, 일을 위해 해장술이 필요했던 적은 얼마나 자주 있었습니까? | 전혀 없다 | 월1회 미만 | 월 1회 | 주1회 | 거의 매일 |
| 지난 1년간 음주 후에 죄책감이 들거나 후회를 한 적이 얼마나 자주 있었습니까? | 전혀 없다 | 월1회 미만 | 월 1회 | 주1회 | 거의 매일 |
| 지난 1년간 음주 때문에 전날 밤 일이 기억나지 않았던 일이 얼마나 자주 있었습니까? | 전혀 없다 | 월1회 미만 | 월 1회 | 주1회 | 거의 매일 |
| 음주로 인해 자신이나 다른 사람이 다친 적이 있습니까? | 없었다 | | 있지만,<br>지난 1년간은 없었다 | | 지난 1년간 있었다 |
| 가족, 의사 혹은 주변에서 술 마시는 것을 걱정하거나 술 끊기를 권유한 적이 있었습니까? | 없었다 | | 있지만,<br>지난 1년간은 없었다 | | 지난 1년간 있었다 |

역주) 상기 검사는 이병욱 등이 번안하고 신뢰도 검증을 거친 AUDIT-K(한국어판 알코올 사용장애 진단검사)를 실었다. 이 검사 상 8점 이상은 알코올 문제를 의심할 수 있고, 12점 이상은 알코올 중독을 의심할 수 있다. 이병욱, 이충헌, 이필구, 최문종, 남궁기. 한국어판 알코올 사용장애 진단 검사 (AUDIT: Alcohol Use Disorders Identification Test)의 개발: 신뢰도 및 타당도 검사. 중독정신의학 2000;4:83-92.

많은 사람들이 AUDIT가 작성하는 데 시간이 많이 소요된다고 느꼈기에 단축판들이 개발되었다. 이러한 단축판들로는 AUDIT-PC, AUDIT-C, FAST 등이 있는데 이들 검사들은 AUDIT의 처음 3가지 혹은 4가지 질문들은 반드시 포함하고 있다. 이들 단축형 검사들은 당연히 타당도가 떨어질 수밖에 없는데 그래서 문제가 발견된 경우 추가적인 질문들을 하게 된다. FAST상의 첫 번째 질문인 "한 번 마실 때마다 8 표준 음주(SD: Standard Drink) 이상 마신 적이 얼마나 자주 있었습니까?"라는 질문은 매주 혹은 거의 매일 마시는 문제 음주자의 70%까지 판별해 낼 수 있다. 결국 빠른 검사가 가능한데 첫 번째 질문에 대해 한 달에 한번 혹은 그 이하 혹은 전혀 먹지 않은 사람들이라면 부가적인 질문을 더 이상 시행하지 않는다.

CAGE 또한 흔히 사용되는 선별 검사 도구이다. CAGE는 다음의 4가지 질문에 대한 약자이다. 1) 술을 줄여야(Cut down) 할 필요가 있다고 느껴본 적이 있습니까? 2) 당신의 친구들이나 가족들이 당신의 음주에 대해 비난하며 뭐라고 한 적이 있습니까?(Annoyed) 3) 술 마시는 것에 대해 불쾌감이나 죄책감(Guilt)을 느낀 적이 있습니까? 4) 숙취를 벗어나기 위해 아침부터 해장술을 마신 적이 있습니까?(Eye opener) 이 척도는 1974년에 개발되었으며 최근의 음주에 대한 것보다는 이제까지의 평소 생활에 초점을 맞추고 있다. 이 척도는 임상 현장에서 가장 널리 쓰이고 있으며 검사에도 단 1분이면 충분하다. 두 가지 질문 이상에서 '그렇다'라고 대답한다면 문제가 있는 것이다. CAGE는 음주의 양상과 양에 초점을 맞추지는 않고 있으며 최근의 문제 음주를 판별해 내지는 않는다. 민감도는 60~90%이며 특이도는 40~95%이다.

AUDIT에 걸리는 시간과 CAGE가 지닌 한계를 피하기 위해 AUDIT의 처음 2개 질문과 CAGE에서 3개의 질문을 가져와서 합친 5항목 선별검사

(Five-shot screening tool)가 개발되었다. 이 척도는 음주량과 빈도를 묻는 두 개의 질문과 CAGE의 3가지 기본적인 질문들로 구성되어 있으며 표 5.에 기술되어 있다. 5항목 선별검사의 절단점은 2.5점이며 민감도는 96-100%, 특이도는 76%로써 전체적인 정확도는 78%이다.

### 표 5. 항목 선별검사(Five-shot Questionnaire)

| 질문 | 반응 | 점수 |
|---|---|---|
| 얼마나 자주 술을 마십니까? | 마시지 않는다<br>한 달에 한번 이하<br>한 달에 2-4회<br>한 주에 2-3회<br>한 주에 4회 이상 | 0<br>0.5<br>1.0<br>1.5<br>2.0 |
| 평소 술을 마실 때면 얼마나 많이 마십니까? | 1 혹은 2<br>3 혹은 4<br>5 혹은 6<br>7 혹은 9<br>10 이상 | 0<br>0.5<br>1.0<br>1.5<br>2.0 |
| 당신의 음주에 대해 주변 사람들로부터 비난을 받은 적이 있습니까? | 없다<br>있다 | 0<br>1 |
| 술 마신 것에 대해 죄책감이 불쾌감을 느낀적이 있습니까? | 없다<br>있다 | 0<br>1 |
| 술 마신 다음날 아침 해장술을 한 적이 있습니까? | 없다<br>있다 | 0<br>1 |

여성의 경우 음주량에 대한 점수를 다르게 적용한다.
총점 = 5개 질문에 대한 점수를 모두 더한 것
해석: 최소 - 0점
최대 - 7점
남성의 경우 4점 이상인 경우 알코올 중독자로 볼 수 있음
적용:
3점 - 중등도 혹은 심한 음주에 대해 77% 민감도 및 83% 특이도. 전체적인 정확도는 83%
4점 - 56% 민감도 및 94% 특이도. 전체 정확도 90%
5점 - 29% 민감도 및 98% 특이도. 전체 정확도 90%

미시간 알코올 선별검사(MAST: Michigan Alcohol Screening Test)는 알코올 의존증을 판별해 내기 위해 1971년 개발되었다. 원래는 25항목의 질문으로 구성되어 있었는데 너무 오래 걸리기 때문에 좀더 빨리할 수 있는 형태로 수정되어 왔다. 이 검사의 가장 큰 문제점은 최근의 음주 양상보다는 그동안 일생 동안의 음주 양상을 강조한다는 점이다, 그렇기에 조기 발견을 위한 검사도구로는 부적절하다. 민감도는 86~98%, 특이도는 81~95%로 보고되고 있다.

일차 의료인들은 자신들의 진료에서 선별 검사 도구들을 사용하는 것이 어렵다고 이야기해 왔다. 여기에는 여러 다양한 이유들이 있을 수 있는데, 환자들에게서 감춰진 모든 가능성 있는 문제들을 적절히 선별해 내기에는 시간의 제약이 따르고 중독과 관련한 문제들을 언급한다는 것이 환자를 불쾌하게 만들지 모른다는 불안감, 마지막으로는 이러한 문제들이 발견된다 해도 적절한 치료 기관으로 연계하기 어렵다는 절망감 등을 들 수 있다. 이러한 불편함들을 해결하기 위한 한 방법은 질문을 가능한 한 긍정적이고도 덜 부담스러운 방식으로 재구성하는 것이다. 예를 들면 CAGE의 첫 질문에 있어서 "당신은 이제까지 술을 줄여보려고 해 본적이 있긴 한가요? 그래요?" 라고 묻기 보다는 마치 우리 모두가 술을 줄여 보려고 노력해 본적이 있었던 것처럼 "당신은 이제까지 술을 줄여보려고 노력해 본적이 있으시죠? 그렇죠?"라고 묻는 것이 필요하다.

알코올과 연관된 환자들 중 많은 사람들이 다쳐본 경험들이 있기에 알코올 환자들의 일반 건강 설문들을 시행할 때는 우선적으로 다쳤던 경험에 대한 일련의 질문들이 행해져야 한다.

1. 뼈나 관절에 골절이나 탈골이 있었던 적이 있나요?
2. 교통사고를 당한 적이 있나요?

3. 머리를 다친 적이 있나요?
4. 싸움이나 폭행으로 인해 다친 적이 있나요?

만약에 이들 질문에 하나 이상이라도 그렇다고 대답한 경우에는 다음의 부가적인 질문들을 던져야 한다.

5. 이렇게 다친 것들은 혹시 술에 취해서 혹은 술을 마신 후에 일어난 일들은 아닙니까?

만약 환자가 두 가지 이상의 질문들에 그렇다고 대답했다면 술을 얼마나 많이, 자주 마시는 지를 물어보아야 한다. 만약에 과음을 한다면 그 다음에 의사는 CAGE의 질문들을 던지면 된다. 이러한 질문 방식은 7명 중에 한 명 꼴로 술 문제에 대해 물어봐야 할 환자들의 수를 줄여주며 술 문제를 가지고 있으면서 외상을 입은 환자들 4명 중 1명을 판별해 낼 수 있다. 이러한 선별 방식은 알코올 중독자들 중 70% 가량을 정확히 가려낼 수 있으며 별 막힘없이 합리적으로 느껴지게 한다. 재밌는 사실은 연구 상황에서와는 달리 일차 진료 상황에서는 다양한 선별 검사 도구들의 민감도와 특이도가 다르게 나올 수 있다는 점이다. 예를 들면 CAGE는 일차 진료 상황에서 남자는 62%, 여자는 54%의 민감도를 보일 뿐이다. AUDIT의 경우 CAGE보다는 보다 나은 민감도를 보이지만 여전히 연구 상황에서보다는 낮은 수치를 보인다. 또 다른 AUDIT의 불리한 점은 길이가 길다는 점이다. 이러한 점들에 대한 검증의 결과로써 적어도 영국에서는 5항목 선별검사가 민감도와 특이도가 각각 63%와 95%로써 사용하기에 가장 빠르고 효과적인 선별 검사로 알려져 있다. 직접적인 치료적 개입과는 별도로 선별 검사들이 갖는 유용성은 어떤 것일까? 선별 검사들은 환자의 자각과 관심을 불러 일으킴으로써 음주를 줄이도록 하여 환자의 행동에 긍정적인 영향을 끼칠 수 있다.

## ■ 수잔의 한 마디 :

*이 책을 읽고 있는 많은 독자들과 마찬가지로 내 아들이 술을 마시기 전까지는 나도 아들의 술 문제로 속을 썩이지 않았었다. 난 여전히 내가 그런 사실을 부정했던 것은 아니었노라고 이야기 한다. 나는 내 아들이 고만고만해 보이는 또래 아이들과 똑같을 거라고 생각했다. 그런 내 아들이 나중에 일반적인 아들 친구들과는 전혀 다른 모습이 될 거라고는 상상도 해본 적이 없다. 어쨌든 몇몇 증거들이 드러나기 시작했을 때 내 생각은 다르게 바뀌었다. 내 전 남편이었던 벤의 아버지는 예전에도 또 지금도 여전히 대단한 알코올 중독자이며 집안 구석구석에 감추어진 그가 먹고 버린 빈 보드카 병들을 보는 것은 흔한 일이었다. 벤이 내게 했던 변명들을 나 자신이 믿고 싶어했었다는 사실을 내가 깨닫게 되기까지는 오랜 시간이 걸렸다. 내가 무서운 진실을 맞닥뜨린 후에도 여전히 내 아들은 아주 오랜 세월 동안 자신의 문제를 부인해 왔던 것이 사실이다. 그 자신이 알코올 중독자임을 받아들이는 과정은 아주 느리게 진행되었다. 나는 매일 내 아들 또래의 아이들을 볼 때마다 다른 애들은 그렇지 않은데 왜 내 아들은 술 때문에 완전히 망가져버렸는지, 왜 술 때문에 온 가족이 전쟁을 치뤄야만 하는건지, 왜 내가 사람들 앞에서 부끄러워해야만 하는건지 그리고 왜 술 때문에 하나밖에 없는 아들을 차라리 파묻어 버리고 싶게되어 버린건지 도무지 이해할 수가 없었다.*

*알코올 중독자를 사랑하는 사람들은 모두가 자신들 만의 대처 방식을 가지게 된다. 나의 경우에는 다음의 세 가지였다. 1) 무슨 수를 써서라도 내 외아들을 살리는 것. 2) 아들의 상태에 미리 대비해 단단히 준비하고 있음으로써 내가 아들에 대해 극도로 수치스러워 한다는 것을 내 아들이 절대 느끼지 못하도록 하는 것. 3) 적을 알기 위해서 알코올 중독에 대해 죽어라 공부하는 것. 이러한 시도들은 종종 눈물, 속상함과 절망을 가져다주었다. 그러나 대부분의 시간 동안은 내가 그의 고통들을 겪어나가는 데 있어서 나와 내 아들이 혼자가 아니라는 안도감을 느낄 수 있었다. 내 남편(그는 벤의 친아버지가 아니다)은 내가 아들의 "문제"에 관해 덜 드러내놓고 이야기하기를 바라지만 나는 하루하루 내 의무를 이행해 갈 뿐이다. 덧붙여서 남용, 중독, 의존과 같은 단어들 중에서 "의존"이라는 말을 쓰는 것이 가장 덜 나쁘게 비친다는 것을 알았다.*

## Q18 I형 알코올 중독자와 II형 알코올 중독자는 어떤 차이가 있나요?

알코올 중독자들을 유형별로 구분해 보려는 노력은 지난 200년간 지속되어 왔다. Jellinek은 알코올중독을 4가지 형태로 구분해본 첫 번째 의사였다: 알코올 남용의 증상들이 간헐적으로 나타나는 병전 단계, 전구기 증상들로 구성된 질병 단계, 심각한 단계, 만성화 단계이며 전구기는 필름 끊김(블랙아웃)의 시작, 심각한 단계는 조절 능력의 상실이 시작되는 시기로, 만성화 단계는 지속적으로 취해 있는 시기로 특징 지워졌다. 이러한 단계들로 이행해가는 비율에 있어서 2가지의 상이한 양상이 존재하며 이는 이제 설명할 I형 혹은 A형 알코올 중독자 및 II형 혹은 B형 알코올 중독자로 일컬어지는 상이한 성격 특성과 연관이 있다.

여러 연구들을 통해 밝혀진 바로는 I형 및 II형 알코올 중독자 간에는 다음과 같은 서로 다른 특성이 있는 것으로 추정하고 있다: I형의 경우 성인기 후반에 발병하며 불안을 해소하기 위해 음주를 하고, 신체적 의존보다는 심리적 의존이 생기며, 유전성을 가지고 있기는 하지만 환경적인 유발 인자들과 밀접한 연관이 있다. II형의 경우에는 범법 행위들(반사회성)과 연관이 있으며 보다 이른 나이인 청소년기나 초기 성인기에 발병하고, 쾌감을 얻기 위해 술을 마시며 유전성이 더 강한 것으로 알려져 있다. II형 알코올 중독자의 아들인 경우 일반인 집단과 비교했을 때 나중에 똑같은 II형 알코올 중독자가 될 가능성이 7배나 높은 것으로 나타났다. 최근 2005년에 발표된 한국의 연구에 의하면 알코올을 아세트알데하이드(acetaldehyde)로 분해하는 효소인 알코올 탈수소효소(alcohol dehydrogenase)에 대한 유전자와 II형 알코올 중독자 사이의 연관성이 입증된 바 있다. 이러한 연구들로부터 얻어진 이론들은 여전히 논쟁의 여지가 있지만 최근 알코올 중독자의 아형에 따라 특정 정신과 약물의 반응이 다양하게 나타난다는 점은 이러한 이론을 좀 더 뒷받침하고 있다. 이 특정 정신과 약물에 대한 내용은 질문 52에 상세히 기술되어 있다. 술 문제를 가진 사람의 딸에 대한 정보는 다소 불명확하다. 친모가 알코올 중독이었을 경우 딸 또한 알코올 중독될 위험성이 높아지는 것으로 보이나 아형에 따른 연구는 아직 없다. 최근의 여성 쌍둥이에 대한 한 연구에서는 일란성 쌍둥이가 이란성 쌍둥이보다 높은 일치율 보였음을 보고한 바 있다.

**■ 수잔의 한 마디 :**

*다른 여러 이론들처럼 I형과 II형을 나누는 것은 생각처럼 그리 쉽지 않다. 벤이 그 좋은 예이다. 벤의 과거력 상으로는 II형 알코올 중독자에 해당하지만 그는 폭력행동이나 범법 행위를 저질러 본 적이 없다. 그러나 다양한 알코올 중독의 아형에 대한 개념은 몇 가지 지침을 제공할 수 있으며 염두에 두어야만 할 부분이기도 하다. 너무도 많은 I형 알코올 중독자에 해당하는 사람들이 자신들은 진정한 알코올 중독자가 아니며 진짜 알코올 중독자는 II형이라고 여기는 오류를 범하고 있다. 그래서 그들은 자신들이 대부분의 시간 동안 심각한 행동상의 문제없이 지내고 있다는 이유만으로 자신이 술 문제가 있다는 사실을 부인하게 된다.*

## Q19 알코올 중독의 진단에 도움이 될 만한 생물학적 검사들이 있나요?

환자에게든 혹은 의사에게든 현재 정기적으로 음주를 하고 있는 어떤 사람이 나중에 알코올 중독자가 될 위험성이 있는지를 미리 경고할 수 있게 해줄만한 생물학적 검사는 존재하지 않는다. 알코올 중독에 대한 과학적 연구들을 통해 알코올 중독이 될 위험성이 있는 사람을 판별해내기 위한 특정 유전 표지자를 찾아내려면 아직도 멀었지만 몇몇 생물학적 검사들의 경우 반복적인 과음으로 인한 의학적 문제들이 이미 발생한 사람들에게는 도움이 될 수 있다. 이러한 검사들이 그 자체로 알코올 중독만을 진단해내는 검사들은 아니다. 검사를 통해서 어떤 사람에게 알코올 중독을 의심케 하는 생물학적 검사 소견이 나왔을지는 모르지만 그 검사가 그 사람이 향후 알코올 중독이 될지 여부에 대해 확진을 내릴 수 있는 검사는 아닌 것이다. 반대로 검사 상 정상으로 나왔다고 해서 그 사람이 알코올 중독이라는 가능성을 전혀 배제할 수 없다. 많은 알코올중독자들이 그렇게 술을 마셨음에도 불구하고 검사상 아무런 이상도 발견되지 않는 경우들이 흔하다. 왜 이럴 수 있는지에 대해서는 질문 13과 14에서 논의되었던 알코올의존증과 알코올남용의 진단 기준을 떠올려 볼 필요가 있다. 알코올 중독으로 진단이 내려지기 위해서 생물학적 검사 상 반드시 이상이 나와야 하는 것은 아니기 때문이다.

그러나 만성적인 과음으로 인해 생물학적 손상들이 초래된다면 지속적이고 신뢰할 만한 양상의 알코올 중독을 시사하는 검사 결과들이 나타나게 된다. 그렇기에 이러한 결과를 지닌 사람이 병원을 찾게 되면 의사로부터 그의 음주 패턴에 대한 자세한 질문을 듣게 되며 설령 술을 적게 먹고 있다 할지라도 반드시 술을 끊어야 한다는 얘기를 듣게 된다. 그 이유는 설령 검사 결과들이 술에 의한 것이 아니라 할지라도 그 사람이 알코올 중독자인지 여부와는 상관없이 알코올이 일반적으로 검사상의 이상 소견들에 기여하고 있을 수 있기 때문이다. 간염을 앓고 있는 사람은 어떤 이유에서건 술을 마셔서는 안 되는 것이다. 알코올 중독에 대한 생물학적 검사들은 만성적인 음주가 신체에 미치는 직접적, 간접적 영향들을 측정하기 위한 것들이다. 알코올은 간에 가장 큰 직접적인 손상을 주게 되며 간염을 유발하게 되는데 특히 **GGT(gamma-glutamyl transpeptidae)**는 물론

*GGT(gamma-glutamyl transpeptidae) :* 간 효소로써 이 효소치의 상승은 알코올성 간질환과 연관이 있다.
*AST(aspartate aminotransferase) & ALT(alanine aminotransferase) :* 급성 간질환의 표지자들임.
*Carbohydrate-deficient transferrin :* 혈액 내 존재하는 단백질로써 철분을 세포 조직 내로 이동시키는데 관여한다.
***혈액응고 인자들* *(cloting factors) :*** 상호작용을 통해서 혈액 응고를 통해 출혈을 멎게 해주는 일련의 단백질들.
*thiamine :* 비타민 B1.
***혈소판 :*** 혈액 응고에 관여하는 혈액 세포.
***빈혈 :*** 적혈구들이 모자란 상태를 의미한다.
***면역력 저하 :*** 면역 체계의 효과나 활동성을 저하시키는 것을 의미한다.
***혈소판 감소증* *(thrombocytopenia) :*** 혈액 속에 상대적으로 혈소판의 수가 감소한 상태.

AST(aspartate aminotransferase)와 ALT(alanine aminotransferase) 같은 화학물질들의 증가를 동반하게 된다. GGT는 음주 여부를 찾아내는데 가장 민감한 간 효소이기 때문에 알코올 중독의 재발여부를 추적 관찰하는데 유용하지만 위음성 및 위양성 반응이 있을 수 있다. **Carbohydrate-deficient transferrin**은 또 하나의 생물학적 표지자로서 덜 민감하긴 하지만 알코올 중독에 보다 특이한 표지자이다. AST와 ALT는 모든 종류의 간염에서 상승할 수 있으며 특별히 더 민감한 검사 항목은 아니지만 음주로 인한 간 손상을 찾아내는 데는 보다 특이한 검사이다. 또한 이러한 검사 항목들은 뒤늦게 증가하는 표지자들이며 6주 정도의 금주 기간이 지나면 정상화 될 수 있다. 간은 **혈액응고 인자들(cloting factors)**의 생성에도 관여하기에 간에 대한 알코올의 독성으로 인해 출혈시간이 증가하게 될 수 있다.

만성적인 알코올 중독은 혈액생성에도 영향을 끼친다. 알코올은 직간접적으로 혈액생성 시스템에 영향을 끼치게 된다. 첫 번째로 대부분의 알코올중독자들은 음식 섭취보다는 술로부터 거의 모든 칼로리를 얻게 된다. 이로 인해 특히 비타민 B와 **thiamine**, folate와 같은 비타민의 심각한 결핍이 초래된다. 알코올은 신체의 면역을 담당하는 백혈구, 산소를 실어 나르는 적혈구 및 혈액 응고 과정을 수행하는 **혈소판** 등 모든 혈액생성 시스템에 직접적인 악영향을 끼칠 수 있다. 알코올은 이들 모두를 억제시켜 **빈혈, 면역력 저하**는 물론 혈소판의 저하로 인해서 출혈이 지속되고 쉽게 멍이 들게 하는 **혈소판 감소증**까지도 초래하게 된다. 게다가 칼륨, 인, 칼슘 및 마그네슘 수치도 영향을 받게 된다. 알코올이 신체에 미치는 다른 여러 가지 악영향들은 질문 61과 62에 기술되어 있다.

결국에는 **대적혈구성 빈혈(macrocytic anemia)**을 유발하게 되는데 이는 적혈구 세포가 비정상적으로 커진 것을 의미한다. 이로 인해서 혈색소(hemoglobin)와 **적혈구용적률(hematocrit)**가 낮아지게 되는데 이는 증가된 **평균적혈구용적(MCV: mean corpuscular volume)**의 증가와 관련이 있다.

***대적혈구성(macrocytic) :***
"macro"는 크다는 뜻이며 "cytic"은 세포라는 뜻이다. thiamine 결핍으로 인한 거대 적혈구 세포와 관련이 있으며 영양이 불량한 만성 알코올중독자들에게서 흔히 나타난다.

***적혈구용적률(hematocrit) :***
전체 혈액 양에서 적혈구 세포들이 차지하는 비율을 의미한다.

***평균적혈구용적(MCV: mean corpuscular volume) :***
적혈구 세포들의 크기를 측정한 것이다.

제 3 부

# 위험 인자, 예방 및 역학

- 얼마나 많은 사람들이 알코올 중독에 걸려 있는 걸까?
- 알코올 중독이 유전된다고?
- 알코올 중독에 걸리게 되는 위험요인들은?

그리고...

## Q20 음주 및 알코올 중독의 유병율은 얼마나 되나요?

유병율은 정해진 한 해 동안 그 질환으로 인해서 현재 고통 받고 있는 사람들의 수를 의미한다. 이 숫자에는 올해에 발병한 사람은 물론 이전에 진단을 받아서 현재까지 질환을 앓고 있는 사람들까지도 포함된다. 1인당 알코올 소비량은 1980년 한 해 동안 2.8 갤런으로 최고점을 찍은 후 최근에는 2.2 갤런까지 감소해오고 있다. 음주율은 지역에 따라 차이를 보이는 데 뉴잉글랜드 지방이 가장 높은데 반해 중서부나 남동부 지역은 상대적으로 낮다. 음주량은 18세에서 29세 사이에 가장 높으며 이후 나이가 들어감에 따라 점차 줄어든다.

최근 1,400만 명의 미국인들이 13명에 1명꼴로 알코올 남용이거나 알코올 의존증인 것으로 나타났다. 이들 중 460만 명은 여성이다. 다음의 통계들은 미국 전체 성인들 중에 차지하는 비율을 퍼센트로 나타낸 것이다.

- 현재 음주자: 44%
- 이전에 술을 마셨던 사람들: 22%
- 평생 동안 술을 안 마시는 사람들: 34%
- 지난 1년간 알코올 남용 및 의존자: 7.5~9.5%
- 평생 유병율: 13.5~23.5%
- 성인 입원 환자: 20%
- 술과 연관되어 응급실을 찾은 사람: 10~46%
- 문제성 음주로 인해서 지역사회 1차 진료를 받는 환자들: 6명당 1명
- 1998년 한 해 동안 음주와 연관된 교통사고 사망률: 38%

- 지난 1년간 알코올 남용 혹은 의존증의 문제로 인해 치료를 받은 적이 있는 미국 내 성인: 10%
- 이전에 알코올 의존증 진단을 받은 사람들 중 어떤 형태로든 알코올 중독에 대한 치료를 받은 적이 있다고 보고한 비율: 28%
- 이전에 알코올 관련 질환의 진단을 받았음에도 어떤 치료도 받지 않고 회복된 사람의 비율("자연적 회복"이라 칭하는): 75%
- 미국 내 알코올 중독으로 인한 소요 비용: 1,850억 달러

미국의 통계와는 반대로 세계보건기구(WHO)는 전 세계적으로 1차 의료기관에서 알코올 의존증이나 문제성 음주를 지닌 것으로 판명된 환자를 6%로 보고 있다. 영국에서는 지역사회 1차 치료 기관의 환자 3명 중 1명은 고위험 음주를 지니고 있다. 1인당 음주량에서는 두 나라가 별 차이가 없지만 프랑스가 이탈리아보다 알코올 중독이 더 많다.

## Q21 알코올 중독이 유전될 위험성은 얼마나 될까?

모든 종류의 질병들에는 유전자가 관여한다. 정확히 어떤 의미일까? 유전자는 부모로부터 아이들에게로 전해지는 일련의 분자들을 의미한다. 유전자는 단백질을 만들기 위한 암호를 제공한다. 단백질은 사람을 신체적, 인지적, 행동적이 되도록 만들어주는 일꾼이다. 어떠한 유전자가 사람들의 성격과 행동 양상을 유발하는지는 그 어느 것도 아직까지 완벽하게 밝혀진 것이 없다. 일련의 유전자들이 단백질로 전사되어지는 연쇄적인 상호작용들이 궁극적으로는 알코올 중독으로 향하는 성향을 유발하게 되는 데 이러한 과정은 명료하게 밝히기에는 너무 광범위한 과정이라 할 수 있다. 유전을 통해 결정되어지는 눈동자의 색깔과 같은 단순한 성향의 경우를 살펴보

자. 모두 푸른 눈을 가진 두 부모 사이에서 난 아이는 푸른 눈이 될 것이 거의 분명하지만 이러한 생물학적 영향에도 불구하고 환경적인 영향으로 인해 갈색 눈을 가진 아이가 나올 가능성도 존재하는 것이다. 환경이라는 것은 실제로 사람들이 흔히 생각하는 자신들의 문화, 국적, 직업적 선택들, 친구들, 가족, 얼마나 많은 술집과 주류 판매점을 이용할 수 있는지 여부뿐만 아니라 특정한 유전자와 상호 작용하게 되는 다른 유전자들, 단백질들, 다양한 화학물질들과 같은 국소적인 세포 환경들까지도 포함한다. 물리적 구조물들에 유전자가 어떤 영향을 끼치는 지를 규명한다는 것은 어려운 일이다. 이제까지 비록 간단한 생명체라 하더라도 어떤 방식으로 유전자가 발달상의 생물학적 기전에 영향을 끼치는지 100% 정확하게 밝혀낸 과학자는 없다. 유전자는 앞으로 세워질 건물에 대한 청사진이라 할 수 있지만, 우리가 실생활에서 실제로 사용하는 그런 청사진과 같이 작용하는 것은 아닌 것이다. 이처럼 생물학적 발생이 예측 불가능한 것들로 가득 차 있는데 유전자들이 끼친 영향의 결과로 인해 초래되는 행동상의 문제를 예측한다는 것이 얼마나 힘든 일이겠는가.

## 유전적 요인들과 환경적 요인들

유전자들과 환경적 요인들 간의 상호 작용의 범위는 100% 예측 가능한 수준으로 유전적으로 결정되는 것은 아니지만 명백한 경우로부터 불명확한 유전적 영향에 이르기까지 광범위하다. 분명하게 유전되는 질환들은 일반적으로 **멘델의 법칙**에 따라 유전되는 단일 유전자의 결함에 기인한다. 과학자였던 Gregor Mendel은 유전되는 양상이 수학적으로 표현될 수 있음을 최초로 증명해 낸 사람이다. 이러한 방식으로 유전되는 질환들로는 **근이영**

***멘델의 법칙 :*** 유전적 발생에 대한 핵심적인 원리로써 Gregor Mendel에 의해 밝혀진 법칙이다. 부모로부터 자손에게 전해지는 유전적 형질의 전달과 연관이 있으며 유전되는 많은 경우들이 이 법칙을 따른다.

***근이영양증 (muscular dystrophy) :*** 진행성 근육 소실을 특징으로 하는 일군의 유전질환들을 지칭.

***낭포성섬유증(cystic fibrosis) :*** 백인들에서 초기 아동기부터 나타나기 시작하는 유전 질환.
***페닐케톤뇨증 (Phenylketonuria) :*** 대사성 유전 질환으로써 페닐아민의 대사물을 산화시키는 능력이 없음으로 인해 정신지체를 유발하게 되는 유전성 대사질환.

**양증**(muscular dystrophy), **낭포성섬유증**(cystic fibrosis), **페닐케톤뇨증**(Phenylketonuria) 등이 있다. 또한 그 자체로 유전되는 것은 아니지만 유전자에 대한 직접적인 손상으로 인해 발생하는 유전자 질환도 있다. 다운 증후군(Down's syndrome)이 가장 대표적인 예라 할 수 있다. 마지막으로는 여러 가지 유전자들이 특정 질환의 발생에 영향을 끼치는 다유전자성 질환(polygenic disease)이 있다. 여기에는 암, 심장질환, 당뇨병 및 대부분의 정신과 질환들이 포함된다.

## 유전성(Inheritance)

어떤 것이 유전하는가에 대한 질문은 흔히 유전학적 대물림을 의미하는 것이며 여기에는 숙명이나 기정사실로 받아들여지는 느낌을 담고 있다. 유전성에 대한 개념의 이면에는 개인의 통제를 벗어난, 그렇기에 자신의 행동에 대해 책임이 없다는 식의 생각이 깔려 있다. 이 개념은 많은 윤리적이고도 정치적인 함의들을 지니고 있으며 이에 대해서는 이전에 이미 어느 정도 논의한 바 있다. 유전자들이 특정 결과를 결정짓는다는 식의 단정은 오해를 불러 일으킬 수 있다. 유전자들은 아직 당장 결정되지도 않은 특정 단백질로 유전 암호화되어 들어가기 전과 유전 암호화된 직후에도 주변으로부터 엄청나게 다양한 영향들을 받게 된다. 반대로 이러한 환경적 요인들이 유전적 결정론과 무관하다고 보는 것도 말이 안 된다. 사람들은 부모로부터 유전자만 물려받는 것이 아니라 부모의 가정과 문화 또한 물려받게 되는 것이다. 사람들은 부모로부터 유전자를 물려받는 것에 대한 선택의 여지가 없듯이 자신이 태어날 환경에 대한 선택권 또한 가지고 있지 않은 것이다.

## 타고난 것과 길러지는 것

만약에 어떤 일련의 행동들이 개인의 유전자에 의한 것이라 한다면 의학적 치료를 반드시 필요로 하는 질환으로 여기고, 반대로 그런 행동들이 나쁜 환경에 기인한 것이라면 이러한 문제는 사회적, 정치적 혹은 도덕적 문제에 기인한 것이라 여기는 것은 잘못된 개념이라 할 수 있다(질문 10에서 설명한 의도적 행동을 둘러싼 여러 이슈들을 다시 읽어보기 바란다). 실제적인 질문들은 다음과 같다. 다양한 유전적 환경적 영향들에는 어떤 것들이 있는가? 이러한 것들이 각각 인간의 신체 및 인지 발달과 행동 형성에 얼마나 기여하며 질환형성에 어떻게 영향을 끼치게 되는가? 실제로 할 수 있는 것은 특정 행동과 일련의 증상들을 지닌 집단 및 이들과 유전적으로 연관 있는 친인척들을 조사하는 방법 밖에 없다. 예를 들면 알코올 중독자의 자녀들에 대한 연구를 통해 알 수 있듯이, 알코올 중독자 100명 당 18명의 자녀들이 나중에 커서 똑같은 알코올 중독자가 될 수 있는 데 반해 정상인의 경우 100명 당 그들의 자녀가 후에 알코올중독자가 되는 경우는 5명에 불과하다. 이러한 통계들이 반드시 18명은 알코올 의존증으로 이행하고 나머지 82명은 그렇지 않을 거라는 예측을 의미하는 것은 아니다. 알코올 및 유전자에 관한 가장 큰 두 가지 연구는 쌍둥이 연구와 입양아들에 대한 연구이다.

## 쌍둥이 및 입양아 연구들

쌍둥이 연구는 일란성 쌍둥이와 이란성 쌍둥이간의 연관성과 이들의 다양한 알코올리즘 발병율에 초점이 맞춰져 있다. 만약 알코올 중독이 유전되는 것이라면 유전자를 100% 공유하는 일란성 쌍둥이의 발병율이 50%만을 공유하는 이란성 쌍둥이들보다 훨씬 높은 발병률을 보여줘야만 할 것이다. 여러 연구들을 통해서 일관되게 증명되어 온 것은 음주 습관이나 알코올 중

*일치율(concordance rates) :* 유전적으로 연관된 개인들 간에 서로 특별한 특성을 공유하는 비율.

독의 발병도 일란성 쌍둥이들이 이란성 쌍둥이들보다 훨씬 더 높은 **일치율**(concordance rates)을 보여 왔다는 점이다. 남성에서 알코올리즘이 될 위험성의 50~60%는 유전적 영향에 의한 것으로 추정하고 있다. 여자 쌍둥이에 관한 연구들에서는 남자에서와는 달리 보다 낮은 일치율을 보여 주었지만 지역사회에 등록된 쌍둥이 명부를 통한 연구에서는 남성과 여성 모두 알코올 중독에 있어서 비슷한 정도로 유전적인 영향을 받는 것으로 나타났다.

입양아 연구를 통해서는 어떤 증거들이 발견되었을까? 입양아 연구는 정상인 양부모 밑에서 자라는 친부모가 알코올중독자였던 아이들과, 반대로 친부모는 정상이었는데 알코올중독자인 양부모 밑에서 자라는 아이들에 관한 연구이다. 만약에 환경이 보다 큰 역할을 한다면 어떤 가정에서 자라났느냐가 친부모가 어떤 사람이었느냐 보다 알코올 중독의 발병에 보다 큰 영향을 끼칠 것이다. 만약 반대로 유전자가 보다 큰 역할을 한다면 아이의 친부모가 어떤 사람인가가 알코올 중독 발병에 영향을 끼치게 되는 것이다. 남자 입양아에 관한 연구에서는 생물학적 친부모가 알코올중독자였던 경우 친부모가 정상인이었던 경우보다도 나중에 커서 알코올 중독이 될 가능성이 현격하게 높았다(1.6~3.6배 높았음). 이러한 결과는 유전적 성향이 알코올 중독 발생의 위험 인자임을 의미한다. 여자 입양아에 대한 연구에서는 일관성 없는 결과들을 보여주었는데 아마도 유전성에 있어서 성별의 차이가 존재할 것으로 추정되지만 이들 연구들에 포함되었던 여자 알코올중독자들의 수가 확정적 결론을 내리기에는 너무 적었던 것으로 보인다.

실험실 연구를 통해서 알코올중독자의 아들과 정상인의 아들 사이의 음주 시 나타나는 객관적, 주관적 반응들을 비교 측정해 볼 수 있다. 알코올중독자의 아들들은 취한다는 주관적인 느낌을 보다 적게 느끼는 것으로 보고하였으며, 겉으로 드러난 취했다는 증거들에 있어서도 정상인의 아들들에서와 동일한 음주량을 섭취했음에도 보다 덜 취한 모습을 보였다. 연구집단은 평소 술을 마시지만 알코올 의존증으로 진행한 것은 아닌 백인 남자 대학생들로 구성되었는데 최근에 이들 젊은이들에 대한 10년간의 추적 관찰한 결과가 출판되었다. 알코올 중독자인 아버지를 둔 사람들은 나이 30세에 26%가 알코올 의존증이 되었던 반면 정상인 아버지를 둔 아들들은 단 9%만이 알코올 의존증으로 진행하였다. 게다가 술에 대해 보다 적은 객관적 주관적 반응을 보였던 알코올중독자의 아들들의 56%에서 향후 알코올의존증이 발생했음에 반해 알코올중독자의 아들임에도 불구하고 이러한 알코올에 대한 저하된 반응을 보이지 않았던 경우에는 14%만이 알코올 의존증으로 진행하였다. 정상인 아버지를 둔 아들들에서 향후 알코올중독자가 되는 경우는 드물었다. 마지막으로 알코올중독자의 뇌와 정상인의 뇌를 비교한 연구에서 알코올 중독의 가족력이 있는 사람들 뇌의 **편도체(amygdala)**가 더 작아져 있는 소견을 보여서 뇌 구조에서의 유전적 차이들이 알코올중독 발생에 영향을 끼치는 것으로 추정하고 있다. 편도체는 중독으로 이끄는 음주 갈망의 정서적 측면과 연관이 있는 뇌 내의 구조물이다.

> ***편도체(Amygdala)*** **:**
> 뇌 내 변연계(limbic system)의 일부인 미상핵 구조물의 꼬리 부분에 붙어 있다.

## 22 알코올 중독과 연관 있는 다른 위험 인자들은 어떤 것들이 있나요?

위험성(risk)에 대한 개념은 현대적인 것이다. 이 단어는 이탈리아어인 riscare에서 기원한 말인데 그 의미는 "위험을 무릅쓰다"라는 뜻이다. 이러한 개념이 있기 전에 미래라는 것은 오직 신, 예언자들, 점성가들만이 예측

할 수 있는 것이었으며 나쁜 일들이 발생했을 때는 운명의 탓으로 돌려졌다. 위험성의 개념은 돈이 걸린 게임에서 이기게 될 확률에 대한 단순하지만 실질적인 질문에서 출발한 개념이다. 게임에서 발생하게 될 이미 알려진 주어진 결과(이기거나 지거나)에 대하여 게임을 승리로 이끌기 위한 유리한 조건들은 무엇일까? 향후 발생할 일들과 연관된 모든 것들로부터 미래에 일어날 수 있는 모든 종류의 사건들에 대한 확실성의 정도를 예측하는 것이다. 그러나 인간이라는 존재는 위험성을 평가하는데 서툴기 때문에 미래를 예측하는 데 있어서는 형편없는 존재이다. 그동안의 여러 연구들을 통해서 인간은 보다 예측 가능하고 보다 큰 위험성을 지닌 현실적인 사건들을 배제한 체 극히 예측하기 힘든 말초적인 사건들에 대해 과도하게 관심을 갖고 집중하게 된다는 사실이 입증되어 왔다.

가장 흔한 예로는 비행 공포증을 들 수 있다. 비행기 추락 사고들이나 최근의 테러 등으로 인해서 비행기 타는 것에 대해 공포를 느끼지만 정작 사람들은 매일 운전하는 것이 훨씬 더 큰 위험성을 가진 일인데도 불구하고 운전의 위험성에 대해서는 별 신경을 쓰지 않는다. 운전에 대해서 보다 덜한 공포를 느끼는 것은 자신이 차를 통제할 수 있다는 착각과 운전이 매일 반복되는 익숙한 일이라는 것과 연관이 있다. 보편적이지는 않지만 최근에 발표된 재미있는 사례는 수영장과 권총의 위험성에 대한 비교이다. 수영장과 권총 중에 어떤 것이 더 위험할까? 단순한 통계에 기초한 대답은 수영장이다. 1997년에만 10세 미만의 아동 550명이 수영장에서 익사하였다. 미국에는 600만개의 수영장이 있는데 통계적으로는 11,000개의 수영장마다 한명씩 수영 중 사망을 하는 셈이다. 1998년에 총기 사고로 죽은 10세 미만 아동의 수는 175명이었다. 대략 미국 내에 200만개의 총기가 있는데 그렇다면 100만개의 총기마다 1명씩 총기 사고로 사망하게 되는 것이다. 따라서 당신이 만약에 총과 수영장을 함께 가지고 있다면 당신의 아이가 수영장에서 사망할 확률은 총에 의해 사망할 확률보다 100배가 높은 셈이 된다. 위험성에 대한 지식은 미래의 사건을 예측하게 해줄 뿐만 아니라 어떤 목표를 달성하기 위한 보다 유리한 조건을 만들도록 해준다. 예를 들어 안전벨트를 착용하는 것이 교통사고 자체가 일어날 위험성을 줄여주는 것은 아니지만 운전자가 생존할 가능성을 높여주는 것과 마찬가지이다. 의학에 있어서는 위험성에 대한 지식은 의사로 하여금 특정 질환들이 발생할 가능성들에 대해 이해할 수 있도록 도와준다. 그러나 한 가지 기억해야 할 것은 가능성이란 그것이 긍정적이든 부정적이든 간에 단순히 가능성일 뿐이며 특정한 사건이 실제로 발생할지 여부는 여전히 알 수 없다는 점이다. 하루에 한 갑씩 담배를 피우는 사람이 그렇지 않은 사람보다 폐암이 발생할 가능성이 더 높다는 뜻이지 반드시 폐암이 발생한다는 것을 의미하는 것은 아니다.

어떤 위험 요인들은 우리가 바꿀 수 있지만 우리가 바꿀 수 없는 것들도 있다. 한 개인이 부모로부터 물려받게 될 유전자를 바꿀 수는 없지만 그러한 질환의 가족력이 있다는 사실을 인지함으로써 그 특정 질환이 발생하지 않도록 그 질환이 발생하는 데 기여하는 다른 위험인자를 줄이기 위한 노력을 할 수 있다. 수정 가능한 위험인자들은 금연, 식습관의 변화, 운동 처방 혹은 단주와 같은 변화시킬 수 있는 요인들을 의미한다. 질환이 발생할 가능성을 줄일 수 있는 또 다른 기회들은 유방암, 대장암 및 심장 질환과 같이 어떤 특정 질환의 가족력을 지닌 경우 의학적 권고에 따라 이를 조기에 진단하기 위한 다양한 진단적 검사들을 시행하는 것이다. 이제까지는 "위험성"의 개념에 대해 설명했으며 이제는 알코올 중독과 연관된 몇 가지 위험요인들에 대해 설명할 차례이다.

경제적 빈곤과 무지는 알코올 중독의 위험성을 증가시킨다. 알코올 연구의 선구자인 George Valliant는 빈민가의 대학을 나오지 못한 남성의 경우 대학 교육을 받은 남성에 비해 10년 정도 이른 나이에 음주가 시작된다고 보고하였다. 이들 중 음주를 하는 사람은 적은 편이지만 일단 음주를 하는 사람의 경우에는 훨씬 더 많은 사람이 음주로 인해 사망하였다. 이러한 사실은 음주의 빈도보다는 음주 양상이 더 위험함을 보여준다. 그러나 이 두 집단 모두에서의 사망률은 흡연과 보다 밀접한 관계를 보였다.

미국 흑인에 비해서 백인 혹은 히스패닉계일 경우 알코올 중독에 대한 위험성이 증가한다. 또한 미국 원주민들에서 알코올 중독의 비율이 가장 높은 반면 아시아계 미국인들은 가장 낮았다. 이러한 사실은 부분적으로는 알코올을 대사시키는 효소인 알코올 탈수소효소(alcohol dehydrogenase)의 인종에 따른 유전적 차이에 기인하는 것으로 여겨진다(표 6).

**표 6. 알코올 대사 효소들의 유전적 변이**

*알코올 탈수소효소(Alcohol Dehydrogenase)
ADH2와 ADH3 유전자에서 동질이상(polymorphism)이 발생한다.

| | ADH2*1 | ADH2*2 | ADH2*3 | ADH3*1 | ADH3*2 |
|---|---|---|---|---|---|
| 미국 백인 | 95% | < 5% | < 5% | 50% | 50% |
| 미국 흑인 | 85% | < 5% | 15% | 85% | 15% |
| 아시아인 | 15% | 85% | < 5% | 95% | 5% |

15%의 미국 흑인들은 알코올의 대사 속도를 증가시키고 아세트 알데하이드의 제거를 증가시키는 ADH2*3 allele을 지니고 있다.
* 알데하이드 탈수소효소(Aldehyde Dehydrogenase)
85%의 아시아인들은 아세트알데하이드 및 알코올의 제거를 저하시키고 안면 홍조 반응을 일으키는 ADH2*2 allele을 지니고 있다.

남성은 여성에 비해 알코올 중독이 발생할 높은 위험성을 지니고 있다. 평생 유병률에 있어서도 여성은 단지 10%에 지나지 않는데 비해 남성은 20%에 달한다. 지난 한 해 동안 조사된 비율에 있어서도 남성이 10%, 여성이 4%였다. 이러한 결과는 여성의 경우 알코올을 남성만큼 효과적으로 분해시키지 못하며 그로 인해 음주로 인한 즉각적인 부작용들을 보다 많이 경험한다는 사실이 어느 정도 기여하는 것으로 보인다. 여성의 경우 술로 인한 문제가 생기게 된다면 보다 늦은 나이에 발생하게 되며, 술은 물론 약물 남용 문제를 함께 지니게 되는 경향이 있고 또한 자신이 치료를 받아야 할 정도의 술 문제를 가지고 있다는 인식도 부족한 경향을 보인다. 이는 여성들이 대부분 집에서만 머물게 됨으로 인해서 과음으로 인해 발생되는 경제적, 직업적, 법적 문제들에 보다 덜 노출되기 때문인 것으로 여겨진다.

마지막으로 나이가 들어감에 따라서 알코올 중독의 유병률은 감소한다. 65세 이상 노년층의 알코올 중독 유병률은 약 3% 정도이지만 이러한 수치들은 신뢰하기 힘들며 노인들은 술 문제가 있다 해도 잘 드러나지 않는다. 또한 노년층에서는 보다 적은 음주로도 심각한 문제들을 초래할 수 있다.

## Q23 특정 종교를 가진 경우 알코올 중독에 대한 위험성이 증가하는 걸까요?

종교와 문화적 차이 또한 알코올 중독의 발생 위험성에 영향을 끼친다. 유대교 및 이슬람교를 믿는 집단에서는 가장 낮은 위험성을 보여 왔지만 여기에는 서로 상이한 이유가 있는 것으로 보인다. 유대교의 경우 아주 어린 나이부터 와인이 종교 의식에 기본적으로 사용되어져 왔음으로 인해 어릴 적부터 건강한 음주 습관이 형성되고 이후 자신의 종교적 삶을 통해서 유지

된다. 유대교는 음주에 대해 실질적으로 그 어떤 도덕적 견해도 갖고 있지는 않지만 관습적으로 균형 잡힌 적절한 음주를 강조한다. 우발적인 만취는 용서될 수 있어도 반복되는 경우에는 지역사회로부터 소외될 수 있다. 이슬람 문화권에서는 반대로 음주를 철저히 금지한다. 재밌는 사실은 코란에서 성경 보다 더 와인에 대해 반대를 하지도 않았고 모하메드 자신도 포도주를 행복, 부유함 및 풍성함의 통합체로 보았으며 적당히 마실 것을 권유했다는 사실이다. 이슬람의 초기 역사에서는 정기적으로 음주를 해왔던 많은 예들을 찾아볼 수 있지만 최근 몇 세기동안 이슬람 세계에 보수주의가 팽배해지면서 음주를 엄격하게 금하게 된 것이다. 음주를 금한다는 것은 어느 정도는 다른 종교들에 대한 이슬람교의 차별성을 외부에 드러내기 위한 시도에 기인한 것이기도 하다.

성경은 만취하는 것에 대해서는 명백히 비난했지만 포도주의 적절한 사용에 대해서는 별다른 비난 없이 기술하고 있다. 반면에 가톨릭과 개신교에서는 술을 잠재적인 악으로 보았고 알코올 중독을 죄악으로 보았다. 또한 여러 종교 서적들, 교리서, 설교들은 만취하는 일이 없도록 하기 위해 자위, 혼전 성교, 불륜, 낙태, 인공 수정과 같은 성적인 주제들과 술을 연관시켰다. 이러한 태도는 다른 탐닉들에 대해 적대시했던 것처럼 모든 쾌락적 행위들이 죄악임을 강조함으로써 술 문제에 있어서 아무런 언급을 하지 못하도록 했고 이로 인해 술에 대해 체계화되고 신뢰할 만한 반응들을 형성하고 적절하게 사용할 수 있는 모델을 만들 기회조차도 박탈하는 결과를 초래하여 결과적으로는 교인들로 하여금 단주와 탐닉 사이에서 동요하게 만들었다.

## Q24 미국 흑인들, 히스패닉, 미국 원주민들 및 미국 내 아시아계의 알코올 중독 발병의 위험성을 비교해 보면 어떤가요?

### 미국 내 흑인들

연구에 따르면 젊은 미국 흑인 남성은 백인 젊은 남성들과 비슷하거나 보다 적은 음주 양상을 보이는 것으로 나타났다. 또한 폭음의 빈도도 흑인 대학생이 백인 대학생보다 확실히 적다. 흑인 여성의 경우에는 백인 여성 보다 술을 덜 마시지만 흑인들의 경우 간경화, 알코올 금단 섬망, 식도암 등과 같은 알코올 중독과 관련된 신체적 문제들을 보다 많이 경험한다. 대부분의 법적 문제들은 마약 사용에 기인한다. 교도소 재소자들 중에는 알코올중독자들 보다 코카인 중독자들이 더 많다.

### 히스패닉 계

히스패닉 계는 미국 내에서 두 번째로 많은 인종 집단이며 그들은 다양한 인종적 배경과 다른 인종과의 결혼에 대한 개방적 태도로 인해 극히 다양한 집단을 형성하고 있다. 이러한 점은 연구 결과들을 검토하는 데 있어서 반드시 유념해야만 한다. 히스패닉 계에서 가장 큰 집단은 멕시코 계 미국인이며 그 뒤를 푸에리토리코와 쿠바계 미국인들이 차지하고 있다. 이들 세 집단들은 서로 상이한 문화적 유산을 지니고 있으며 경제력과 지리적 분포에 있어서도 다른 특성을 지니고 있다. 알코올 중독의 비율은 멕시코 계 미국인들이 다른 히스패닉 계 집단들에 비해 높게 나타난다. 이에 반해 푸에리토리코 출신들은 코카인 의존증이 가장 높은 집단이며, 사우스 플로리다에 거주하는 쿠바인들에서 흡입제 사용이 가장 흔하다. 멕시코 계 미국인들이 미국 문화에 동화되게 되면 그들의 알코올 사용은 더 늘어나게 된다.

## 미국 원주민들

미국 내에는 서로 상이한 문화와 제례의식, 가치관 및 믿음이 다른 400여 부족이 존재한다. 이러한 차이는 문화적 다양성뿐만 아니라 유전적 다양성 또한 반영하는 것이지만 대륙의 아래쪽에 살았던 부족들과는 달리 현대사에서 별다른 영향을 받지 않았던 알라스카 원주민들을 포함한 모든 부족들에게도 알코올에 대한 유전적 취약성은 존재하는 것으로 보인다. 이러한 경향은 아직까지 완전히 규명되지 않았으며 아마도 이 집단이 진화해 오는 과정에서 뒤늦게 알코올에 노출되었기 때문일 것으로 추정된다. 이주, 경제적 기회의 결핍 및 그로 인한 빈곤과 같은 다른 요인들의 역할도 간과되어서는 안 된다. 많은 수의 미국 원주민들이 기숙학교에 보내졌지만 알코올 의존증 및 다른 약물 중독의 위험성만 높아진 채로 다시 가정으로 돌아왔다. 미국 원주민에게 술을 파는 것은 그들이 완전한 시민권을 획득한 1953년 전까지는 불법이었다. 현재 미국 원주민의 알코올 중독 발생률은 전국 평균의 두 배이다. 부족들 간의 청소년 자살, 교통사고, 아동학대 및 배우자 학대의 비율은 서로 다르지만 알코올 중독의 비율과 직접적인 연관이 있는 것으로 보인다.

## 아시아계 미국인들

아시아계 미국인들은 미국 내에서 가장 급격히 성장하고 있는 소수인종이다. 이들 또한 극히 다양한 그룹으로써 아시아 자체가 세계에서 가장 큰 대륙일 뿐만 아니라 터키와 아랍처럼 유럽인에 보다 가까운 지역부터 아시아 대륙으로부터 떨어져 있는 사모아와 같은 태평양 극동 지역까지 포함되기 때문이다. 가장 큰 그룹은 중국계이며 그 뒤를 필리핀, 인도, 베트남계가 차지하고 있다. 대부분이 시카고와 뉴욕시에 거주하고 있지만 남동부 주들에서도 점차 비율이 증가하고 있다. 이처럼 크고 다양한 인구에 대한 전국적인 조사가 현실적으로 어려우며 그렇기에 일반화된 결론을 이끌어내기는 불가능하다. 아시아계 미국인들은 모든 미국 시민들 중에 가장 적은 알코올 중독 비율을 보이고 있다. 아시아인들은 다른 마약 보다는 알코올을 훨씬 더 많이 섭취하는 경향이 있다. 미국 문화에 동화되어 가면서 청소년들의 음주가 증가하고 있는 것으로 보인다. 여전히 아시아인 집단 간의 차이가 존재하지만 아시아계 미국인들 중에서도 특히 한국계가 중국계나 베트남계 청소년들보다도 높은 마약 및 알코올 남용 비율을 보이고 있다. 유전적 차이들이 아시아계 미국인들 내 알코올 중독의 비율에 중요한 역할을 하는 것으로 여겨지는데 질문 22에 기술된 바 있다(표 6).

## Q25 알코올 중독과 연관된 이환율과 사망률은 얼마나 될까?

지난 50~70년간 보건 의료에 있어서 흥미로운 사실은 싹을 틔우기 시작한 대단한 기술적 발전에 대한 것이 아니라 한때 아이들과 노인들에게 끔찍한 피해를 끼쳤던 많은 감염성 질환에 대한 대대적인 근절이라 할 수 있다. 그럼에도 불구하고 인간 역사에서 질병 이환율과 사망률에 있어 가장 두드러진 발전을 이루게 한 데는 진일보한 위생 시설(음용수, 다양한 무균 음식, 예방접종 프로그램, 적절한 쓰레기 처리)의 공이 크며 지난 반세기 동안 가장 위험한 질환이 존재하는 장소들에 많은 예산을 들여서 이러한 기반 시설들을 향상시켜왔다.

사망의 가장 많은 원인인 심혈관계 질환은 장시간 앉아 있고 과소비를 하게 된 우리 생활 습관의 변화와 밀접한 관계를 지니고 있다. 사망의 두 번째 원인인 암의 경우 또한 생활 습관의 문제들과 연관이 있으며 여기에는 흡연뿐만 아니라 식사 습관 및 환경 속의 발암 물질에 노출되는 것 또한 포함된다. 알코올과 연관된 질병 이환율 및 사망률에 있어서 매년 85,000명이 과음으로 인해 사망하고 있는데, 그들 중 적어도 반 이상은 술과 직접적으로 연관된 사고로 사망하게 되며, 나머지 반도 술로 인한 질환들로 인해 사망하게 된다. 이러한 숫자는 상당히 커보이지만 심혈관계 질환이나 암으로 인한 사망자에 비하면 적은 숫자이다. 심혈관 질환들이나 암 또한 생활 습관의 문제와 연관된 병임에도 불구하고 유독 알코올 중독에 대해서만 편견 어린 시각으로 바라보는 것도 의아한 일이다.

북아메리카 지역에서 만성 음주와 연관된 질환의 총 부담금은 전체 질환의 7%에 해당한다. 전 세계적으로 술로 인한 피해들은 다음에 나열된 문제들에 있어서 상당부분 기여하고 있다.

- 간경화: 32%
- 자동차 사고: 20%
- 술을 마셔왔던 사람 외상성 뇌손상 환자: 50% 이상
- 외상성 뇌손상 환자들이 계속 술을 마시게 될 경우 두 번째 뇌손상을 받게 될 확률이 3배 높아지며, 두 번째 뇌손상이 있은 후에는 세 번째 뇌손상을 받을 확률이 8배로 높아진다.
- 구강 및 인후두 암: 19%
- 식도암: 29%
- 간암: 25%
- 유방암: 7%
- 살인: 24%
- 자살: 11%
- 출혈성 뇌경색: 10%
- 44세 미만에서 가장 흔한 사망 원인

**표준 음주**는 12 온스의 맥주, 5 온스의 와인 한잔 혹은 80proof(40도)의 독주 1.5 온스를 혼합한 한 잔으로 정의할 수 있다. 매일 4 표준 음주 이상의 섭취로 인해 발생되는 질환의 상대적 위험도는 다음과 같다.

***표준 음주(Standard Drink:SD) :*** 각종 주류에서 14g의 순수 알코올을 포함한 상태를 나타낸 기준으로써 1 표준 음주는 맥주(340cc) 1캔, 포도주(142cc) 1잔, 양주(43cc) 1잔 정도에 해당한다. (역주)

- 간경화 : 남성 7.5배, 여성 4.8배
- 상해 : 남성 1.3배
- 귀, 코, 인후두의 암, 식도암, 간암: 남성 2.8배, 여성 3배

매일 1 표준 음주 이상을 섭취하게 되면 여성에서 유방암의 위험성을 증가시킬 수 있다. 최근의 연구 결과에 따르면 젊은 성인에서 적당량의 음주라 할지라도 심장 관상동맥의 석회화를 증가시킬 수 있다. 폭음은 이러한 증상을 악화시킨다. 폭음은 여성의 경우 한번에 4 표준 음주 이상, 남성의 경우 5 표준 음주 이상으로 연달아 마시는 것으로 정의된다. 18세에서 25세 사이의 남성의 경우 약 60%에서 폭음을 하는 것으로 알려져 있다. 이런 식의 과음은 상해, 성병 감염, 폭행, 원하지 않는 임신, 태아에 대한 손상 등의 위험성을 크게 증가시킨다(질문 75 및 76 참조). 모든 폭력 범죄의 반은 술 혹은 마약과 연관되어 있으며 가정 폭력의 60~70%는 술과 연관이 있다. 흡연과 음주 또한 밀접한 연관이 있는데 어린 나이에 흡연을 시작한 사람일수록 술과 관련된 문제들이 발생할 가능성이 더 높으며 이런 사람일수록 담배를 끊기 더 어렵다.

## Q26 알코올 중독과 폭력은 어떤 연관성이 있나요?

음주와 범죄와의 연관성은 18세기 런던의 "독주 발광(gin craze)"으로 알려진 시기를 통해(이 시기에 싸구려 독주보다는 인구 밀집현상과 실업이 보다 커다란 영향을 끼쳤겠지만) 알려졌다. 그것이 음주로 인한 것이든 빈곤 혹은 인구 밀집으로 인한 것이든 간에 이 시기는 알코올 중독이 빈곤의 원인이며 사람을 폭력적으로 만든다는 개념을 형성케 하였다. 지난 한 세기 동안 연구들을 통해서 알코올 중독과 폭력과의 연관성이 꾸준히 제기되어 왔다. 이러한 결과는 역학적 연구들 및 실험실 연구 모두를 통해 입증되어왔다. 예를 들면 음주량과 성폭행, 아동학대, 살인과 같은 다양한 폭력적 행위 사이에는 밀접한 연관성이 존재한다. 특히 사회병질자(sociopathy)로 더 잘 알려진 **반사회적 인격 장애(ASPD: antisocial personality disorder)**자의 경우에는 더욱 그러하다. 반사회적 인격 장애를 가진 사람들의 경우 일반인 집단 보다 알코올 의존증의 비율이 더 높으며 술과 관련한 문제들을 더 많이 일으킨다. 그러나 알코올 중독 자체가 반사회적 인격 장애가 있건 없건 간에 선천적으로 공격적인 사람을 보다 더 공격적으로 만드는 것은 사실이다. 교도소에 수감된 폭력 행위자들은 많은 경우에서 폭력 행위를 하기 전에 술을 마신 상태였다고 보고하고 있다. 성폭행 사건에서도 가해자나 피해자 혹은 둘 다 술을 마신 경우가 50%에 달한다. 또한 살인 60~70%, 자살 40%, 치명적인 교통사고의 38%는 술과 연관이 있다.

> ***반사회적 인격 장애 (ASPD: antisocial personality disorder) :***
> 청소년기 후반에 시작되며 타인의 권리를 경시하고 침해하는 양상을 특징으로 한다. 직업과 학업 수행 저하, 불법 행동, 무모하고 충동적인 행동을 보이게 되는 성격 특성을 지니고 있다.

실험적 연구에서도 반사회적 인격 장애를 지닌 사람은 술을 마셨을 경우 정상인들이 술을 마셨을 경우 보다 훨씬 더 공격적이 됨이 증명되었다. 반사회적 인격 장애와 알코올로 인한 공격성 간의 연관성은 생물학적 요인에 의한 것으로 여겨지는데 반사회적 인격 장애는 세로토닌과 같은 뇌 내의 화학물질의 장애나 고위 추론 기능의 결함 혹은 뇌 내에서 **실행기능**(executive function)을 담당하는 부위의 결함에 의한 것으로 추정되고 있다. 다른 한편으로 반사회적 인격 장애와 알코올로 인한 공격성간의 연관성은 일반적으로 공격성에 대한 위험 요인을 증가시키는 기타 다른 불명확한 요인들에서도 기인할 수 있다.

***실행기능(executive function) :*** 계획을 세우고 결정을 내리는 데 관여하는 뇌 기능.

술을 마셨다고 해서 모든 사람들이 다 공격성을 보이는 것은 아니다. 사람들이 술을 마셨을 때 반응하는 방식은 실로 다양하다. 몇몇 스칸디나비아 및 앵글로 아메리칸 사회들에서 술은 공격성과 반사회적 행동과 연관이 있지만 이에 반해 지중해 및 몇몇 아시아 사회에서의 음주 행동은 대부분 비폭력적이다. 이러한 다양성은 각 개인마다 다른 것처럼 음주가 행동에 어떠한 영향을 끼치는 지에 대한 문화적 기대치가 다르기 때문이기도 하다. 다르게 말하자면 술을 마시면 당연히 공격적이 되는 거라 생각하고 또 그런 행동을 사회적으로 용인하는 개인 혹은 사회 안에서는 음주가 그런 공격적 행동들을 증가시킨다는 것이다. 이러한 사실은 실제로 술을 마셨는지 여부와 상관없이 자신이 술을 마셨다고 믿고 있는 사람들은 보다 공격적인 행동을 보였다는 연구 결과를 통해서 밝혀졌다. 사회적으로 술은 남성들로 하여금 다른 남성이나 여성에 대한 공격성을 증가시키는 것으로 인식되고 있으며 또한 술 취한 여자는 성적으로 수용적인 상태가 된다는 인식 때문에 음주와 성폭행 사이에는 어떤 연관성이 있는 것으로 여겨지고 있다.

## Q 27 알코올 중독이 되게 만드는 통로약물(gateway drug)이 있습니까?

통로약물(gateway drug; 관문약물이라고도 함. 청소년기에 들어서면서 일생에서 처음으로 접하게 되는 물질들로써, 궁극적으로는 이후에 보다 중독성이 강한 불법적인 약물중독으로 향하는 문을 열어주는 역할을 하게되는 물질들을 일컬음(역자 주))에 대한 개념은 항상 논쟁거리였다. 오랜 세월 동안 대마초가 이러한 통로약물 역할을 하는 것으로 여겨져 왔다. 보다 큰 의미에서 보자면 아이들은 항상 모든 종류의 약물들을 끊임없이 시도해보려 해왔고, 가장 이용하기 쉽고 쉽게 얻을 수 있는 약물이 첫 번째 약물이 되는 것이다. 알코올 중독으로 발전할 위험성을 지닌 아이들에게 있어서 어떤 종류의 약물을 처음 시작했는가 보다는 그들이 어쨌건 약물을 사용한다는 사실 자체가 더 중요하다. 대마초를 피는 12세에서 17세 사이의 청소년들은 그렇지 않은 청소년에 비해서 코카인을 사용할 가능성이 85배에 달하며 음주를 하는 청소년의 경우에는 코카인을 사용할 가능성이 50배, 흡연을 하는 경우에는 다른 마약을 복용하게 될 확률이 19배로 높아진다. 게다가 이러한 숫자들은 보다 어린 시기에 약물을 하게 될수록 높아진다. 술은 가정에서 흔히 찾아낼 수 있는 것이기에 아이들이 첫 번째 약물로서 흔히 사용하게 된다. 이러한 쉬운 접근성으로 인해 알코올 남용은 여전히 아이들의 가장 큰 문제로 남아있다. 최근에는 아이들이 쾌감을 느끼기 위해 비교적 쉽게 얻을 수 있는 본드와 같은 흡입제나 처방전 없이도 쉽게 살 수 있는 약물들을 사용하고 있다. 마지막으로 흡연의 문제점을 절대로 간과해서는 안 된다. 담배야말로 다른 불법적인 약물들이나 음주로 이어지게 하는 초기 약물인 것이다. 흡연이 일반적으로 취하지 않고 행동상의 문제와 별 연관이 없다는 이유 하나만으로 종종 부모들이 흡연에 대해 용인하는 경우들이 있다. 담배가 초기 약물로 알려진 또 다른 이유는 담배가 다른 불법적 약물에 비해 보다 사회적으로 용인되는 측면을 가지고 있기에 아이들이 다른 약물을 하고 있음에도 불구하고 담배를 핀다는 쪽으로 돌려서 이야기하기 때문이기도 하다. 담배는 가장 중독성이 강한 물질로 알려져 있다. 담배는 용량에 따라 자극제 역할과 동시에 항불안제 역할을 하는 독특한 성상을 지니고 있다. 그렇기에 담배는 자극 및 억제 모두에 해당하는 약물일 수 있지만 담배의 신경화학적 효과는 뇌 내에서 도파민의 분비를 증가시키는 다른 마약들과 마찬가지로 뇌 내의 보상계를 자극한다.

## Q28 음주가 몸에 좋다고 어디선가 본적이 있는데 정말인가요?

아마도 그럴 것이다. 적당량의 음주가 정말 건강에 도움이 되는지는 최근에 들어서야 각종 주요 매체의 표지를 장식하고 있지만 전문가들은 이 문제에 대해 실로 오랜 세월 동안 토론을 해왔다. 이러한 문제들에 대해 지나치게 공개적으로 떠벌이게 될 경우 자칫 음주가 건강에 좋다는 식으로 잘못 해석될 것에 대한 염려들이 있어 왔다. 적당량의 음주가 유익하다는 생각은 철저한 단주를 강조해 온 사람들에게 정면으로 대항하는 것이다. 그럼 대체 음주가 뭐에 좋다는 건가? 통계적 분석은 적당량의 음주가 총 사망률을 감소시키는 것을 보여주고 있지만 과음을 한 경우는 아니다. 이러한 사망률의 감소는 적당한 음주가 당뇨병과 심혈관계 질환의 위험성을 줄여주기 때문인 것으로 여겨진다. 사망률을 낮춰주는 음주량은 남자의 경우 하루 2 표준 음주, 여자의 경우 하루 1 표준 음주 이하인 것으로 추정하고 있다(국내 기준으로 치자면 남자의 경우 소주 2잔, 여자의 경우 소주 1잔 이하에 해당한다:역주). 음주가 도움이 된다는 사실을 부정하는 최근의 연구들은 기존의 연구들에 오류가 있으며 적당량의 음주라 할지라도 건강에 전혀 도움을 주지 않거나 주더라도 아주 적은 도움을 줄 뿐이며 과음은 너무도 명백히 다양한 질환들의 위험성을 증가시킬 뿐이라고 주장하고 있다. 건강에 도움이 되는 음주와 건강을 앗아가는 음주 사이의 차이는 너무도 좁고 그 경계도 불명확하다.

## Q29 어디까지가 안전한 수준의 음주일까?

만약에 이미 알코올 의존증에 걸린 사람이라면 그들에게 있어서 안전한 수준의 음주란 것은 아예 존재하지 않는다. 하지만 자신이 문제 음주자가 아닐까 걱정하는 사람이라면 표 7에 나와 있는 내용들에 대해 이해하는 것이 중요하다. 평생 단 한 번도 표에 기재된 음주 한계 이상으로 마셔본 적이 없는 사람일지라도 향후 알코올 남용이나 알코올 의존증에 걸리지 않으리라는 보장은 전혀 없다. 만약에 어떤 사람이 정규적으로 매일 혹은 일주일의 음주 한계를 초과하여 음주하고 있다면 그들 5명 중의 1명은 향후 알코올 남용으로, 4명 중에 한 명은 알코올 의존증으로 발전할 수 있다. 비록 이러한 수치들이 상당히 높지만 어떤 사람이 단순히 술을 많이 마신다는 사실이 그가 반드시 이 질환에 걸린다는 것을 의미하는 것은 아니다. 질문 16번에서 이야기 되었듯이 음주량의 증가는 알코올 의존증에 걸릴 위험성을 증가시킬 수 있지만 이 질환이 있고 없고가 음주량이나 음주 빈도 자체에 좌우되는 것이 아니라 그보다는 음주로 인해 유발된 여러 문제들이 존재하느냐가 중요하기 때문이다. 이러한 사실들은 알코올 중독을 하나의 질환으로 보는 개념에 대한 강력한 증거가 될 수 있는데 마치 폐암이나 폐기종이 만성적인 흡연의 명백한 결과물이기는 하지만 흡연을 하면 반드시 이러한 질환에 걸린다고 할 수 없는 것처럼, 알코올 또한 음주와 알코올 중독 사이의 명백한 연관성에도 불구하고 음주를 한다고 해서 반드시 이 병에 걸리는 것은 아닌 것과 같은 이치이다. 하지만 표 7번에 나타나있는 것처럼 일일 음주 한계량을 넘게 마시는 경우에는 알코올 중독에 걸릴 위험성이 급격히 상승하게 된다.

**표 7. 음주량과 알코올 중독 발생 위험성**

| 음주 양상<br>남성 : 하루 4SD** 이하<br>일주일 14SD 이하<br>여성 : 하루 3SD 이하<br>일주일 7SD 이하 | 미국<br>18세 이상<br>남성의<br>유병율(%) | 남용 | 의존상태 |
|---|---|---|---|
| 위의 기준을 한 번도 초과한 적이 없음 | 71 | 1% 미만 | 1% 미만 |
| 일주일 기준만을 초과했을 때 | 1 | 17명 중 1명<br>(6%) | 100명 중 1명<br>(1%) |
| 일주일에 한번 하루 기준을 초과했을 때 | 16 | 8명 중 1명<br>(12%) | 20명 중 1명<br>(5%) |
| 일주일에 이틀 이상 하루 기준을 초과했을 때 | 3 | 5명 중 1명<br>(19%) | 8명 중 1명<br>(12%) |
| 일주일 및 하루 기준을 모두 초과했을 때 | 9 | 5명 중 1명<br>(19%) | 4명 중 1명 이상<br>(28% 이상) |

* SD (Standard Drink : 표준 음주)

** 4SD : 국내의 경우 소주로 따지면 도수에 따라 차이가 날 수 있지만 소주 1병이 채 안 되는 양에 해당한다(역주).

## Q30 마른 주정이란 무엇인가?

마른 주정에 대한 개념은 논쟁의 여지가 많다. 이러한 개념의 타당성에 대한 어떤 체계적인 성격 연구도 있어온 적이 없지만 이 개념은 여전히 재활의 현장에서 적용되고 있다. 마른 주정에 대한 개념은 일반적으로 익명의 알코올 중독자들(AA: Alcoholics Anonymous)에서 이야기하는 것들과 연관이 있으며 비록 현재 술을 마시고 있지는 않지만, 여전히 술을 마시고 있는 알코올중독자와 같은 패턴의 사고와 행동을 보이고 있는 사람을 일컬을 때 사용되는 개념이다. 이 개념은 두 가지 출처로부터 기원한 것이다. 첫 번째는 AA 초기의 창시자들로부터이고, 두 번째 출처는 고통과 상실의 단계를 설명해낸 첫 번째 의사인 엘리자베스 퀴블러-로스(Dr. Elizabeth Kübler-Ross) 박사의 작업에서 기인한 것이다. 마른 주정은 특이한 성격의 특성을 보이게 되며 이러한 단계의 사람들은 아직 진정한 회복을 이루진 못한, 단주를 향해 나아가는 첫 발자국 만을 뗀 첫 단계의 사람으로 여겨진다. AA는 온전한 정신과 완전한 회복에 도달하기 위해 반드시 완수해야만 하는 12단계를 개발하였다. 마른 주정 혹은 12단계 중 첫 단계에 머물러 있는 초심자의 특성은 다음과 같다.

- 과대한, 과장된 행동
- 완고하고도 비판적인 사고방식
- 참을성이 부족함
- 유치한 행동
- 무책임한 행동
- 왜곡된 합리화
- 투사
- 지나친 반응
- 과장된 자기 중요성과 거만함

마른 주정의 현상을 이해하는 데 이용될 수 있는 또 다른 자료는 고통과 상실의 단계에 대해 언급한 엘리자베스 퀴블러-로스의 연구이다. 퀴블러

로스 박사는 한 개인의 삶에 충격을 주는 모든 상실들은 부정, 분노, 타협, 우울 그리고 최종적으로는 받아들임으로 이어지는 슬픔의 단계를 겪는다고 이야기하였다. 알코올 중독자에 있어서 단주는 커다란 상실이라 할 수 있다. 불행하게도 이 이론에 따르자면 마른 주정을 보이는 알코올중독자는 아직 분노의 단계에 머물러 있는 것이다. 그렇기에 그들은 항상 화를 잘 내고 대인관계에 어려움을 겪게 된다. 비록 마른 주정이란 개념은 그 타당성에 있어서는 아직 모호하지만 어떤 직관적 느낌을 형성한다. 알코올을 비롯한 모든 중독자들에게 있어서 단주를 유지한다는 것은 자신들의 삶 속에서 음주와 연관을 맺어왔던 많은 부분들을 잃어버리는 것이다. 많은 중독자들은 술친구 또한 잃어버리게 된다. 음주 행위를 극복하기 위한 유일한 대안은 이를 대신할 만한 다른 건강한 행동들로 채워나가는 것이다. 이러한 것들이 이루어지기 전까지는 상실에 대한 생생한 느낌들을 지속적으로 느끼게 된다. 술을 마실 수 없다는 좌절감은 예민함과 짜증스러움을 유발하고 이는 중독자의 회복에 지속적인 장애 요인으로 작용하게 된다. 이러한 예민함은 가족, 친구들 및 아는 사람들과의 대인관계를 어렵게 만든다. 따라서 단순히 술을 먹고 있지 않는 것만으로는 이러한 알코올 중독에 의한 의학적, 사회적 어려움들이 지속될 수 밖에 없다.

## Q31 아버지가 돌아가신 이후 어머니가 매일 포도주를 드시고 계시는데, 어머니가 알코올 중독일 수 있을까요? 아니면 우울증에 대한 치료를 받아야 하는 걸까요?

적절한 치료를 받지 않는 우울증이 갖는 잠재적 위험성은 알코올 남용과 같은 물질 남용을 동반하게 될 수 있다는 점이다. 알코올을 비롯한 약물들은 사람을 일시적으로 편하게 해주지만 불행하게도 이러한 효과는 그야말로 일시적일 뿐이다. 잠깐 동안의 편안함이 사라지고 나면 절망이 다시 자리를 잡게 되는 것이다. 배우자나 혹은 가까운 친지의 죽음 이후에 술을 많이 마시기 시작했다면 그 이면에는 우울증이 있을 수 있다. 알코올 남용은 나이 든 여성에서 흔히 간과될 수 있는데 단순히 포도주나 맥주를 마시는 경우에는 더더욱 그렇다. 알코올 남용 자체가 우울증을 유발할 수도 있는데 이런 경우 술 문제가 해결되게 되면 우울증으로부터도 자연히 회복될 수 있다. 우울증은 정서적 고통을 경감시키기 위해 흔히 술을 마시기 때문에 종종 알코올 남용을 유발할 수 있다. 이런 경우 우울증에 대한 의학적 치료는 우울증으로 인한 물질 남용으로부터의 회복을 촉진시키기 위해서도 필요하다(질문 68에 기분 장애와 알코올 중독에 관한 보다 깊은 논의가 기술되어 있다.).

알코올 중독이 우울증 혹은 다른 기분장애들과 연관된 위험 인자인지 여부는 아직 그 과학적 기전이 명확히 밝혀지지 않았기에 논쟁거리로 남아있다. 일반적으로 진정한 우울증 환자의 경우 음주량과 상관없이 우울 증상은 지속되며 단주를 한다고 해서 우울증 증상이 호전되는 것도 아니다. 두 번째로 술이 기분을 엉망으로 만드는 사람들에 있어서는 알코올 중독으로 인한 많은 환경적 스트레스들이 알코올 자체의 직접적인 생물학적 효과와는 무관하게 기분에 영향을 끼치게 된다. 술만을 쫓아다님으로 인한 실직, 결혼 생활의 파탄, 경제적 어려움, 집 없는 설움과 같은 것들이 모두 사람의 기분에 영향을 끼치게 된다. 이러한 상황에서 우울증이 문제니까 단순히 항우울제 만을 복용한다는 것은 마치 정작 부러진 다리에 대한 치료는 무시하고 진통제만 먹고 있는 것과 마찬가지다. 일반적으로 어떤 사람이 술을 안 먹고 있었던 기간에는 우울증이 덜 했었다면 그 사람의 우울증은 기저의 우울증에 의한 것이라기 보다는 술에 의한 것이었을 가능성이 더 많다. 꼭 그렇다는 것이 아니라 단지 그럴 가능성이 높다는 것이다.

알코올 중독이 우울증을 유발하건 반대로 우울증이 알코올 중독을 만들건 간에 우울한 사람에게 있어서 술이란 것은 마른 장작에 불을 놓는 격이다. 우울한 사람이 자살을 시도할 가능성은 술을 마셨을 때 2배로 높아진다. 그렇기에 기분에 있어서 조금이라도 호전을 가져오려면 당장 술을 끊어야만 함에도 불구하고 우울증을 앓는 많은 사람들이 이런 단순한 사실조차도 무시하고 있거나(때로는 음주가 유일한 낙이 되기도 한다) 거의 끊는 것이 불가능해 보이기도 한다. 결론적으로 술 문제는 반드시 우울증과 함께 치료되어야 한다. 대부분의 사람들에게 단순히 술을 끊으라고 하는 것만으로는 충분하지 않다. 정서적 뒷받침과 끈기가 필요한 것이다. 정서적 뒷받침은 AA뿐만 아니라 반드시 가족들 및 친구들로부터도 제공되어져야만 한다. 알코올중독자가 보다 많은 지지 체계를 가지고 있을수록 그가 성공적으로 회복할 확률은 훨씬 높아진다.

## Q32 내가 알코올에 중독되어 있다면 알코올 이외의 다른 종류의 중독에 걸릴 위험성도 가지고 있는 것일까?

> ***THIQ(tetrahydroisoquinolone) :*** acetaldehyde(알코올의 독성 분해산물)와 도파민(신경전달물질)에 의해 형성되는 화학 합성물. 이 물질은 알코올 중독자에게 특이적인 작용하는 것으로 여겨지고 있으며 아편과 같은 역할을 함으로써 다행감을 유발하기에 중독성을 띠게 된다.

알코올은 다른 중독성 약물들과 동일한 특성들을 많이 가지고 있다. 화학적으로도 뇌 내의 보상계에서 모든 중독성 약물 및 실험적 화학물질들의 최종 공통 경로인 도파민에 작용한다. 알코올은 또한 헤로인과 같은 아편계 물질 및 이들의 변종 물질들이 작용하는 아편 수용체들에 작용한다. 알코올중독자의 뇌에서 발견된 화학 물질인 **THIQ(tetrahydroisoquinolone)**의 발견에 근거한 이론이 있는데 이 이론에 따르면 헤로인이 분해된 산물이 바로 THIQ인데 이 중독성 강한 물질이 알코올중독자에서 특징적으로 생성된다는 것이다. THIQ는 다른 아편계 약물이나 수면제들과 마찬가지로 알코올중독 환자에서의 급성기 중독 증상과 금단 증상 모두를 유발한다. 생리학적으로도 알코올 중독과 헤로인 중독은 다행감은 물론 내성과 의존, 갈망을 유발한다는 점에서 동일한 화학물질들을 공유하고 있다. 환경적으로도 알코올과 헤로인은 다른 물질들을 사용하는 쾌락으로 연결되는 많은 의례적 행위들을 공유한다. 많은 사람들이 각자 선호하는 약물이 있음에도 불구하고 알코올에 중독되어 있는 경우에는 또 다른 약물에도 중독될 가능성이 그렇지 않은 사람들에 비해 훨씬 높아진다. 그렇기에 어떤 환자가 현재 약물을 하지 않는 회복기에 있다면 모든 의사들은 의학적 용도로 약물을 처방함에 있어서 환자들이 가장 중독적 경향이 적은 약물을 선택하도록 해야 하며 향후 부가적인 중독이 일어나지 않도록 주의해야만 한다.

## Q33 재발을 일으키는 유발인자들은 어떤 것인가?

재발을 일으키는 유발인자들은 여러 가지지만 극단적인 감정들로 요약해 볼 수 있다. 슬픔, 분노, 의기소침함 혹은 실망은 좌절로 이끌고 최근의 단주 성공에 대한 부주의한 태도를 유발한다. "될 대로 되라!"라는 식의 감상은 술 병속에서 들리는 메아리가 된다. 성취나 성공으로 인한 들뜬 기분 또한 자만심과 축하하고픈 욕구를 유발한다. 알코올중독자들의 술 마시는 이유는 끝도 없다. 어떤 알코올중독자들은 다른 사람에게 이렇게 말하기도 한다. "왜 술을 퍼마시는 지에 대한 헛소리 따위는 집어쳐! 이유가 어딨어? 그냥 목이 마르니까 마시는 거지!"

유발인자들은 다시 술을 마시게 하는 최종적인 공통 경로임에도 불구하고 각 개인에 따라서 서로 다른 특정한 유발 인자를 가지고 있다. 유발 인자를 판별해 내는 것은 중요한데 그래야지만 이러한 유발 인자를 다루기 위한 위험상황에서의 계획들을 설정할 수 있기 때문이다. 이러한 계획에는 재발을 막기 위한 단계들과 누가 도와줄 것인지는 물론 평가 계획과 다시 치료에 참여하게 될 가능성까지도 포함되어야만 한다. 환자의 가족과 담당 의사 모두 이러한 계획에 대해 알고 있어야 한다. 만약에 환자가 외래를 통해 치료 받고 있다면 치료 팀은 위기 대처 계획에 대해서 알고 있어야 한다. 재발은 단주하기 이전보다도 더 심한 상태로 빠르게 진행될 수 있다. 재발로 인한 부작용은 굉장히 심할 수 있으며 사회적, 심리적, 신체적으로도 두 번째 닥친 재발은 심각한 부작용을 초래하게 된다.

**■ 수잔의 한 마디 :**

*나는 벤과 어떤 것들이 그를 재발하게 만들었는지에 대해 많은 대화를 나누어 왔다. 그의 대답은 이중적이다: 그는 좌절과 부주의가 부르는 결과로 인해 알코올 중독자들의 모임에서 흔히 쓰는 말로 "술잔을 낚아챈다". 그리고 "이런 제기랄-"이라고 욕을 한다. 그리고 나서 그는 한 번 술을 마시기 시작하면 계속 마셔야만 고통으로부터 벗어날 수 있는 슬픈 현실에 대해 이야기했다. 심한 중독자의 경우에는 잘 버텨 나가기 위해서는 술을 마셔야만 하는 것이다.*

# 제 4 부

# 치 료

- 알코올 중독을 진단하고 치료하는 사람들은 어떤 사람들이죠?
- AA는 어떤 단체이며 무슨 일을 하나요?
- 알코올 중독은 어떻게 치료해 나가나요?

그리고...

## Q34 알코올 중독을 진단하고 치료할 수 있는 자격을 부여받은 사람들은 누구인가요?

다양한 교육적 배경을 지닌 많은 임상가들이 알코올 중독을 진단하고 치료할 수 있다. 어떤 종류의 치료자를 선택하는 가는 환자가 어떤 종류의 치료 및 약물 처방을 받기를 원하는가에 달려 있다. 일반의나 가정의학과 의사 또는 간호사도 어느 정도는 알코올 중독을 진단하고 치료할 수 있다. 이런 경우 심한 음주로 인한 내과적 문제들을 치료하고 어느 정도까지는 알코올 중독 자체를 치료하기 위한 약물을 처방할 수도 있다(질문 47-52 참조). 이들은 보다 자세한 평가를 위해 정신건강 전문가에게 당신을 의뢰할 것이다. 몇몇 일반의들은 ASAM을 통해 전문가 자격증을 취득하기도 한다. 정신과 전문의 또한 ASAM으로부터 자격증을 받았지만 흔히 **ABPN(American Board of Psychiatry and Neurology)**을 통해서 중독정신의학의 고급 전임의 수련과정을 이수하게 된다. 일반의와 정신과 전문의는 치료 프로그램을 감독하며 금난 증상 및 술 문제와 동반되는 기서의 내과적, 정신과적 문세들에 대해 평가하고 치료하게 된다.

> ***American Board of Psychiatry and Neurology :*** 정신과 전문의와 신경과 전문의 및 소아청소년 정신의학, 중독정신의학과 같은 분과 전문의 과정에 대한 임상적 표준을 감독하는 관리 기관.

심리학자들, 중독 치료를 전공한 사회복지사들 혹은 학제에 따라 다양한 프로그램들 중 하나를 통해 자격증을 취득한 다른 치료자들은 개인, 가족 및 집단에 대한 거의 모든 형태의 정신치료를 시행하게 된다. 중독 상담가로서의 자격증을 취득하기 위해서는 지도 감독을 받은 일정 기간의 작업 시간을 필요로 한다(일반적으로는 수천 시간 이상). 중독 상담가는 고졸 이상이면 되지만 대개는 전문대 학위나 대학 학사 학위를 지니고 있다. 때때로 이들이 석사 학위를 따기도 하지만 일반적으로는 임상 사회복지사들이 석사 학위를 가지고 있다. 중독 상담가들이 진단에 대한 권한을 가지고 있지는 않지만 이들은 환자에 대한 평가와 치료에 참여하게 된다. 알코올 중독의 치료와 진단이 가능한 정신건강 전문가들은 다음과 같다.:

- 사회복지사
- 심리학자
- 정신보건 전문간호사
- 정신과 전문의

## 사회복지사

사회복지사들은 평가와 진단, 치료를 포함한 모든 범위의 정신 건강 서비스를 제공할 수 있다. 그들은 사회복지분야의 학부 과정을 마치고 이 분야의 석사 학위나 박사 학위를 얻기 위한 대학원 과정에 진학하게 된다. 임상 사회복지사로서 활동하거나 치료적 행위를 시행하기 위해서는 사회복지분야의 석사 학위를 필요로 한다. 미국 내 대부분의 주(州)들에서 사회복지사로 활동하기 위해서는 자격증을 가지고 있어야 한다. 2년 간의 대학원 과정에는 사회복지, 심리학, 가족 체계, 아동 발달, 진단 및 아동/노인 학대에 관한 교육 과정들이 포함된다. 2년의 교육 과정 동안 사회복지과 학생들은 자신의 관심분야에서 인턴을 밟게 된다. 석사 과정을 수료한 후에는 자격증을 따기 위해 요구되는 직접적인 임상적 지도감독을 받아야 하는 데 이 부분에 있어서는 주에 따라 차이가 있을 수 있다.

## 심리학자

심리학자들은 심리학 분야의 학부 과정을 마치고 박사 학위를 얻기 위해 수년 간의 대학원 과정을 거치게 된다(Ph.D. or Psy.D.). 심리학 석사 과정에는 다양한 주제들, 특히 통계학, 사회 심리학, 발달 심리학, 성격 이론, 심리 검사, 정신치료적 기법들, 심리학의 역사와 철학, 정신약물학 및 생리 심리학 등이 포함되게 된다. 이 과정을 마친 후에는 1년간을 상급 심리학자의 지도 감독 하에 정신치료 및 심리 검사를 시행하는 정신 의료 기관에서 보내게 된다. 심리학자들은 주에서 시행하는 자격시험에 응시하기 위해 반드시 일정 시간 이상(대개 1,500시간 정도)을 이수해야만 한다.

## 정신보건전문 간호사

Professional nurse들은 최소한 간호학 분야의 학사 학위를 가지고 있어야 하며 석사 과정의 전문 간호사들은 알코올 및 약물 중독 환자들 돌보게 된다. 간호학 학사 자격이며 대부분 입원 병동에서 환자들을 돌보게 되며 그 기관의 필요성에 따라 알코올 중독분야의 자격증을 가지고 있기도 하다. Professional nurse는 24시간 환자를 돌보게 된다. nurse practitioner와 clinical nurse specialist는 입원 및 외래에서 모두 일하고 있지만 대개는 지역사회 진료에 참여하고 있다. 이들 3 부류의 간호사들 모두 일반 간호학을 전공하면서 정신 간호 및 알코올 중독에 대해 공부한 사람들이다. nurse practitioner의 치료 행위의 초점은 알코올 및 약물 중독자들의 신체적 건강에 맞춰져 있다. nurse practitioner들은 신체적 평가를 시행하며 약물을 처방하는 것은 물론 환자의 약물에 대한 반응을 모니터 할 수 있다. clinical nurse specialist들은 환자 및 그 가족의 정신 건강에 초점을 맞춘다. 이들은 정신건강에 대한 평가, 정신상태 검사를 시행하며 환자 및 가족의 정신과적 요구들을 충족시켜 준다. clinical nurse specialist 및 nurse practitioner와 같은 상급 간호사들은 모두 석사학위를 받은 후 미국 간호협회의 자격인증센터로부터 자격증을 받는다. 모든 고위 과정 간호사들은 수련 과정을 통해서 임상 지도감독을 지속적으로 받도록 되어 있다. 미국 내 많은 주들에서 state board of medicine 및 state board of nursing 모두가 nurse practitioner에 대한 자격증을 수여하는데 비해 clinical nurse specialist의 경우에는 board of medicine의 관할을 받지 않는다.

## 정신과 전문의

정신과 전문의는 정신의학 분야에 특화된 수련을 받은 의사이다. 이들은 대학 학부를 수료한 후 4년간의 의대 교육을 받게 된다. 의학 교육은 해부학, 생리학, 약리학, 미생물학, 조직학, 면역학, 병리학의 기초 과학들과 이후 2년 간의 내과, 외과, 소아과, 산부인과, 가정의학과 및 정신과 등의 전문 분야를 돌며 임상 교육을 받게 된다. 이 기간 동안 의대생들은 의사 자격증을 따기 위해 반드시 2개의 시험에 통과해야만 한다. 의대를 졸업한 후에는 일반의사로서 1년의 인턴 과정을 겪게 되는 데 이 기간 동안 적어도 4개월은 내과 혹은 소아과와 같은 1차 진료 전문분야에서 2개월은 신경과에서 수련을 받아야만 한다. 인턴을 마친 후에는 전문의 과정에 들어가기 위한 자격을 얻기 위한 3번째 시험을 치러야 한다. 정신과 전문의 수련 과정은 이후 3년 간의 레지던트 과정을 거치게 되며 이를 성공적으로 마치게 되면 정신과 전문의를 딸 수 있는 자격이 주어진다. 레지던트 수련 과정을 마친 후 많은 정신과 의사들은 최소한 2년간의 부가적인 전임의 과정에 들어간다. 이러한 전임의 과정에는 소아청소년 정신의학, 노인 정신의학, 자문 조정 정신의학, 중독 정신의학, 법 정신의학 과정이 포함된다. 정신과 전문의가 되기 위해서는 필기 및 구술 시험을 치러야만 한다. 정신과 전문의 자격이 환자를 보기 위해 반드시 필요하거나 레지던트 과정을 마친 후에 곧바로 따야 하는 것은 아니지만 많은 병원들과 보험 회사들에서는 환자를 치료하기 위해 수년 내에 전문의를 취득하도록 요구하고 있다.

역주) 우리나라의 정신보건 관련 요원의 자격은 다음과 같다

### ▶ 정신보건사회복지사

2급 정신보건사회복지사

- 4년제 대학에서 사회복지를 전공한 후 시험을 통해 사회복지사업법에 의한 1급 사회복지사 자격소지자로서 보건복지부장관이 지정한 전문요원 수련기관에서 1년 이상 수련을 마친 자.

1급 정신보건사회복지사

- 고등교육법에 의한 대학원에서 사회복지학 또는 사회사업학을 전공한 석사 학위 이상 소지자로서 보건복지부장관이 지정한 전문요원 수련기관에서 3년 이상 수련을 마친 자.
- 2급 정신보건사회복지사 자격취득 후 정신보건시설 또는 보건소에서 5년이상 정신보건분야의 임상실무경험이 있는 자.

### ▶ 정신보건임상심리사

2급 정신보건 임상심리사

- 대학에서 심리학을 전공(임상심리 필수 및 선택 과목 이수)한 학사학위 이상 소지자로서 정신보건 수련기관에서 1년 이상 수련을 마친 자

1급 정신보건임상심리사

- 대학원에서 심리학을 전공(임상심리 필수 및 선택 과목 이수)한 석사학위이상 소지자로서 정신보건 수련기관에서 3년 이상 수련을 마친 자
- 2급 정신보건임상심리사 자격증 취득 후 5년 이상 정신보건분야의 임상실무 경험이 있는 자.

### ▶ 정신보건간호사

2급 정신보건 간호사

- 의료법에 의한 간호사면허를 가진 자로서 보건복지부장관이 지정한 전문요원 수련기관에서 1년 이상 (이론 150시간, 실습 850시간) 수련을 마친 자

1급 정신보건간호사

- 의료법에 의한 간호사 면허를 취득하고, 고등교육법에 의한 대학원에서 간호학을 전공한 석사학위이상 소지자로서 보건복지부장관이 지정한 전문요원 수련기관에서 3년 이상 수련을 마친 자

- 2급 정신보건간호사 자격(의료법에 의한 정신간호사 자격 포함) 취득 후 정신보건시설 또는 보건소에서 5년 이상 정신보건분야의 임상실무 경험이 있는 자
- 2급 정신보건간호사 자격(의료법에 의한 정신간호사 자격 포함) 소지자로서 간호대학에서 5년 이상 정신간호분야의 전임강사 이상의 직에 있거나 있었던 자(자격취득 이전의 경력포함)

### ▶ 정신과 전문의

- 의과대학에서 6년간의 학부과정을 졸업했거나, 4년간의 일반 학부과정을 졸업한 이후 의학전문대학원에서 4년간의 의학교육을 수료한 후 의사면허시험을 치른 후 합격하게 되면 비로소 의사가 된다. 이후 일반의로 개업하여 환자를 진료할 수 있으나 전문의가 되기 위해서는 종합병원급 이상의 수련 병원에서 1년간의 인턴 과정을 보내게 된다. 이 시기에는 내과, 외과, 산부인과, 소아과, 정신과 등을 비롯한 제반 임상 분야에 대한 기초적인 경험을 쌓게 되며 인턴 과정을 수료한 후 자신이 전공하고자 하는 과에 지원하기 위해서는 전공의(레지던트) 입학 시험을 치른 후 전문 분야에서 4년간의 전공의 수련 과정에 들어가게 된다. 정신과 전문의가 되기 위해서는 정신과에서 4년간의 전공의 수련을 마쳐야 하며, 전공의 수련을 마치게 되면 대한의사협회에서 주관하는 정신과 전문의 자격시험을 치르게 되며 이 시험에 합격하게 되면 정신과 전문의 자격을 취득하게 된다. 미국의 경우 정신과 전문의를 취득한 이후에도 부가적으로 정신과 내의 보다 전문화된 세부 분야라 할 수 있는 소아청소년정신의학, 중독정신의학, 노인정신의학, 정신신체의학 등의 분과전문의 제도가 있어서 각 분야에서 별도의 교육 과정을 수료하게 되면 공식적인 분과전문의 자격을 부여하고 있다. 국내 의학계의 경우 아직 공식적인 분과 전문의 제도가 확립되지는 않은 상태이며, 각 분과 학회에 소속되어 활동함으로써 보다 전문화된 능력을 갖추기위해 노력하고 있다. 중독분야에서는 한국중독정신의학회가 알코올, 약물, 도박, 인터넷 등 제반 중독 분야에 대한 활발한 연구 활동 및 중독 관련 전문가 양성을 위한 교육 활동을 펼치고 있다.

## Q35 *AA는 어떤 단체인가요?*

AA(Alcoholics Anonymous: **익명의 알코올중독자들**)는 19세기 기독교 금주운동으로부터 성장했다. 이러한 운동은 지역 사회의 교회들과 연결되었으며 단주를 맹세한, 자신이 중독자임을 스스로 고백한 알코올 중독자

들이 이를 조직했다. 한 술친구가 나중에 AA의 창시자가 된 Bill을 이러한 교회 집단들 중 하나에 소개해 주었다. 이 친구는 자신이 유명한 융 박사로부터 치료 받아오고 있다고 주장했었는데 실상 융 박사는 그에게 그가 종교적인 경험을 하지 않는 한 구제 불능이라고 이야기한 상태였다. AA는 기독교 금주운동에 근원을 두고 서서히 성장하여 1938년에는 빅 북(Big Book)이 출판되기에 이른다. AA라는 이름은 Bill W.가 개발한 12단계와 함께 쓰이기 시작했다.

12단계의 접근은 강한 사회적 지지체계들을 발전시키고 역할 모델들을 이용하면서 이루어진다. 따라서 후원자를 얻는 것은 성공적인 단주로 나아가기 위한 중요한 요소이다. 후원자는 조언자의 역할을 제공하기 위해 현재 단주를 하고 있어야 하며 동성이고 보다 나이가 많은 사람이어야 한다. 위대한 힘에 대한 개념은 사람들이 이러한 위대한 힘을 "하나님"으로 여기고 그렇기에 "신앙에 기반을 둔" 것이라 생각하게 만듦으로 인해서 너무 종교적이라는 이유로 일반인들에게 잘 받아들여지지 않은 면이 있지만 그러나 사실 요구되는 믿음은 12단계의 과정에 대한 믿음인 것이다. 믿음의 개념은 광범위하다. 믿음의 대상에 있어서 그들이 이끄는 방향대로 믿고 의지하기 위하여 권위적인 표상을 필요로 하는데 여기에는 의사, 다른 전문가들, 심지어는 기술자들, 배우자, 부모 등도 포함될 수 있다. AA에서 자신의 멘

역주) AA(익명의 알코올중독자들) : A.A.는 알코올 중독자들이 알코올 중독이라는 그들 공동의 문제를 해결하고 다른 사람들이 알코올중독으로부터 회복되도록 돕기 위해 서로 간에 경험과 힘과 희망을 함께 나누는 자조 모임으로써 1935년 그들 자신도 심한 알코올중독자였던 Bill Wilson이라는 사업가와 의사였던 Bob Smith에 의해 만들어졌다. 이후 회복을 이루기 위한 핵심 프로그램인 '12단계'가 만들어졌고 전세계 각 지역에 지부가 만들어져서 수많은 알코올 중독자들을 회복으로 이끌었다. 이 모임에 참여하는 모든 사람은 어떤 외부의 후원도 받지 않고 학력, 사회적 지위, 종교 등 자신의 배경과 무관한 상태에서 '익명'으로 참여하기에 '익명의 알코올중독자들'이라는 명칭이 붙게 되었다.

버들에게 주입하고자 하는 믿음은 AA 집단과 함께 해야 한다는 것이기에 특정 종교에 대한 믿음으로 오해해서는 안 된다. 가장 중요한 개념은 그 어느 누구도 혼자만의 힘으로는 회복할 수 없다는 것이다. 따라서 "위대한 힘"은 AA 집단 및 회복 과정에 대한 믿음으로부터 나오는 것이다. 회복중인 알코올중독자가 AA 멤버들의 도움을 얻고 또한 온전한 정신으로 가기 위한 회복의 과정에 대한 믿음을 갖기 위해서는 자신의 능력에는 한계가 있다는 것을 인정하고 이해하는 것이 중요하다. 사람들은 각자 온전한 정신을 획득하고 유지하기 위한 자신만의 독창적인 노력들을 하게 되기 때문에 위대한 힘이란 사람들마다 다를 수 밖에 없다.

처음 몇 차례의 AA 모임들은 불편하고 다소 낯설게 느껴질 수 있다. 가장 흔한 반응은 "여기 모인 사람들이 마음에 안 든다"라는 것이다. 모인 사람들이 너무 늙었으며 어리고, 너무 바른생활 사나이들이며 다들 부자이고 또는 다들 가난하고 하는 식으로 말이다. 이러한 참여 초기의 문제들을 해결하기 위한 방법으로 가정에 있는 것처럼 편안함을 느끼게 하기 위해 인구사회학적 배경(연령, 성별, 직업, 경제적 수준 등)이 비슷한 사람들끼리 모인 다양한 모임들이 존재한다. 설령 이 모임이 처음에는 불편한 감정을 불러일으킬 수 있지만 처음에는 서로 너무 다르다고 여겼던 사람들이 결국에는 단주를 유지해 나가는데 도움을 주는 엄청난 영향을 끼치게 된다. 가장 중요한 교훈은 처음의 불편함을 극복하고 모임을 지속해 나가야 한다는 것이다. 여러 연구들을 통해서 최소한 일주일에 한 번씩이라도 정규적으로 모임에 참석한 환자들이 중간에 탈락한 환자들 보다 높은 단주 성공률을 보였음이 입증되었다.

### 표 8. 12단계

1. 우리는 알코올에 무력했으며, 우리의 삶을 수습할 수 없게 되었다는 것을 시인했다.
2. 우리보다 위대하신 힘이 우리를 본정신으로 돌아오게 해주실 수 있다는 것을 믿게 되었다.
3. 우리가 이해하게 된 대로 그 신의 돌보심에 우리의 의지와 생명을 맡기기로 결정했다.
4. 두려움 없이 우리 자신에 대한 도덕적 검토를 했다.
5. 우리의 잘못에 대한 정확한 본질을 신과 자신에게 그리고 다른 어떤 사람에게 시인했다.
6. 신께서 이러한 모든 성격상 결점을 제거해 주시도록 완전히 준비했다.
7. 겸손하게 신께서 우리의 단점을 없애 주시기를 간청했다.
8. 우리가 해를 끼친 모든 사람의 명단을 만들어서 그들 모두에게 기꺼이 보상할 용의를 갖게 되었다.
9. 어느 누구에게도 해가 되지 않는 한, 할 수 있는 데까지 어디서나 그들에게 직접 보상했다.
10. 인격적인 검토를 계속하여 잘못이 있을 때마다 즉시 시인했다.
11. 기도와 명상을 통해서 우리가 이해하게 된 대로의 신과 의식적인 접촉을 증진하려고 노력했다. 그리고 우리를 위한 그의 뜻만을 알도록 해 주시며 그것을 이행할 수 있는 힘을 주시도록 간청했다.
12. 이런 단계들의 결과 우리는 영적으로 각성되었고 알코올중독자들에게 이 메시지를 전하려고 노력했으며, 우리 일상의 모든 면에서도 이러한 원칙을 실현하려고 했다.

### 표 9. 12전통

1. 우리의 공동 복리가 무엇보다 우선되어야 한다. 개인의 회복은 AA의 공동 유대에 달려 있다.
2. 우리의 그룹 목적을 위한 궁극적인 권위는 하나이다. – 이는 우리 그룹의 양심 안에 당신 자신을 드러내 주시는 사랑 많으신 신이시다. – 우리의 지도자는 신뢰받는 봉사자일 뿐이지 다스리는 사람들은 아니다.
3. 술을 끊겠다는 열망이 AA의 멤버가 되기 위한 유일한 조건이다.
4. 각 그룹은 다른 그룹이나 AA 전체에 영향을 끼치는 문제를 제외하고는 반드시 자율적이어야 한다.

5. 각 그룹의 유일한 근본 목적은 아직도 고통 받고 있는 알코올중독자들에게 메시지를 전하는 것이다.
6. AA 그룹은 관계 기관이나 외부의 기업에 보증을 서거나 융자를 해 주거나 AA의 이름을 빌려주는 일 등을 일체 하지 말아야 한다. 돈이나 재산, 명성의 문제는 우리를 근본 목적에서 벗어나게 할 우려가 있기 때문이다.
7. 모든 AA 그룹은 외부의 기부금을 사절하며 전적으로 자립해 나가야 한다.
8. AA는 항상 비직업적이어야 한다. 그러나 서비스 센터에는 전임 직원을 둘 수 있다.
9. AA는 결코 조직화되어서는 안 된다. 그러나 봉사부나 위원회를 만들 수는 있으며 그들은 봉사 대상자들에 대한 직접적인 책임을 갖게 된다.
10. AA는 외부의 문제에 대해서는 어떤 의견도 가지지 않는다. 그러므로 AA의 이름이 공론에 들먹여져서는 안 된다.
11. AA의 홍보 원칙은 적극적인 선전보다 AA의 본래 매력에 기초를 둔다. 따라서 대중매체에서 익명을 지켜야 한다.
12. 익명은 우리의 모든 전통의 영적 기본이며 이는 각 개인보다 항상 AA의 원칙을 앞세워야 한다는 것을 일깨워주기 위해서이다.

## Q36 ASAM이란 무엇이며 특정 치료 프로그램에 참여하게 되는 기준은 무엇인가요?

**ASAM**은 미국중독의학협회(American Society of Addiction Medicine)로써 중독 의학 분야에서 수련을 받은 의사들에게 자격증을 수여하는 주체이다. ASAM은 어떤 환자들을 여러 다양한 치료적 환경들 중 어디에서 치료받게 하는 것이 적절한 지를 결정하기 위한 기준들을 마련하고 있다. ASAM 환자배치 기준 2판(ASAM Patient Placement Criteria, 2nd Revision: PPC-2R)은 성인 및 청소년을 위한 지침 2가지로 구성되어 있으며 각 집단마다 5단계의 광범위한 치료단계를 설정하고 있다. 일반적으로 치료에 있어서 해독 단계와 재활 단

> ***ASAM(American Society of Addiction Medicine) :***
> 이 기관의 임무는 중독분야의 치료와 재활을 시행할 의대생 및 레지던트들을 교육하고 알코올 중독의 예방을 위한 전략을 짜는 것이다.

계의 2가지 형태로 나눌 수 있다.

각 단계별로 제공되는 치료 서비스에 대한 대략적인 설명은 다음과 같다.

레벨 I : 외래 치료. 중독분야의 전문가들이 알코올 혹은 마약에 대한 치료를 시행하기 위한 구조화된 외래 치료 클리닉을 의미한다. 이 치료는 정규적으로 짜여진 세션들을 통해 이루어지는데 통상적으로 일주일에 9시간 이하 정도로 시행된다. 예를 들면 매주 혹은 주2회의 개인치료, 매주 모이는 집단 치료 혹은 기존의 치료에 자조 모임에 정규적으로 참여하는 것을 첨가한 형태 등이 있다.

레벨 II : 집중 외래 치료. 이것은 외래 재활 프로그램으로 알려져 있기도 하다. 중독 전문가가 여러 가지 치료 방법들을 동원하여 프로그램을 구성한다. 치료는 구조화된 프로그램 내 정규적으로 배치된 세션들로 구성되어져 있으며 일주일에 9시간 이상, 하루 최대 6시간까지 시행된다. 예를 들면 환자들이 참여하는 고도의 구조화된 집단 및 개인 치료들이 주간 혹은 저녁 프로그램으로 운영되게 된다.

레벨 III : 여기에는 사회복귀시설(halfway house)에서부터 의학적 감독을 받는 집중 입원 치료까지가 해당된다. 우리가 흔히 생각하는 재활 및 입원 혹은 거주 프로그램이라 할 수 있다. 중독 전문가들의 계획된 처방 하에 24시간 전문적인 평가, 돌봄, 치료가 시행된다. 의학적 감독 하에서 사회복지사, 심리학자, 간호사 등 다양한 직종의 치료 팀에 의해 프로그램이 진행된다.

레벨 IV : 의료적으로 운영되는 집중 입원 치료. 급성기 입원 치료이며 응급실 혹은 정신과 입원 병동을 갖추고 있는 것으로 생각하면 된다. 급성기 입원 환경에서 내과 및 정신과 의사를 포함한 중독 전문가들이 24시간 의학적 평가와 치료를 제공하게 된다. 여기에 있는 환자들은 일반적 일차적인 내과, 정신과적 치료와 간호를 필요로 하는 상태로써 심각한 금단 증상과 함께 내과적, 정서적 혹은 행동상의 문제를 가진 환자들이다.

해독 단계

- Level I-D: 외래 해독치료
- Level II-D: 현장 모니터링을 동반한 외래 해독치료
- Level III.2-D: 임상적으로 관리되는 거주지 해독치료
- Level III.7-D: 의학적 감시하의 입원 해독치료
- Level IV-D: 의학적으로 치료하는 집중 입원 해독치료

의사들은 이러한 환자 배치 기준이 몇몇 환자들에서는 정작 그들이 필요

---

역주) 미국 내 알코올 중독 치료 시스템을 이해하기 위해서는 levels of care(단계별 치료) 개념에 대해 알아둘 필요가 있다. 미국 내에는 정신과 병원으로부터 지역사회에서 저녁마다 재활서비스를 받을 수 있는 센터에 이르기까지 실로 다양한 형태의 중독 치료 및 재활 기관들이 존재한다. 이러한 다양한 형태의 의료 서비스를 이용함에 있어서 의사의 자의적인 판단이나 환자의 선호도에 따라서 마음대로 치료기관을 선택하도록 하는 것이 아닌, 과학적인 기준을 만들어서 환자 상태의 양상과 심각도에 따라서 합리적인 단계를 나누고 그 단계에 적합한 치료서비스를 받도록 하는 것이 단계별 치료의 개념이라 할 수 있다. 그러한 단계를 구체적으로 나누는 기준과 각 단계별로 적절하다고 판단되는 치료 서비스를 규정한 프로토콜이 바로 환자배치 기준(PPC: Patient Placement Criteria)라 할 수 있다. 중독 분야에 대한 막대한 예산 투자가 이루어짐으로 인해 1개 시 안에도 수백여 개의 센터, 재활시설, 거주시설, 자조 모임 등이 있고 법원치료명령제 등 국가와 사회가 나서서 조기에 중독치료에 책임지고 나서고 있는 미국과는 달리 국내의 경우 전국을 통틀어서 30-40개의 알코올상담센터가 있을 뿐이며 그나마 국가에서 운영하는 사회복귀시설은 손으로 꼽을 정도이다. 그렇기에 미국과 같은 단계별 치료 개념이나 환자배치기준에 따라 치료가 진행될 기반시설 자체가 존재하지 않고 미국에 비해 현저하게 의료 숫가가 싼 병원 입원을 통해서 거의 대부분의 알코올중독에 대한 치료가 이루어지고 있는 것이 현실이다.

로 하는 치료 서비스를 제공받는 것을 제한할 수 있다는 염려를 한다. 또 다른 염려는 창의적인 치료적 접근을 봉쇄할 수 있다는 점이다. 이러한 우려들을 없애기 위해 이를 이용하는 의사들의 의견은 물론 표준화된 컴퓨터 알고리듬을 사용하여 환자배치 기준의 유용성을 검증하기 위한 연구가 진행되었다. 앞서 설명한 환자 배치를 위한 가설들은 이 기준에 따라 치료 수준에 제대로 배치된 환자들이, 잘못 배치됨으로 인해 부족한 진료 혹은 과잉진료를 받은 환자들에 비해 좋은 치료 결과를 보였다는 점에서 그 타당성이 검증되었다. 잘못 배치된 환자들은 적절한 수준의 치료에 배치되었던 환자들에 비해 전혀 좋은 결과를 보여주지 못했다. 모든 집단에서 최근 30일간 음주 일수가 감소하였지만 적절하게 배치된 집단과 좀 더 많은 치료를 받았던 집단에서는 보다 좋은 결과를 보였다. 놀랍게도 컴퓨터에 의한 알고리듬에 의해 배치되어진 환자들은 직접 의사에 의해 배치된 치료 수준보다도 과잉 진료되는 쪽으로 배치되는 경우가 많았다는 점이다. 어찌되었건 ASAM 환자배치기준은 과잉진료 및 부족한 진료 모두를 줄이는 데 효과적이었던 것으로 결론 내려졌다.

## Q37 재활이란 무엇이며 AA와는 어떻게 다른가요?

재활이란 환자가 지역사회로 돌아간 이후에 단주를 유지하기 위해 필요한 것들을 제공하기 위한 치료적 개입을 의미한다. 재활 프로그램들은 환자배치기준 프로토콜에서 제시하는 것처럼 몇 가지 수준의 집중적인 치료들을 제공한다. 재활은 일반적으로 개인 및 집단 치료는 물론 교육 프로그램, 직업적 지원과 같은 상당히 구조화된 프로그램들을 제공한다. 부가적으로 정신과 의사나 내과 의사와 같은 중

> ***Intensive outpatient treatment program(IOP) :***
> 입원했던 환자가 퇴원한 후에 지속적인 추적 치료를 가능하기 위한 퇴원 계획의 일부로써 입원치료병동의 치료 팀에 의해 운영되는 프로그램이다.

독분야의 전문가들이 자문 역할을 맡게 된다. 이들 프로그램들은 그 강도에 있어서 **집중 외래 치료 프로그램**(IOP: intensive outpatient treatment program)에서 규정한 주 9시간으로 적은 경우부터 일주일 내내 24시간 동안 수개월에 걸쳐 이루어지는 입원 프로그램까지 다양하다. 이에 비해 AA는 덜 구조화되어 있고 따라야 할 특정한 지시적 프로그램을 가지고 있지 않으며, 단주를 유지해 나가는데 필수적인 지지를 제공하는 멤버들과의 동료애에 전적으로 의존한다. 대부분의 중독의학 전문가들은 AA 활동만 하는 것으로는 다소 부족하지만, AA는 잘 구조화된 모든 재활 프로그램에 반드시 덧붙여져야 할 활동이라 생각하고 있다. AA는 또한 재활 프로그램을 수료한 이후의 지속적인 치료를 위해서도 필요하다. AA와 재활프로그램은 서로 상호 보완적인 것이지 서로 배타적인 것은 아니다. 재활 치료는 보다 광범위하며 의학적 모델을 따른다. 중독이 하나의 질환이라는 개념은 재활 치료 프로그램들을 통해서 보다 강하게 주장되어 왔으며 따라서 알코올 중독과 연관된 약물의 사용에 있어서 보다 적극적이었다. 이에 비해 여전히 AA의 멤버들은 치료를 위한 약물 복용에 대해 반대하는 의견들을 가지고 있지만 아주 최근에 들어서 AA는 이러한 모델에 대해 보다 수용적이 되었다. 그러나 일부 AA 멤버들은 자신들의 정신과적 문제들 혹은 알코올 중독 자체를 치료하기 위한 다양한 약물 복용에 대해서 여전히 비난하고 있다.

## Q38 외래 재활프로그램과 입원(거주) 재활 프로그램은 어떤 차이가 있나요?

> ***부분병원프로그램(PHPs: partial hospital program) :*** 입원한 환자에 대한 퇴원 계획의 일부로써 입원 병동 치료팀에 의해 운영되는 프로그램.

집중외래치료프로그램(IOPs)과 **부분병원프로그램**(PHPs: partial hospital program)은 일반적으로 하루 동안 프로그램이 실시되는 시간에 있어서 차이가 있다. 보험회사들이 이러한 차이들을 규정하며 보험금을 지급할지 여부를 결정하게 된다. IOP는 매일 3시간의 치료 시간으로 매주 총 9시간(월, 수, 금)을 시행하게 된다. 이에 비해 PHP는 매일 4시간씩 매주 총 20시간(월요일에서 금요일까지) 치료가 진행된다. PHP는 일반적으로 정신과 병동에 머물던 상태로부터 점차 치료 강도를 줄여가는 것이며 수주에 걸쳐서 프로그램의 시간 수를 급격히 줄여가게 된다. 이 프로그램에서는 대부분 외래를 통한 해독치료는 제공하지 않으며 이 프로그램에 들어오기 전에 해독을 미리 마쳐야 한다. 대개 IOP와 PHP는 환자들이 매일 참석을 하도록 요구한다. 이 치료에 부가적으로 AA 모임이 이루어지게 된다.

대부분의 보험회사들은 환자배치 프로토콜에 근거하여 입원환자 프로그램에 대한 보험금을 지급하게 되며 따라서 대개 입원환자프로그램은 외래 프로그램을 먼저 시행하였으나 실패한 환자들이 해당된다. 이러한 입원 환자 프로그램은 짧게는 2주에서 길게는 수개월까지 머물게 된다. 보험회사가 어디까지 커버해주는가가 이를 결정하게 된다. 대부분의 개인 보험 회사들은 1년에 2주까지의 입원 재활 프로그램에 대해 보험금을 지급하고 있다. 입원 재활(inpatient rehabilitation)은 정신과 병동 입원보다 덜 제한적이기 때문에 이를 입원 프로그램이라기보다는 거주 프로그램으로 보아야 한다. 첫째, 재활 프로그램들은 전적으로 자발적이다. 정신과에 알코올 및 약물 문제들로 입원해 있는 많은 환자들은 단순히 알코올이나 약을 했다는 이유만이 아닌 타인에게 해를 입힐 수 있는 위험성이 높고 다른 정신과적 문제를 지니고 있다는 의사의 판단 하에 비자발적으로 입원해 있다. 두 번째, 재활 프로그램에 참여하고 있는 환자들은 의학적으로나 정신과적으로 안정된 상태로 여겨지기에 급성기 정신과 병동 입원 환경과는 달리 매일 의사를 만나지는 않는다. 환자에게 장기간의 재활 프로그램(1개월에서 6개월 사이)이 가능한 경우는 개인의료보험에서 보험금을 지급해주거나 주 정부의 지급 보조 혹은 이 두 가지가 동시에 가능할 때 뿐이다. 마지막으로 입원 재활 프로그램 안에서도 다양한 수준의 서비스들이 존재한다. 중간집(halfway houses)은 거주 치료의 보다 약한 형태로써 대략 매주 5시간의 전문적인 서비스를 제공한다. 환자가 중간 집에 머무르는 동안 구직 활동을 하고 정규적으로 AA 모임에 참석하며 치료 프로그램에도 참석하는 형태이다. 이에 비해 단주의 집(sober house)은 거주자를 위한 프로그램을 제공하지 않는다. halfway house와 sober house 모두 거주자가 프로그램을 위해 일을 하거나 외부에서의 직업 활동을 통해 경제적인 문제를 해결하며 머물러 있도록 하고 있다.

## Q39 신앙에 기초를 둔 프로그램은 다른 프로그램들과 어떤 차이가 있나요?

알코올 중독에 대한 신앙을 기반으로 한 치료들에 대한 개념은 AA 운동으로부터 파생된 것이지만 보다 종교적이며 역사적으로도 기독교적 성격을 띠고 있다.

불행하게도 "신앙에 기초를 둔"이란 말은 정치적으로 공격받는 용어였으며 치료에 있어서 광적이고 편협한 접근은 물론 중독 치료를 위한 정부의 재정을 깎아 먹는데 일조를 했다는 비난을 받아왔다. 이는 정치인들의 문제이지 치료 센터의 문제는 아니다. 신앙에 기초를 둔 프로그램들은 종교적 믿음을 북돋우고 특정 교리를 따르도록 한다. 신앙에 기초를 둔 프로그램들이 단순하게 중독 문제를 하나님의 말씀만이 유일한 처방일 수 있는 신앙의 위기로 바라보고 있지는 않다. 특히 내과적 문제와 정신과적 동반 질환을 지닌 이중 진단의 개념을 수용하고 있으며 이를 적절히 치료하기를 원한다. 신앙을 기초로 한 프로그램들은 비록 일차적인 치료의 목표가 중독의 치료이지만 궁극적인 목적에 있어서는 하나님 말씀의 힘을 입증하고 신앙의 힘이 단순히 중독의 문제뿐만 아니라 삶 전반에 걸쳐 변화를 이루게 하는데 목표를 두고 있다. 그런 의미에서 신앙을 기초로 한 프로그램들 역시 이를 고려하는 이들에게는 중요한 치료법인 것이다.

## Q40 내가 입원 프로그램에 얼마나 머무르는지가 중요한 문제인가요? 과연 이런 것이 얼마나 성공적인가요?

알코올 중독에 있어서 치료 효과를 보여주는 증거들이 차고 넘침에도 불구하고 어떤 형태의 치료가 혹은 어떤 치료 환경이 더 효과적인지에 대해서는 여전히 논쟁거리이다. 어떤 치료적 개입이든 그러한 개입이 아예 없는 것 보다는 낫지만 그러한 치료적 개입이 어떠한 핵심 요소들로 구성되어야만 하는가에 대해서는 아직 불명확하다. 여러 연구들은 외래 재활프로그램과 입원 재활프로그램에 있어서 성공률의 큰 차이가 없음을 입증해 왔다. 질문 36번에서 기술되었던 환자배치 프로토콜은 의사가 특정 환자의 치료 성공률을 극대화시키기 위해 어떤 치료적 환경을 선택할 지에 대한 결정을 도와주는 역할을 한다. 이 기준은 치료의 강도와 빈도라는 파라미터로 치료의 일반적인 구조와 세팅을 규정하고 있으나 치료 지속 기간에 대해서는 명확히 명시해 놓고 있지 않다. 치료적 환경과는 상관없이 치료 기간이 길수록 단주율을 증가시키는 것은 명백한 사실이다. 그러나 어떤 치료 환경이 그런 역할을 하는지는 불명확하다. 2가지 장기간의 입원 프로그램은 12단계 모델을 마친 후 거주프로그램을 시행하는 것과 보다 짧은 거주 프로그램을 마치고 이후에 **치료 공동체**(therapeutic community)에 들어가는 것으로 나누어 볼 수 있는

***치료 공동체* (therapeutic community) :** 입원 시설에 만들어진 환경으로써 치료팀과 환자를 위한 건강한 환경을 만들고 치료의 발전과 성취를 촉진시키기 위한 목적을 지니고 있다.

데 1년 이상의 기간이 소요되며 환자는 회복 프로그램의 일부로써 구직활동에 나서기도 한다. 어떤 사람이 술 마시게 되는 환경으로부터 오래 벗어나 있을수록 나중에 그가 결국 다시 그러한 환경에 돌아가게 되었을 때 단주에 성공하게 될 확률은 높아진다고 단순하게 생각할 수도 있다. 불행하게도 중독과 싸우는 사람들에게 있어서 진정한 "지리적 이동을 통한 회복"은 존재하지 않는다. 따라서 얼마나 오랫동안 어디에서 머무는가 보다는 성공적인 치료의 기간이 얼마나 되는가가 중요한 요인이다.

## Q41 우리가 선택할 수 있는 다양한 치료법들은 얼마나 성공적인가요?

***인지행동치료***
***(Cognitive behavior therapy) :*** 긍정적 사고를 증진시키고 부정적 사고를 배제하기 위한 치료적 개입.
***동기강화치료(Motivational enhancement therapy) :*** 알코올의존자의 단주 동기를 높이기 위한 인지적 개입.

치료의 종류와 상관없이 치료를 통해서 얻을 수 있는 성과들은 잘 알려져 있다. 캘리포니아 주의 대규모 연구에 따르면 치료에 투자되는 1달러당 7달러에 해당하는 여러 가지 질환들, 사고, 입원비용, 생산성의 저하 등으로 인한 손실을 줄일 수 있다. **인지행동치료**(cognitive behavior therapy), **동기강화치료**(motivational enhancement therapy) 및 12단계 촉진치료 이 3가지 치료법에 대한 연구에서도 12개월 동안 추적 관찰한 결과 음주 일수가 78일에서 20일로 줄어든 것으로 나타났다. 신체적 문제, 약물 과다복용, 정신과적 문제로 인한 입원 횟수가 60%까지 줄어들었으며 의사 방문 횟수, 응급실 방문횟수 및 입원 기간도 40%까지 줄어들었다.

1994년도에 65,000명의 환자들을 대상으로 한 대규모 연구에서 치료 과정을 수료한 환자들 중 60%가 1년 간 단주를 유지했음이 증명되었다. AA의 경우 매주 모임에 참석을 한 경우 73%, 가끔씩 참석을 한 경우에는 53%, 중도 탈락한 경우에는 44%가 단주 상태로 남아 있었다. 치료 기간 또한 명백히 영향을 끼쳤는데 치료를 유지해 온 환자들 중 85%가 단주를 유지하였다. 치료 시작 6개월에서 12개월 사이에 탈락한 사람의 경우 70%가 단주를 유지하였던 것에 비해 5개월 이내에 탈락한 사람들의 경우 55%만이 단주를 유지하였다. AA 멤버를 대상으로 한 무작위 조사에서 35%는 5년 이상 단주를 유지하고 있었으며 34%는 1~5년, 31%는 단주 1년 이내의 멤버였다.

## Q42 이중 진단을 가진 사람의 경우 치료방법에 있어서 차이가 있는가요?

알코올 중독으로 인해 고통 받고 있는 사람들의 반 이상이 알코올 중독 이외의 다른 정신과적 문제를 지니고 있다. 이는 질문 31에서 일부 논의된 바 있으며 질문 68번에 좀 더 기술되어 있다. 한 가지 문제가 또 다른 문제를 유발하는 가에 대한 질문은 불명확하며 오해를 불러 일으킬 수 있다. 비록 우울증이 단주를 유지해 나가는 능력을 저해하지만 그렇다고 우울증을 치료한다고 해서 반드시 단주를 유지할 수 있는 것은 아니다. 반대로 오랫동안 우울증으로 고생해온 어떤 사람이 몇 개월간 술을 안 마시고 있다 해도 이러한 단주가 우울증을 호전시킬 확률은 극히 적다. 이는 닭이 먼저냐 달걀이 먼저냐를 따지는 것과 마찬가지다.

성공적인 치료를 위해서는 알코올 중독과 정신과적 문제들이 동시에 치료될 필요가 있다. 환자 및 그의 가족들은 그의 행동상의 문제들이 모두 한 가지 질환에서 기인한 것이기를 바라며 우울증이든 알코올 중독이든 이로 인한 편견을 두려워한다. 따라서 정신과 질환에 대한 치료는 알코올 중독에 대한 재활 치료 프로그램이 시작되기 전이나 완료된 후에 진행할 것이 아닌 반드시 적절한 재활 치료 프로그램과 함께 정신과 질환에 대한 치료가 동시에 진행되어야만 한다. 몇몇 재활 프로그램들에서는 현재 정신과 약물을 복용하고 있거나 재활 시설에 머무르는 동안 약물을 감량 혹은 중단해야 하는 필요성이 있는 환자들은 받아들이지 않기도 한다. 약물 복용의 적정성 여부에 대한 평가를 마무리 짓기 위한 자세한 정신과적 평가가 완료되기 전에 약물 복용이 중단되어야만 한다면 이러한 형태의 재활 프로그램은 알코올 중독 및 정신과적 질환을 동시에 가지고 있는 환자들에게는 부적절하다. 반대로 만약에 정신과적 평가가 시행되었으며 약물을 감량해 나가는 것이 필요하다면 환자는 반드시 투약 중단을 결정하기 이전에 투약 중단이 타당한지에 대해 정신과 전문의에게 문의해야만 한다. 만약에 의사로부터 투약을 지속해야 한다는 의견을 들었다면 환자는 자기 마음대로 투약을 줄이거나 중단해서는 안 된다. 다양한 치료 프로그램들을 살펴보다 보면 중독의 문제와 기저의 정신과적 문제를 함께 해결해 줄 수 있는 치료 프로그램을 찾을 수 있을 것이다.

## Q43 내가 참여하고 있는 프로그램들은 모두 집단 프로그램입니다. 정작 내게는 개인치료가 필요하다고 느끼는 데 어떻게 해야 하나요?

전부는 아니지만 많은 환자들이 초기에는 집단 치료에 참여하는 것을 꺼려하며 개인 치료를 선호한다. 이들은 개인 치료를 받는다면 보다 편하고 좋은 치료를 받을 것이라 생각한다. 개인 치료가 보다 개인적인 관심을 제공함에도 불구하고 일반적으로 집단 치료처럼 매일 치료를 받는 것은 불가능하다. 그동안 출간된 여러 연구들은 이 두 가지 형태의 치료들 사이에 있어서 성공률의 차이가 없는 것으로 보고하고 있다. 집단 치료는 가장 경제적으로 효율적인 치료법이기도 하다. 어떤 사람이 기존의 보험료 외에 부가적으로 자기 돈을 더 내는 것이 아닌 한 개인 치료를 받기란 어렵다. 우리가 관심을 가져야만 할 것은 결과이다. 진정한 치료의 성공은 어떤 형태의 치료를 받는 가가 아니라 얼마나 치료를 지속하는 가에 달려있다. 집단 치료는 자신을 후원해 줄 수 있는 사람들을 만날 기회를 주는 것과 같이 개인 치료로는 제공해 주지 못하는 장점들을 제공할 수 있다. 그 집단에서의 적어도 한 사람은 이전에 가졌던 술 마시는 관계와는 달리 단주에 도움이 되는 방식으로 나와 인연을 맺게 될 것이다. 개인 치료를 받는 경우 만약 전문 치료자가 자신을 잘 이해하지 못하고 있다는 느낌이 들게 될 경우 불신을 유도하게 되며 치료를 중단하게 하는 그럴 듯한 구실이 된다. 이에 반해 집단 치료 속에서는 모두가 서로를 이해하며 적어도 한 사람은 나를 이해해 주고 지지적인 진정한 도움을 주게 될 것이다. 알코올 중독은 강한 후원 조직과 함께 할 때 잘 싸워 나갈 수 있는 것이다. 보다 많은 사람에게 손을 뻗을수록 이러한 핵심적인 도움을 얻을 가능성이 많아진다. 조금만 지나게 되면 모든 사람이 여러 사람 앞에서 이야기하기 쑥스러워하는 것을 극복하게

---

역주) 미국의 경우 초기에 1,2주간 병원에서의 해독 및 금단 증상에 대한 치료가 이루어진 후 지역사회에서 대부분의 알코올에 대한 재활치료가 이루어지게 된다. 높은 의료 수가로 인해서 전문의를 만나서 진료를 받는 것이 많은 비용이 들기 때문이기도 하다. 그렇기에 특별히 돈을 더 내고 비싼 개인 보험을 들고 있는 경우에는 정신과 전문의를 통한 개인정신치료를 부가적으로 받을 수 있지만 그렇지 않은 환자들의 경우 지역사회의 수많은 재활센터, 자조모임 등을 통해서 집단 치료가 이루어지는 것이 대부분이다. 지역사회 재활시설이 거의 전무하고 미국에 비해 낮은 의료 수가로 인해서 알코올 중독 치료의 대부분이 병원에서 이루어지는 국내의 경우 병원 입원 기간 동안 다양한 형태의 집단치료는 물론 정신과 전문의를 통한 개인 정신치료가 필수적으로 이루어지고 있다.

된다. 집단의 구성원들 사이에서 생기는 결속력이 한 개인의 감정적 이해와 지지에 미치는 영향은 대단한 것이다.

## Q44 술을 줄여서 마시도록 가르치는 프로그램도 있다고 들었는데 이런 프로그램들도 효과적인가요?

미국 내 AA 및 금주 운동에 있어서의 치료는 알코올 및 모든 중독성 물질로부터 완전하고 영구적인 단주를 강조하는 가운데 발전해 왔다. 조절음주나 절주로 돌아간다는 개념은 배척되어 왔다. 이에 비해 유럽 및 몇몇 복지국가들에서는 오랫동안 조절음주치료를 여러 치료법들 중 하나의 치료법으로서 제공해 왔다. 알코올 의존증, 알코올 남용 및 문제 음주를 앓고 있는 환자들에 대한 치료 성공률을 비교해 보았을 때 각 집단 간의 성공률의 차이는 없거나 있더라도 미미하다. 또 다른 혼란스러운 요인은 재발의 정의를 어떻게 내리는가 이다. 많은 연구들에 있어 재발을 정의함에 있어서 음주량이나 음주로 인한 결과들에는 큰 의미를 두지 않는다. 성탄절 저녁 식사에서 마신 와인 한 잔을 재발한 것이라 할 수 있을까? 만약에 재발이 아니라면 어디까지가 한계인 것인가? 대부분의 의사들은 단 한 잔의 술도 그로 인해 이전의 통제 불가능한 음주 양상으로 되돌아 갔다면 재발인 것으로 정의한다.

George Valliant는 단주를 월 1회 이하의 음주 및 1년 동안 폭음 기간이 1주 이하인 경우로 정의하였다. 알코올중독자들의 90%가 치료 시작 4년 내에 재발하게 된다. 이러한 놀랄만한 수치로 인해 몇몇 의사들 중에는 완벽한 단주를 요구하는 것은 좋게 말하면 비현실적이고 나쁘게 말하자면 오히려 해가 되는, 그로 인해서 환자들이 미리 포기하고 아예 치료를 거부하게 만드는 것이라고 생각하는 사람들도 있다. 알코올중독자에 있어서 조절 음주가 가능한지 아닌지를 믿을 수 있게 판별해 내기 위해서 환자의 종류들(알코올의존증, 알코올남용, 문제 음주)과 음주의 양상들을 정의해 내는 것은 어려운 일이다. 음주의 피해를 줄이는 것이 중요하다고 강조하는 의사의 입장에서 비록 계속 술을 마시고 있다 해도 환자의 음주량이 줄어간다는 것은 행복한 일일 수 있지만 다른 의사들이 보기에는 조절 음주는 어쨌건 다가올 재앙을 준비하는 것일 수 있다. 중독에 대한 치료의 한 형태인 **동기강화면담**(Motivational interviewing)은 환자 스스로가 자신의 음주에 대해 가지고 있는 믿음으로부터 출발하여 느리지만 지속적인 정신 치료적 작업을 통해 회복을 위한 여러 단계(숙고 전단계 → 숙고 단계 → 수용)로 나아가도록 시도한다. 이러한 치료가 진행되면서 개인의 결심은 단주를 향한 쪽으로 변화하게 된다(부록의 동기강화면담의 원칙 참조).

***동기강화면담* (*Motivational interviewing*) :** 중독적 행동 및 다른 문제 행동들로부터 변화할 수 있는 내적 동기를 빠르게 형성하기 위한 기본적인 치료적 접근.

연구들을 통해서 단 한 잔이라도 술을 마신 환자들은 완벽하게 단주하고 있는 환자들에 비해 반복적으로 재발할 위험성이 훨씬 높다는 것이 입증되었다. 아이러니컬하게도 연구를 통해서 밝혀진 바로는 조절 음주로 되돌아간 사람들은 치료를 거부한 알코올중독자들 중에 보다 흔했다. 조절 음주를 유지할 능력이 있는지에 대한 가장 큰 결정인자는 환자가 치료를 받아왔는가가 아니라 술 문제가 얼마나 심각한가 일 것이다. 심각한 술 문제를 지니고 있는 사람은 단주를 해야만 하며 그렇지 않을 경우 자신의 삶을 포함한 모든 것을 잃게 된다. 하지만 알코올 남용이나 문제 음주자로서 음주로 인한 문제의 심각성이 자신의 삶을 심하게 위협하고 있지 않은 경우라면 조절 음주를 시도해 볼 수도 있다. 이러한 사람들은 치료를 잘 받지 않는 경우가 많으며 자신의 음주를 조절해 갈 가능성도 있다. 조절 음주란 것은 어떤 사람에겐 이득일 수 있지만 또 다른 사람에게는 완벽한 재난이기도 하다.

## Q45 청소년에 대한 치료는 어른들의 경우와는 다른가요?

청소년 알코올중독자와 성인 알코올중독자는 다른 점을 많이 가지고 있다. 청소년기의 경우 특징적으로 문제 음주자나 알코올 남용이 될 가능성이 많으며 아직은 매일 과음하는 양상으로까지는 발전하지 않은 경우가 많다. 그렇기에 이들이 알코올 의존증인 경우는 드물며 따라서 성인에 비해 신체적 금단 증상을 보이는 경우도 드물다. 청소년들은 일반적으로 아직은 자신이 선호하는 한두 가지 약물에 고정적으로 머물러 있지는 않은 상태이며 술과 더불어서 여러 가지 약물들을 남용하는 경향을 보이게 된다. 또한 이들은 불안장애나 특히 외상후 스트레스장애와 같은 2차적인 정신과 질환을 가지고 있는 비율이 높은데 많은 경우에서 신체적 혹은 성적 학대를 경험한 과거를 지니고 있기도 하다. 청소년들에서 알코올리즘이나 다른 중독들과 연관된 또 다른 정신과적 질환은 **주의력결핍-과잉행동 장애**(ADHD: attention deficit hyperactivity disorder)이다. ADHD 치료에 이용되는 Ritalin이나 Dexedrine과 같은 **정신자극제**(psychostimulant)의 사용을 둘러싼 많은 논란이 있어 왔는데 어떤 이들은 이들 약물들이 중독과 관련한 문제들을 유발한다고 믿고 있다. 또한 이들 약물들 자체가 중독성을 지니고 있으며 이로 인해서 중독 문제를 유발할 수 있다. 많은 연구들을 통해서

> ***주의력결핍-과잉행동장애 (ADHD: Attention deficit hyperactivity disorder) :*** 아이의 정상적인 발달 수준에 비추어 보았을 때 산만함과 과잉행동, 충동성이 지속적인 양상으로 나타나는 질환.
>
> ***Ritalin :*** ADHD의 치료제로 사용되는 methylphenidate의 상품명.
>
> ***Dexedrine :*** ADHD의 치료제로 처방되는 정신자극제.
>
> ***정신자극제(Psychostimulant) :*** "psycho"는 뇌와 뇌의 인지기능들을 의미한다. 자극제(stimulant)는 특정 기관의 효율이나 기능적 활성을 증가시켜 주는 약물을 의미한다.

여러 차례 밝혀진 바로는 ADHD의 치료에 정신자극제를 썼느냐 안 썼느냐를 떠나서 ADHD라는 질병 자체가 물질 및 알코올 중독을 유발하는 독립적인 위험인자로 작용한다는 점이다. 실상 최근의 연구들을 통해서 치료받지 않은 ADHD 환자에서 약물 및 알코올 사용의 위험성이 증가함이 증명되었다.

## 청소년에서의 치료

성인과의 차이점으로 인해 청소년의 경우 이들이 지닌 물질 남용이나 알코올 문제의 치료에 있어서는 보다 신중하게 접근해감에 비해, 기저의 정신과적 문제들에 대해서는 보다 적극적인 치료를 해나가는 경향이 있다. 소아청소년 정신의학자들은 청소년의 발달상의 문제들에 초점을 맞춘다. 질문 47-52에서 기술된 naltrexone(**ReVia**), acamprosate calcium(**Campral**), **disulfiram**(Antabuse)과 같은 알코올 중독 치료 약물들은 청소년기 연령대의 아이들에게 안정성이 검증된 바 없으므로 아주 심한 치료 불응성 사례들에서만 사용해야 한다. 12단계 치료로부터 개인 정신치료까지를 포함하는 모든 형태의 정신 치료적 접근들을 이용하는 것이 가장 좋다. 비록 약물을 사용하고 있음에도 불구하고 아이의 기능이 호전되는 것에 만족할 수도 있겠지만 청소년기에 있어서 조절 음주는 절대로 치료의 목표가 되어서는 안 된다. 대부분의 청소년들에서 조절 음주를 허용한다는 것은 자신들이 기능을 잘 하기만 한다면 음주를 해도 된다는 식의 음주에 대한 암묵적 승인으로써 해석될 수 있기 때문이다. 청소년에 대한 ASAM 환자 배치기준은 일반적으로 성인의 경우와 유사한 기준을 따르고 있다.

***ReVia* :**
naltrexone의 상품명.

***Campral* :**
단주를 유지하기 위해 처방되는 약물. 국내에서는 아캄프롤이라는 상품명으로 처방되고 있다.

***Disulfiram* :**
미국 내에서 알코올 중독의 치료를 위해 가장 널리 쓰이는 약물로 Antabuse의 성분명임.

## Q46 "치료적 개입(intervention)"이란 무엇인가요?

치료적 개입은 Seinfeld나 Sopranos와 같은 시트콤이나 연속극의 주제가 되어 왔다. 비록 유머나 익살은 없을 지라도 치료적 개입은 사랑했던 사람들을 치료에 참여하도록 끌어 모으는데 효과적인 방법일 수 있다. 치료적 개입은 다른 여지들을 남겨놓지 않도록 숙련된 전문가에 의해 조화를 이루어야 하며 모든 예상 가능한 대응책들이 고려됨과 동시에 충족될 수 있어야 한다. 중요한 것은 지렛대 역할을 한다는 것이다. 불행하게도 대부분의 알코올 중독자들이 자신이 문제가 있다는 사실을 부정하며 그들이 술보다도 더 소중한 것들을 상실할 위기에 처하기 전까지는 술 문제가 있다는 이야기를 듣기 싫어하며 거부한다는 점이다.

치료적 개입에 있어서의 중요한 원칙들은 다음과 같다.

1. 개입은 음주와 그로인한 부정적인 결과 사이의 관련성을 명확히 드러내기 위해서 최근의 알코올과 연관된 사건들에 적절하게 연결되어 이루어져야만 한다.
2. 개입은 환자가 술이 깬 상태에서 행해져야 한다.
3. 과거에 있었던 음주와 관련한 사건들과 마찬가지로 지금 당신을 어떻게 망치고 있는지를 설명하기 위한 특정 예화들이 준비되어야 한다. 치료적 개입을 필요로 하는 이유가 알코올중독자를 치료에 참여하도록 하는 것이다.
4. 환자와 당신 사이의 관계를 바탕으로 지속적인 음주가 초래하게 될 향후의 결과들에 대해 설명해 주어야 한다. 환자에게 그가 단주를 유지하기 위한 치료를 받지 않는다면 결국 당신 나름의 계획들을 실행에 옮길 것이라고 이야기 해주어야 한다. 절대로 협박하지는 말 것! 겁을

주는 것은 단순히 열받은 것으로 비칠 뿐이다. 당신은 당신의 계획을 실행할 완벽한 준비가 되어 있으며 당신 자신을 지키기 위해서 그러한 계획을 실행에 옮길 것이라는 점만 이야기 해 놓으면 된다. 여기에는 어떤 술과 연관된 사회적 활동들에 참여하는 것을 거부하는 것으로부터 아예 집을 나와 버리는 것까지 포함될 수 있다. 환자의 술 문제로 인해 직접적으로 피해를 입어왔던 다른 사랑하는 사람을 치료에 개입시키는 것도 큰 도움이 될 수 있다. 그들이 알코올중독자로 인해 경험해야 했던 힘든 경험들을 이야기 하도록 해야 한다. 환자가 사랑하는 사람들 중에 같은 문제를 가지고 있었으나 지금은 회복한 사람이 있다면 훨씬 더 설득력을 가지게 될 것이다.

5. 여러 가지 선택할 수 있는 치료법들을 지니고 있어야 한다. 미리 언제든지 입원 해독치료나 재활치료를 받을 수 있는 병원이나 기관을 알고 있어야 한다. 만약에 외래 치료가 적절하다면 환자 이름으로 미리 예약이 되어있어야 한다. 첫 번째 진료 예약이나 첫 AA 모임에 환자를 동반해서 같이 가주는 것이 매우 도움이 되는데 이를 통해서 당신이 그를 돕고 있다는 사실을 보여주는 것이다.

## Q47 알코올 중독에 사용할 수 있는 약물들은 어떤 것들이 있나요?

알코올 중독 환자를 위한 치료 약물들은 몇 가지 범주로 나누어 볼 수 있다. 1) 알코올 금단 증후군을 치료하기 위한 약물들. 이 증후군은 내과적 응급 상황이며 약물 처방을 반드시 필요로 한다. 2) 직접적으로 알코올 중독을 유발한 것은 아니지만 알코올 중독에 영향을 끼치는 기저의 정신과적 질환들을 치료하기 위한 약물. 3) 행동상의 문제를 교정하기 위한 약물 치료.

환자들은 그들이 술을 마신다면 설령 이러한 종류의 약물들을 복용하고 있음에도 불구하고 공격적이 될 수 있다는 사실을 알 필요가 있다. 4) 마지막으로 뇌에 직접적으로 작용하여 음주 갈망을 줄여주고 단주를 유지할 수 있도록 해주는 약들이 있다. FDA에서는 알코올 중독의 치료를 위한 약물로 단 3가지의 약물만을 승인한 상태이며 기타 다른 알코올 중독 치료제들은 모두 인가받지 않은 약물들이다. 이들 3가지 승인된 약물들에 대해서는 다음에 이어질 3개의 질문들을 통해서 보다 자세히 기술되어 있다. 알코올 금단의 치료에 쓰이는 약물은 질문 56에서 다루었다.

***양극성 정동장애 (Bipolar disorder) :***
조증 혹은 경조증이 우울증과 함께 주기를 이루어 나타나는 정신질환. 그러나 이러한 상태는 다양한 형태로도 나타날 수 있는데 조증만 반복적으로 나타나거나 조증만 한차례 나타나고 우울증만 반복되는 경우 또는 조증과 심한 우울증이 급속히 순환하며 나타나는 경우 등이 있을 수 있다.

환자들과 의사들이 알코올 중독 치료 약물들을 복용하는 것에 대한 중요성을 어느 정도까지 신뢰하고 있는지는 약물의 범주에 따라 차이가 있다. 전문가들은 알코올 해독과정이 약물 처방을 필요로 하는 내과적 문제라는 데는 모두 이해하고 있고 동의하는 바이다. 정신분열병, **양극성 정동장애** 혹은 우울증과 같은 기저의 정신과 질환들에 대한 치료가 필요하다는 점에 대해서도 비록 이들 질환의 치료 약물들에 대해 다소 논란이 있기는 하지만 대부분이 동의하고 있다. 이는 모든 종류의 약물 사용은 행동의 변화를 초래하여 어떤 형태로든 의존을 유발한다고까지 광적으로 믿고 있는 일부 알코올중독 치료자들 또한 동의하는 바이다. 알코올 의존증 혹은 알코올 남용 자체를 치료하기 위해 처방되는 약물의 사용에 있어서도 다양한 임상가들 및 치료 프로그램이 가지고 있는 철학에 따라 극단적으로 다른 견해들이 존재한다. 몇몇 병원들에서는 환자에게 절대로 어떠한 약물도 처방을 하지 않는 반면 또 다른 병원들에서는 모든 환자들에게 처방을 하기도 한다. 역사적으로 A.A의 12단계 프로그램들은 어떤 형태의 정신과 약물도 복용하는 것을 금기시해 왔다. 그러나 최근에 들어서는 정신과적 동반 질환들에 대한 이해가 깊어지면서 이러한 태도는 거의 사라졌다.

## Q48 항남용제(Antabuse)는 어떤 약이며 어떻게 작용하나요?

**Antabuse**는 알코올 중독 치료제로써 FDA의 허가를 받은 첫 번째 약물이다. 이 약물은 음주 행동 수정을 위해 쓰이는 계열의 약물이다. 질문 22번(표 6)에서 설명했던 데로 알코올을 대사시키는 능력을 가지고 있는지 여부와 알코올 중독이 되기 쉬운 것 사이에는 연관성이 있다.

> ***안타부스(Antabuse) :*** 술을 마시게 되면 미식거림, 구토, 어지러움, 안면 홍조, 맥박이 빨리 뛰는 증상이 생기도록 함으로 인해 술을 못 마시게 하는 약물로써 부정적 강화물에 해당한다(국내에서는 알코올 빙, 알코올 스탑 등의 상품명으로 소개되었었다. 역주).

알코올을 대사시키는 효소는 알데하이드 탈수소효소(aldehyde dehydrogenase)이다. 알코올 중독이 되기 쉬운 경향을 가진 집단의 사람들은 체내에 보다 많은 이용 가능한 알데하이드 탈수소효소를 지니고 있는 반면 그러한 경향이 덜한 집단에서는 알데하이드 탈수소효소가 적다. 결국 알데하이드 탈수소효소의 감소는 알코올 중독이 발병하게 될 가능성을 감소시키는 것이다. 다이설피람(disulfiram: Antabuse)은 알데하이드 탈수소효소의 상대적인 양을 감소시킴으로써 이러한 유전적 변인과 유사한 역할을 하도록 개발되어졌다. 이 약물은 알데하이드 탈수소효소의 작용을 차단함으로써 알코올을 분해하는데 필요한 효소의 양을 줄여주고 이로 인해 술을 마시게 되면 체내에 아세트알데하이드(acetaldehyde)가 축적되게 된다. 아세트알데하이드는 구역질, 저혈압, 안면 홍조, 두통 및 무기력감 등을 유발한다. 이러한 증상들은 30분에서 1시간까지 갈 수도 있다. 이러한 알코올의 대사

되지 않음으로 인한 반응들은 음주량에 따라 다양하게 나타날 수 있다. 가장 심각한 반응들로는 심혈관계 부작용과 경련을 들 수 있다. 또 다른 위험성으로는 말초신경 손상과 간염이 있을 수 있다. 이 약을 복용하려는 사람은 이러한 부작용이 발생할 위험성으로 인해서 마지막 음주가 있은 후 72시간이 지난 뒤에 복용을 시작해야만 한다. 애프터 쉐이브 로션을 비롯해서 어떤 음식이나 약물 등 알코올 성분이 들어있는 모든 것들은 이러한 부작용들을 유발할 수 있다. 이러한 위험성으로 인해서 안타부스는 치료를 처음 시작하는 사람들에게는 잘 사용되지 않는다. 사용 전에는 반드시 자세한 의학적 조사가 이루어져야만 하며 이 약을 써서는 안 되는 간질환, 신장질환, 갑상선 기능 저하증, 당뇨병 등이 있는지 여부가 미리 파악되어야 한다. 환자들은 이 약을 복용하고 있는 동안은 술을 거의 안 먹게 된다. 단주를 지속하기 위한 동기를 지닌 환자들은 이 약물의 복용을 지속해 나가지만 그렇지 않은 사람들은 약물 복용을 중단하고 결국에는 다시 술을 마시게 된다. 다시 말하자면 안타부스에 의해 초래되는 괴로운 증상들을 지속되는 음주를 막기 위해서 치료적으로 이용하는 것이다(보다 자세한 설명은 표 10을 참조).

**표 10. 다이설피람(disulfiram)**

| | |
|---|---|
| 약물명 | Disulfiram(Antabuse) – 술 마시는 날의 수를 줄여주지만 단주 자체를 증가시키지는 않는다. 직접적인 관찰을 통한 치료는 보다 효과적일 수 있지만 아직까지 신뢰할 만한 무작위 연구가 시행된 적은 없다. |
| 성인용량 | 250mg 하루 한차례 경구 복용 |
| 소아용량 | 불명 |
| 금기 | 약물에 대한 민감성이 있는 경우, 심한 심근 경색, 심혈관 폐색 |
| 상호작용 | 메트로니다졸(metronidazole)과 함께 투여하지 말 것, 페니토인을 복용중인 환자에게는 주의해서 사용할 것(페니토인 약물 농도를 증가시킬 수 있음). |
| 임산부 | C군 – 임신 중 사용의 안정성 여부는 밝혀진 바 없음. |

| | |
|---|---|
| 주의사항 | 약물 복용으로 인한 부작용은 드물지만 간염, 시신경염, 신경 장애, 피부 발적 등이 보고되었음. |

## Q49 레비아(ReVia)는 아편계에 작용하는 약물이라고 알고 있습니다. 난 아편에 중독되어 본 적이 없는데도 왜 내가 이 약물을 처방받아야 하는 것이고 또 나중에 이 약물에 중독되는 것은 아닌가요?

약물들은 다음의 두 가지 역할을 한다. 1) 특정 수용체에 붙는다. 2) 특정한 방식으로 수용체를 변화시킨다. 아편계 약물들은 체내의 아편 수용체에 작용하는 약물들이다. 일반적으로 아편 수용체는 통증과 연관된 수용체이며 그래서 아편계 약물들을 진통제로 사용하는 것으로 알고 있다. 그러나 실상 한 개 이상의 아편 수용체가 존재하며 각각의 아편 수용체들은 다양한 방식으로 변화될 수 있다. 일반인들에게 몇몇 아편 수용체들은 통증을 경감시키는 역할을 하는 것으로 흔히 알려져 있지만 그 외의 아편 수용체들이 다른 여러 가지 생리학적, 심리학적 속성들을 변화시킬 수 있다는 사실은 잘 알려져 있지 않다.

아편에 대해 보다 잘 이해하기 위해서는 아편이 가진 다양한 생리학적 효과들을 고려할 필요가 있다. 통증을 감소시키는 효과 이외에도 아편계 물질들은 수면을 유도하며(신경학적 효과) 호흡을 감소시키고(호흡기계 효과), 구토와 변비를 유발하며(위장관계 효과) 다행감을 유발할 수 있다(심리적 효과). 이러한 다양한 각각의 속성들은 서로 다른 종류의 아편계 수용체들이 이루는 조합들에 의해 영향을 받게 된다. 이러한 특정 수용체들에 부가적으로 다양한 변화들이 여러 약물에 의해 수용체 내에서 일어날 수 있다.

*역항진작용(reverse agonism)* : 수용체에 작용하여 단순히 수용체의 기능을 가로막는 것이 아닌 반대로 작용하도록 하는 것을 의미한다.

*길항작용(antagonism)* : 약물이나 화학물질에 의해 특정 수용체가 가로막힘으로 인해 수용체의 생물학적 반응이 차단되는 과정을 의미.

*내인성(endogenously)* : 정신 혹은 신체 내부의 내적 요인들에서 기인한 기능적 원인들.

*항진제(agonist)* : 세포에 있는 수용체와 결합하여 반응이나 활동을 유발할 수 있는 약물.

*부분항진제(partial agonist)* : 수용체 간극에 존재하는 신경전달물질의 상대적 양에 따라서 수용체를 차단할 수도 자극할 수도 있는 물질.

*날록손(naloxone)* : Narcan의 성분명. 아편계 수용체에 대한 길항제이며 수용체에서 아편계 물질들과 수용체를 차지하기 위해 경쟁하게 된다.

*나르칸(Narcan)* : 아편계 길항제이며 아편 과다복용에 대한 해독제.

예를 들면 수용체에 작용하여 긍정적으로 혹은 보다 강하게 반응하게끔 하는 약물이 있는 반면 수용체에 작용하여 반대로 작용하게끔 하는 약리학적으로 **역항진작용(reverse agonism)**을 하는 약물도 있다. 또 어떤 약물들은 수용체를 가로막아서 전혀 기능을 하지 못하도록 하는 약물도 있다. 이를 약리학적으로는 **길항작용(antagonism)**이라 부른다. 마지막으로 주변 환경(예를 들면 **내인성(endogenously)**으로 이용 가능한 신경전달물질의 양)에 따라서 항진제(agonist) 혹은 길항제로 작용하는 약물도 있다. 주변 신경전달물질의 양이 적을 때는 약물이 **항진제(agonist)**로 작용하고 반대로 신경전달물질의 양이 많을 때는 길항제(antagonist)로 작용하는 약물로써 이러한 약물들은 **부분 항진제(partial agonist)**라 부른다.

결국 모든 종류의 효과들은 각 특정 수용체에 여러 다양한 화학물질들이 작용함으로써 형성되게 되는데 마치 취향에 따라 라디오 주파수를 맞추는 것과 비슷하다. 예를 들면 어떤 환자가 헤로인 과량 복용으로 응급실에 실려 오게 되면 의사는 **날록손(naloxone: Narcan)**이라는 약물을 투여하게 되는 데 이 약물은 모든 아편계 수용체에 대한 헤로인의 작용을 차단하는 역할을 한다. 이를 통해서 헤로인 과량 복용으로 인한 사망 원인인 호흡 정지 및 다른 부작용들로부터 회복될 수 있다. 이 경우 나쁘게 작용하는 쪽으로 본다면 현재 헤로인 의존 상태인 환자에서 사용될 경우 모든 헤로인의 효과들이 차단됨으로 인해 즉각적인 헤로인 금단 상태로 빠질 수도 있다.

레비아(ReVia)는 **날트렉손(naltrexone)**의 상품명이다(표 11). 이 약물은 알코올 중독 치료제로 FDA의 승인을 받은 두 번째 약물이며 1994년부터 사용되고 있다. 날트렉손은 아편계 수용체 길항제로써 아편계 수용체를 차단할 뿐만 아니라 이를 통해서 술에 대한 갈망을 감소시키고 음주량을 줄여준다(알코올과 아편계 물질 사이의 연관성에 대한 부가적 정보는 질문 32를 참고할 것). 결론적으로 술을 몇 차례 마시게 될 수 있지만 폭음 상태로 돌아가는 재발은 어느 정도 줄여줄 수 있다. 동물 실험을 통해서 명백하게 입증된 바로 음주는 내인성 아편계 물질들을 증가시키고 날트렉손은 뇌 내에서 이들 아편계 물질들이 증가하는 것을 차단하는 역할을 함으로써 음주로 인한 쾌감이 느껴지지 않도록 한다. 알코올중독 환자는 보상작용 및 쾌감과 연관이 있는 뇌 부위에서 아편계 수용체들이 증가되어 있음이 최근의 뇌영상 연구를 통해 입증되었다. 게다가 날트렉손은 보상작용(질문 6을 참조)과 연관된 주된 신경전달물질인 도파민의 양을 간접적으로 증가시킨다. 불행하게도 재발을 줄여주는 효과는 연구에 따라 12~20% 정도로 그리 크지는 않은 편이다. 그러나 다른 형태의 치료와 함께 약물 복용을 해나갈 경우에는 그 효과가 커진다.

### 표 11. 날트렉손 : 아편계 길항제

| | |
|---|---|
| 약물명 | 날트렉손(레비아) – 환자가 술을 끊은 지 적어도 5–7일 후에 투여를 시작해야 한다. 치료가 진행되는 동안 간 기능을 모니터할 것. 한 알에 4.5 달러에 이를 정도로 비싸다. 순수한 길항제이며 중독성이 없다. |
| 성인용량 | 50mg을 하루 한차례 경구 복용.<br>몇몇 의사들은 첫 2일간은 25mg을 처방하기도 함. 의사에 따라서는 100mg을 처방하는 것이 50mg 투여시보다 좋은 효과를 보인다고 믿고 있으나 연구를 통해 입증된 것은 아니다. |

| | |
|---|---|
| 소아용량 | 불명 |
| 금기 | 약물에 대한 민감성이 있는 경우, 급성 간염, 간부전 |
| 상호작용 | 아편계 약물의 작용을 저해하므로 최근까지 아편에 중독되어 있었거나 치료 시작 7일전까지 오랫동안 아편계 진통제로 치료받아왔던 환자들의 경우에는 심한 아편 금단 증상을 경험할 수 있음. |
| 임산부 | C군 - 임신 중 사용의 안정성 여부는 밝혀진 바 없음. |
| 주의사항 | 오심/구토, 복통, 주간 졸림, 코 막힘 등이 대규모 무작위 연구들에서 위약에서보다 흔하게 나타났음이 보고되었다. 거의 모든 임상적 연구들에서 약물 복용을 중단해야 할 정도의 심각한 부작용들은 흔치 않은 것으로 보고되었다. |

날트렉손의 사용은 논란의 여지를 가지고 있는데 이는 이 약물이 실상 음주를 전적으로 방지하기 보다는 음주량을 줄여주는 것으로 여겨지기 때문이다. 따라서 역설적으로 이 약물은 완전한 단주를 이루려는 사람보다는 술을 계속 마시고 있지만 음주량을 줄이고자 하려는 사람에게 보다 효과가 있을 것으로 보인다. 완전히 단주를 하게끔 하는 것이 아닌 음주량을 조절할 수 있게 해주는 약물이라는 개념은 많은 사람들에게 불편하게 받아들여지고 있고 완벽한 단주라는 궁극적인 목표를 이루는 데 도움이 되지 않는다는 불안감을 유발해왔으며 알코올중독 치료와 연관된 전반적인 목표에 방해가 되었다. 명심해야 할 것은 모든 알코올 중독자들을 바라보는 데 있어서 이들이 문제 음주자에서 알코올 남용, 알코올 의존증으로 이어지는 연속선상에서 어디에 위치하고 있는가를 결정하는 것이다. 알코올 남용을 지닌 모든 사람이 그냥두면 궁극적으로는 알코올 의존증으로 발전하는가는 여전히 뜨거운 논쟁거리로 남아있다. 단주만이 유일한 치료라고 주장하는 사람들은 이러한 연속성을 비판하는 반면 조절 음주가 가능하다고 믿는 사람들은 적어도 몇몇 알코올 중독자들의 경우에는 자신의 음주를 조절해 나갈 수 있으며 반드시 알코올 의존증으로 발전하는 것은 아니라고 주장한다. 날트렉손은 아편계 수용체에 작용함으로써 잦은 음주로 인한 쾌감 효과를 차단함으

로써 궁극적으로는 음주와 관련된 쾌감을 줄여주기 때문에 지속적으로 술을 마시기를 원하는 알코올 중독자들에게 가장 효과적인 약물일 수 있다.

날트렉손의 가장 주된 부작용들은 미식거림, 구토, 복통, 졸리움 및 코 막힘이다. 임신한 여성, 심한 간질환이나 신장 질환을 지닌 경우 혹은 아직 아편계 약물을 끊은 지 5일이 되지 않은 경우에는 사용해서는 안 된다. 헤로인이나 몰핀과 같은 아편계 마약에 중독되었던 사람의 경우나 금단 증상이 생길 위험성이 높은 사람들은 이러한 약물을 끊은 지 7일이 지난 후에 날트렉손 치료를 시작해야 한다. 이러한 부작용들에도 불구하고 날트렉손을 복용하는 대부분의 알코올 중독자들은 이런 부작용들이 나타났었는지도 모를 정도로 대부분 약하게 일시적으로 경험하게 된다. 날트렉손은 정신과적인 효과를 갖고 있지 않기 때문에 약을 복용하고 있는 동안 기분이 들뜨거나 가라 앉지 않는다. 이 약물 자체가 지닌 중독성은 없다. 날트렉손은 신체적 의존을 유발하지 않으며 언제든지 날트렉손 복용을 중단하더라도 그로 인한 금단 증상 없이 복용을 중단할 수 있다. 게다가 날트렉손 복용을 중단했을 때 오히려 다시 술을 마시게 되는 "반동(rebound)" 효과도 나타나지 않는다. 만약에 날트렉손을 복용함으로써 날트렉손으로 인한 별다른 부작용도 나타나지 않고, 복용 이후 음주를 중단하고 있거나 줄이게 되는 성공적인 효과를 보이고 있다면 치료의 초기 단계로 3개월간의 복용이 추천된다. 이 시기에 환자와 의사는 호전의 정도, 재발에 대한 지속적인 위험성 및 술 문제 이외의 영역에서의 호전 여부에 대한 판단을 기초로 치료를 지속할 것인지 여부를 결정하게 된다.

## Q50 알코올 중독 치료제로 새로운 주사제가 나왔다고 들었는데 어떤 주사제이며 어떤 효과가 있나요?

최근 FDA는 체내에서 오랜 시간동안 작용하며 한 달에 한번 주사하면 효과가 지속되는 날트렉손의 주사형 제재(상품명이 Vivitrol로 알려져 있다)를 승인하였다. 매달 맞게 되는 주사제의 원래 개발 목적은 정신 질환을 앓고 있는 많은 환자들에게 있어서 꾸준히 약물을 복용하는 것이 가장 큰 문제이기 때문에 이를 해결하기 위해서였다. FDA의 승인은 2005년 4월에 미국의학협회지(Journal of the American Medical Association)를 통해 발표된 연구 결과에 기초한 것인데 이 연구에서 **Vivitrol**은 폭음한 음주 일수의 발생 비율(event rate of heavy drinking days)을 25%까지 감소시키는 것으로 보고되었다. 폭음 일수(heavy drinking day)는 남자의 경우 하루 5 표준음주 이상, 여자의 경우 4 표준 음주 이상 음주한 날로 정의된다. 폭음 발생비율(event rate of heavy drinking)은 실제 폭음발생일수를 폭음할 위험성이 높았던 일수로 나눈 것을 의미한다. 이 주사제는 내약성이 좋으며 부작용이 적고 그동안 날트렉손의 경구 투여 시 문제가 되어왔던 간 질환의 발생도 없는 것으로 보고되었다. 연구 기간 동안 술을 많이 마셨던 사람들일수록 평균 폭음일수의 급격한 감소를 보여주었다. 비교 대상인 위약 집단에서는 가짜 주사제가 투여되었다. 위약 집단 또한 폭음 발생 비율에 있어서 호전을 보였지만 진짜 날트렉손 주사제를 투여 받은 집단만큼의 호전을 보여주지는 못했다. 일반적인 결론은 날트렉손 주사제는 날트렉손 경구제를 대체할 중요한 대체 약물이며 치료 순응도를 높임으로써 치료 결과의 호전을 기대할 수 있다는 것이다.

> *Vivitrol* :
> 날트렉손의 장기적으로 작용하는 형태의 주사제.

## Q51 아캄프로세이트가 다른 약물들과 다른 점은 무엇입니까?

아캄프로세이트(acamprosate: Campral 국내에서는 아캄프롤 등의 상품명으로 시판되어 있다. 역주)는 알코올 중독의 치료를 위해 승인된 3번째이자 현재까지 승인된 마지막 약물이다. 이 약물은 글루타메이트 수용체 차단제(glutamate receptor blocker)로 알려져 있지만 아직 그 정확한 작용기전은 명확히 밝혀지지 않았다. 질문 6번에서 다루었던 것처럼 글루타메이트는 뇌 내의 대표적인 흥분성 신경전달물질이다. 만성적인 알코올 섭취는 주된 억제성 신경전달물질인 GABA의 효과를 증가시키게 된다. 이에 뇌에서는 억제와 흥분간의 균형을 유지하기 위해서 보상차원에서 뇌 내의 GABA의 효과는 감소시키고 반대로 글루타메이트이 효과는 증가시키게 된다. 만성적인 음주로 인해 재균형을 이룬 상태에서 갑자기 술을 끊거나 줄임으로 인해 뇌 내의 알코올이 갑자기 사라지게 되면 글루타메이트는 과활동 상태인데 비해 GABA는 결핍된 상태로 남겨지게 된다. 알코올 의존증을 앓고 있는 사람들에서는 이러한 불균형이 금단 증상과 알코올에 대한 갈망을 유발하게 되는 것이다. 따라서 아캄프로세이트를 복용하게 되면 GABA의 전달을 증진시키고 글루타메이트의 전달을 저해함으로써 이전의 불균형 상태로부터 다시 균형을 이룬 상태로 복원시켜 주는 역할을 하게 된다.

문제 음주의 감소에 초점을 두었던 날트렉손과는 달리 아캄프로세이트의 목표는 단주이다. 아캄프로세이트는 유럽에서 광범위하게 연구되어 왔으며 결과에 있어서도 1년 단주율이 위약의 경우 7%에 불과했던데 비해 아캄프

역주) 아캄프로세이트는 미국에서 날트렉손에 이어 3번째로 승인된 약물이다. 유럽에서는 이미 오래전부터 날트렉손보다 광범위하게 사용되어 왔다.

로세이트 복용군은 18%로써 아주 좋은 결과를 보여주었다. 2년째에 이르러서는 아캄프로세이트 복용 집단의 단주율이 12%로 떨어진 데 비해 위약 투여군의 단주율은 5%에 불과했다. 몇몇 예비 연구들은 아캄프로세이트와 날트렉손을 함께 투여하는 것이 한 가지만 투여했을 때보다 좋은 결과를 보이는 것으로 보고하였다. 아캄프로세이트는 좋은 내약성을 가지고 있으며 간질환을 가지고 있는 환자에게도 투여가 가능하다. 설사가 가장 많은 부작용이나 시간이 지나면 대부분 호전된다.

***신경보호효과(Neuroprotective) :***
독성 물질들로부터 신경계를 보호하는 것.

***오프-라벨(off-label) :***
FDA에서 규정한 적응증이 아닌 다른 상태에 대해 약물을 처방한 것.

아캄프로세이트의 사용에 있어서 흥미로운 가능성들이 2001년에 시행된 연구 결과를 바탕으로 제안되어 왔다. 알코올 금단 증상을 경험하고 있는 동물들에게 이 약물을 투여해 보았다. 이 결과 글루타메이트의 흥분 효과들을 감소시키고 이를 통해서 **신경보호효과**(neuroprotective)를 가지고 있으며 금단 증상이 뇌에 주는 충격을 감소시킨다는 것이 입증되었다. 따라서 해독 치료에 부가적으로 이 약물을 사용할 수 있는 가능성을 열어 주었지만 이 연구는 **오프-라벨**(off-label) 치료였다는 한계를 지니고 있다(질문 52와 53에 오프-라벨로 처방된 다른 약물들에 대한 설명을 참조). 해독치료에 이용 가능한 이유에 대한 추가 정보와 효과적으로 해독 치료를 하는데 필요한 약물들에 대해서는 질문 55와 56, 표 12를 참조할 것.

### 표 12. 아캄프로세이트(acamprosate: Campral): 단주 유지를 위한 약물

| | |
|---|---|
| 약품명 | 아캄프로세이트(캄프랄) – 구조적으로 GABA유사체인 내인성 아미노산 호모타우린(homotaurine)과 화학 구조적으로 유사한 합성 물질. 단주를 유지하게 하는 기전은 명확히 밝혀지지 않았음. 글루타메이트 및 GABA 신경전달물질과 상호작용하여 신경계의 흥분과 억제 사이의 균형을 회복시키는 것으로 추정하고 있음. 이 약물에 대한 내성이나 의존성은 발생하지 않음. 이 약물의 사용이 알코올 금단증상을 없애거나 경감시키지는 않음. 정신사회적 도움을 포함한 포괄적인 치료 프로그램의 일부로써 단주를 유지하기 위한 적응증에 사용됨. 333mg 알약 제재. |
| 성인용량 | 666mg을 경구로 하루 3회 복용. 알코올 금단 직후에 사용. 체중이 60kg 이하인 경우에는 하루 333–666mg으로 감량이 필요함.<br>CrCl 30–50mL/min인 경우에는 333mg 하루 3회 경구 복용 |
| 소아용량 | 불명 |
| 금기 | 약물에 대한 민감성이 있는 경우, 심한 신장 질환(i.e., CrCl〈30mL/min) |
| 상호작용 | 날트렉손과 함께 복용할 경우 아캄프로세이트의 Cmax와 AUC가 증가할 수 있으나 감량을 필요로 하지는 않음. |
| 임산부 | C군 – 임신 중 사용의 안정성 여부는 밝혀진 바 없음. |
| 주의사항 | 설사가 가장 많은 부작용(20%)이나 이로 인한 치료 탈락은 적음. 부가적인 흔한 부작용들로는 어지러움, 가려움, 미식 거림, 복부팽만감, 두통, 성욕 증가가 있을 수 있으며 한 연구에서는 우울과 불안이 위약 투여군보다 다소 높았다는 보고가 있었음. |

## Q52 알코올중독 치료에 처방되는 다른 약물로는 어떤 약물들이 있나요?

알코올중독 치료에 사용되는 다른 약물들로는 기존의 적응증 이외의 목적(off-label)으로 알코올중독 치료에 사용되는 약물들이 있다. 가장 초기에 단주를 증가시키는 것으로 여겨졌던 약물은 리튬이지만 실제로는 효과

***프로작(Prozac) :***
플루옥세틴(fluoxetine)을 찾아 볼 것.

***Zofran :***
ondansetron의 상품명. 항구토제로서 말초 및 중추신경계, 소장에 있는 세로토닌을 차단함으로써 미식거림과 구토를 방지해 준다.

***상품명(trade name) :***
제약회사가 직접 개발하거나 다른 제약회사로부터 사서 약물에 대한 특허를 취득하여 제약회사가 붙인 약물의 이름.

***Topamax :***
topiramate의 상품명. 항경련제. 작용기전은 아직 불명확하다. 간질을 치료하기 위해 쓰임.

가 없음이 증명되었다. 연구되어진 다른 정신과 약물로는 선택적 세로토닌 재흡수 차단제(selective serotonin reuptake inhibitors: SSRIs)들 중 **플루옥세틴(fluoxetine: Prozac)**이 가장 잘 알려져 있다. 하지만 이제까지의 연구 결과들은 실망스러웠다. 그러나 알코올 중독자들 중 I형과 II형 중독자로 구분해 보았을 때 I형 중독자들에게서는 이 약물이 어느 정도 효과가 있는 것으로 나타났다(질문 18 참조). 이러한 결과는 I형 알코올 중독자들의 경우 알코올 중독에 부가적으로 보다 많은 불안과 우울을 겪고 있기에 이러한 증상에 매우 효과적인 약물인 SSRIs가 불안 및 우울 증상을 경감시킴으로써 치료 결과에 영향을 끼쳤을 것으로 여겨진다.

과학적 근거를 지닌 다른 두 가지 약물들은 **Zofran**(ondansetron의 **상품명**)과 **Topamax**(**topiramate**의 상품명)이다. 흥미로운 점은 다른 SSRIs 약물들이 I형 즉 후기 발병 알코올중독자들의 단주율을 향상시키는데 비해 ondansetron의 경우 II형, 즉 조기 발병형 알코올 중독자들에서 단주율과 음주 일수를 감소시키는 것으로 추정된다는 점이다.

## Ondansetron

ondansetron은 미식거림과 구토에 관여하는 특정 세로토닌 수용체를 차단하는 약물로써 항암치료를 받는 환자들의 구토를 치료하는데 흔히 쓰이는 약물이다. 이 특정 세로토닌 수용체가 동물에서 음주를 촉진하는 역할을 하는 것으로 추정되고 있다. 따라서 동물에서 이 수용체를 차단함으로써 음주를 감소시킬 수 있다. 이러한 효과는 조기 발병하는 II형 알코올 중독자들에서는 입증된 바 있지만 후기 발병하는 I형 알코올 중독자들에서는 위약 투여 집단과 별다른 차이를 보이지 않았다. 각기 다른 약물들에 대한 알코올 중독의 아형에 따른 선호 반응들은 알코올 중독의 두 가지 아형 사이에 생물학적 차이가 있음을 뒷받침한다.

### Topiramate

topiramate는 아직 단주에 들어가지 않은 알코올 의존증 환자에서 술에 대한 갈망과 음주량을 줄여줄 수 있는 약물로 기대되고 있다. topiramte는 원래 간질의 치료를 위해 승인 받은 항경련제이다. 이 약물은 애초에는 양극성 정동장애를 호전시킬 것으로 기대되었으나 그 동안의 연구결과들은 실망스러웠다. 이 약물은 또한 식욕을 감소시키고 체중을 감소시킬 수 있다. 그러나 어떤 기전을 통해서 식욕을 감소시키는지 아직 알려지지 않았다. topiramate는 GABA의 기능을 촉진시키고 글루타메이트에 대해서는 억제하는 작용을 한다. 이런 측면에서 보자면 아캄프로세이트와 유사한 약물이기도 하다. 이 약물의 GABA와 글루타메이트에 대한 효과는 결과적으로 도파민에 영향을 끼쳐서 음주 갈망과 금단 증상을 경감시키게 된다. 하루 용량은 일반적으로 200mg 혹은 그 이상을 필요로 한다. 초창기의 음주에 대한 효과는 최근 FDA의 승인을 받은 약물보다도 좋은 효과를 지닌 것으로 추정되었으나 심한 약물 부작용들이 보고되었었다. 이러한 부작용들로는 사고 속도의 지연, 단기 기억 장애, 단어 선택의 어려움과 같은 문제들이 포함되었다. 술이 취한 상태에서도 이 약물의 투여를 시작할 수 있다.

## Q 53 나는 이제까지 알코올중독 치료제로 승인 받지 않은 약물들을 처방받아왔는데 그럼 내가 실험 대상이었다는 말인가요?

오프-라벨 약물들은 FDA가 승인하지 않은 용도로 사용한 약물들을 의미한다. 그렇다면 이런 경우 약물 복용이 실험적이었다는 것을 의미하는 것일까? 절대로 그렇지 않다. 오프-라벨의 의미는 단순히 특별한 목적을 위해 그 약물을 사용하는데 있어서 FDA의 승인을 받기 위해 아직 관련된 연구 결과들이 제출되지 않았다는 것을 의미할 뿐이다. 이미 많은 연구들이 있었지만 아직 FDA에 제출된 바 없거나, 미국에선 아니지만 유럽의 기구들에는 연구 결과들이 제출되어 승인을 받았을 수 있다. 또한 FDA에서 승인한 목적 이외로는 그 약물이 널리 처방되지 않고 있다는 것을 의미하는 것도 아니다. FDA에서 그 약물에 대해 규정한 사용용도 이외의 질환이나 상태에 대하여 해당 약물을 사용한다고 해서 과잉 처방이라고 할 수 있는 것은 아니며 특별히 안전하다 그렇지 않다를 따질 수 있는 것도 아니다. 이는 단순히 FDA에 승인을 얻기 위해 제약회사에서 그 약물에 대한 서류를 제출했을 때 해당 진단과 사용 용량의 범위 및 연구 대상 집단의 연령에 대한 연구 결과들이 제출되었다는 것을 의미할 뿐이다.

약물에 대한 연구와 개발은 흥미로운 역사를 가지고 있다. 정신과적 약물들은 종종 우연하게 발견되었다. 대부분의 약물들은 실제로는 인체에 대해 다양한 효과를 지니고 있지만 마케팅의 차원에서 가능한 한 다른 효과들에 대한 언급은 제외하고 특정한 질환에 대한 특효를 가지고 있는 약물인 것처럼 초점을 맞추게 된다. 예를 들자면 최초의 항정신병 약물은 높은 사망률을 보일 수 있는 수술 중 쇼크를 막기 위한 약물을 찾는데 관심이 있었던 외과의사에 의해 개발되고 검증되었다. 단순한 임상적 관찰에 지나지 않았었지만 신체에 대한 다양한 다른 효과들과 마찬가지로 부가적으로 항정신병 효과가 발견된 것이다. 이를 개발한 제약회사에서는 애초에 미국에서 시판을 시작할 때 항정신병 약물로 판매될 수 있다고 믿지 않았기에 항구토제로써 일반에 출시되었다. 이러한 점이 미국 내에서 정신과 의사들이 정신분열병을 앓고 있는 환자들에게 보다 쉽게 사용해 볼 수 있도록 해 주었다. 더 황당한 사실은 첫 번째 항우울 효과를 지닌 약물은 애초에 결핵 치료제로 개발된 약물이었다는 점이다. 나중에서야 이러한 항우울작용을 지닌 약물들이 노르에피네프린, 세로토닌 및 도파민을 시냅스 간극에서 파괴하는 역할을 하는 **모노아민 산화효소**(monoamine oxidase)를 억제하거나 차단하는 작용을 한다는 사실이 밝혀졌다.

어떤 특정 약물을 항고혈압제, 항정신병약물, 항우울제 혹은 항전간제 등 뭐라 부르건 간에 진정한 명칭이 될 수는 없는 것이며 그 약이 미칠 수 있는 광범위한 효과들이 아닌 실제로는 일반에 시판될 때 그 특정 약물이 치료 목표로 삼은 임상적 문제들을 반영한 것일 뿐이다. 이는 또한 제약회사에서 FDA의 승인을 얻기 위해 소요되었던 비용을 반영한 것이기도 하다. FDA는 승인을 얻기 위해서 각각의 약물이 치료 목표로 삼은 특정 진단명을 정할 것을 요구한다. 단 하나의 진단명에 대한 적응증을 얻는 것도 엄청난 돈이 드는 일이기에 여러가지 질환에 대한 적응증을 따낸다는 것은 이보다 훨씬 더 막대한 돈이 소요되는 일이다. 따라서 제약회사들이 자신들이 투자한 돈을 조금이라도 회수할 수 있다는 전망이 보이지 않는 한, 한 개 이상의 진단명을 승인받기 위한 연구 결과들을 제출하는 경우는 드물다. 이러한 결과로 임상적 실제는 **Physician's Desk Reference**에 나와 있는 것과는 종종 상당히 다

***모노아민 산화효소 억제제 (monoamine oxidase inhibitor) :*** 모노아민 산화효소를 저해하는 효과를 지닌 항우울제로써 타이라민(tyramine)이 많이 든 음식을 먹게 되면 위험할 정도로 혈압이 오르고 또한 입이 마르는 등의 항콜린성 부작용을 가지고 있기 때문에 다른 계열의 항우울제만큼 많이 사용되지는 않는다.

***Physician's Desk Reference :*** 미국 및 캐나다의 약물을 처방할 수 있는 전문가들이 사용할 수 있는 모든 약물들에 대한 정보를 담은 요약본으로써 지침서와 함께 약물들의 작용, 일반적인 사용법, 약물 상호작용들, 금기 사항 등을 담고 있다.

를 수 있다. 실제 임상 현장들에서 이루어지는 치료 행위들은 임상적 실험들 및 발표된 연구들이 따라잡기 어려운 속도로 훨씬 발 빠르게 움직인다. 임상적 시도들에 있어서 비록 특정 약물의 효과에 대한 명확한 증거들이 고려되어야만 하지만 기민한 임상적 관찰들은 이제까지 세상에 위대한 약물들의 발견들을 가져다 주어 왔으며 이러한 것들이 단지 아직 연구가 출판되지 않았다는 이유만으로 평가절하 되어서는 안 된다.

정신과 영역에서 off-label로 약물을 사용하는 데는 두 가지 커다란 이유가 있다. 첫째로 다양한 정신과적인 질환들은 DSM-IV-TR에서 규정하는 협소한 진단 범주들에 딱 들어맞는 것은 아니기 때문이다. 정신과적 질환들은 일반적으로 많은 증상들이 겹친다. 예를 들면 흥미의 상실을 의미하는 쾌감 상실증(anhedonia)의 경우 우울증, 정신분열병 및 전두엽 손상 등 여러 가지 질환들에서 관찰될 수 있다. 많은 정신과 의사들은 DSM-IV-TR의 진단명과는 상관없이 특정 증상을 유발하는 특정 신경물질을 목표로 약물들이 처방되어야 한다고 믿고 있다. Off-label로 사용하는 것은 또 다른 명백한 근거를 가지고 있다. 인간이라는 존재는 규정짓는 것에 저항하는 존재이다. 비록 우울증을 겪고 있는 두 사람 사이에 광범위한 유사성이 존재하겠지만 과연 두 사람이 생화학적 및 심리학적 관점에서 똑같은 방식으로 고통스러워하고 있는지는 의문인 것이다. 따라서 어떤 환자는 다른 환자와는 다른 특정 치료나 특정 항우울제에 반응할 수 있다. 모든 환자들이 천편일률적으로 똑같은 반응을 보이지 않는 이유는 개인에 따라 특정 치료방식 및 특정 항우울제에 대한 생화학적 차이가 존재하기 때문이다. 이런 이유로 인해서 정해진 질환에만 사용하는 것이 아닌 다른 증상을 목표로도 약물을 사용하는 정신과 영역에서의 off-label 사용방식은 예외적인 것이 아닌 오히려 통상적인 관례에 해당할 수 있다. 다음의 예를 살펴보자: 어떤 남자가 특정 상표의 콜라를 마시게 될 경우 나타나는 심장이 두근거리는 증상으로 심장내과 의사를 찾았다. 그 심장내과는 그의 말을 무시했다. 그 남자는 다른 심장내과 의사를 찾아가서 서로 다른 상표의 콜라를 마시고 심장부하 검사를 한 끝에 특정 상표의 콜라를 마신 경우 조기심실수축(premature ventricular beats) 발생함이 밝혀졌다.

## Q54 알코올중독 치료를 위한 프로메타(Prometa®) 치료 계획이란 무엇인가요?

약물 및 알코올 의존증으로 고통 받고 있는 환자들을 위한 치료 방법들로써 여러 실험적인 임상적 시도들이 진행되고 있다. 그 예로써 Hythiam으로 알려진 로스엔젤리스를 기반으로 한 건강관리 서비스 회사의 프로메타 치료 계획이 미국 국립보건원을 통해서 최근 임상실험이 진행되고 있다. 히로뽕 의존 환자들을 대상으로 한 초기의 **개방형 연구**(open-label)들은 좋은 결과를 보였으며 최근에는 **이중 맹검, 위약 대조군 연구**(double-blind, placebo-controlled)가 진행 중에 있다. 이 치료 계획은 이미 효과가 입증된 GABA에 영향을 끼치는 두 약물 (gabapentin(Neurontin), **flumazenil(Romazicon)**)을 기반으로 하고 있다. FDA는 지금까지 알코올 중독에 대한 두 약물의 사용을 승인하지 않고 있다. Gabapentin은 항경련제로써 FDA로부터 경련성 장애의 치료제로써 승인을 받았으며 신경계 통증과 역시 GABA의 영향을 받는 것으로 알려진 불안 및 몇몇 수면 장애들에 효과가

***개방형 연구 (open-labe study) :***
연구자와 연구 참여자 모두가 연구 참여자에게 시행될 약물이나 치료법에 대해 알고 있는 상태에서 진행되는 형태의 연구를 의미한다.

***이중-맹검 연구 (double-blind study) :***
환자군과 정상대조군으로 구성되며 정상대조군에는 위약 혹은 일반화된 약물 및 기존 치료법들이 시행된다.

***위약(placebo) :***
실험약물 혹은 실험하려는 치료법과 똑같이 생긴 약물 혹은 똑같아 보이는 치료법을 의미하며 이 위약은 참여자의 건강이나 질환에 어떤 영향도 끼치지 않는다.

***Flumazenil(Romazicon) :***
벤조다이아제핀의 진정 효과를 역전시킴으로써 벤조다이아제핀계 약물 과량 복용의 치료에 쓰이는 길항제.

있는 것으로 알려져 있다. flumazenil은 GABA 수용체 길항제로써 Valium이나 Ativan과 같은 항불안제의 효과를 차단한다. 이 약물은 valium이나 ativan과 같은 벤조다이아제핀계 약물의 효과를 역전시키는 역할을 하기에 벤조다이아제핀계 약물 과다 복용으로 응급실에 실려 온 경우 치료제로 쓰이게 된다. gabapentin은 적절한 임상 실험들이 시행되기 전에는 이 약물이 양극성 정동장애 치료에 이용될 수 있다는 것은 하나의 뉴스였다. 이 약물은 양극성 정동장애의 치료에 있어서 제한적인 효과만이 입증되었다. 그렇다고 해서 양극성 정동장애를 가진 환자들에게 효과가 없다는 것을 의미하는 것은 아니다. 비록 양극성 정동장애의 치료에 대한 사용이 제한적이기는 하지만 이 약물은 여전히 다양한 정신과적 질환들에 대한 부가적인 치료법으로 쓰이고 있으며 중독의 치료에도 이용되고 있다.

프로메타 치료 계획과 같은 임상적 실험들은 기존의 전형적인 치료들에 실패한 환자들이나 다른 치료법들이 여의치 않은 환자들에게 좋은 치료법이 될 수 있다. 대학, 연구소, 제약회사와 같은 의료 관련 기관들과 연방 정부들이 이러한 시도들에 대한 재정적 지원을 하게 된다. 연구윤리심의위원회는 적어도 5명 이상의 멤버들로 구성되게 되는데 여기에는 의사 및 다른 의료관련 전문가들이 포함되며 이를 통해서 임상 실험들을 지도, 감독하게 된다. 연구윤리심의위원회는 연구에 자원한 환자들의 건강과 안전을 지키는 것은 물론 비윤리적 치료행위로부터 보호하기 위해서 만들어진 기관이다. 임상 연구에 참여함으로써 얻게 되는 중요한 이득은 자기 자신을 위함은 물론 다른 환자들을 도울 수 있는 기회를 얻는 것이다. 게다가 자신의 건강이 꼼꼼하게 관찰되는 동안 새로운 실험적 치료를 받을 수 있다는 점은 매우 값진 경험이 될 수 있다. 물론 주된 위험성은 자신의 건강을 위협할 수 있는 부작용이 일어날 수 있다는 점이다. 또 다른 문제점은 시간이다. 연구 참여의 과정은 종종 길고 복잡하며 적은 수의 사람들만이 연구에 참여할 수 있다. 연구에 참여하게 된 후에는 연구에 소요되는 시간과 행동상의 제약들이 고된 경험이 될 수 있지만 받게 될 이득은 크다. 연구에 참여하기 전에 연구에 참여함으로써 발생할 위험성과 이득에 대해서 정확히 이해하는 것이 중요하다.

## Q55 해독치료는 무엇이며 나에게 해독치료가 필요한지 어떻게 알지요?

해독 치료 혹은 "해독(detoxification)"의 개념은 다양한 의미를 지니고 있다. 우리가 흔히 알고 먹든 모르고 먹든 다양한 잠재적 독성 물질들에 대해 걱정하고 사는 이 시대에 체내에 쌓인 독성을 빼준다며 설사약이나 관장약을 사용하는 어설픈 "해독 센터"들이 난립하고 있다. 알코올 해독치료는 이러한 독성 물질을 배출해 준다는 식의 치료를 의미하는 것은 아니다. 알코올 해독은 해독 과정에서 심각한 의학적 문제들이 발생할 위험성이 있는 경우에는 의사에 의한 의학적 처치를 필요로 한다. 이러한 의학적 처치에는 알코올 금단의 증상과 징후를 관찰하고 이러한 금단 증상 및 징후들이 심각해지지 않도록 이를 감소시키거나 차단하는 약물의 투여가 포함된다. 가장 심각한 의학적 문제들로는 간질과 **알코올 금단 섬망**(DTs: delirium tremens)을 들 수 있다(이에 대한 보다 자세한 사항은 질문 62와 63을 참조할 것). 알코올 금단 섬망은 약 5%, 간질은 약 5%미만에서 나타날 수 있다. 그나마 다행인 것은 대부분의 금단 증상들은 굳이 약물 투여를 필요로 하지 않는다는 점이다. 실상 겨우 8%에서만이 약물 치료를 필요로 한다. 그렇다고 금단 증상들로 인해서 고통을 받지

> ***알코올 금단섬망 (Alcohol withdrawal delirium) :***
> DTs 혹은 delirium tremors로 알려진, 과량의 음주를 지속적으로 해오다가 음주량이 줄어들게 되면 나타나게 되는 일련의 증상들을 일컫는 증후군으로써 다음의 증상들이 나타난다. : 생명 징후의 변화, 지남력의 상실과 환각들을 동반한 소화기계 및 중추신경계의 부작용.

않는다는 말은 아니다. 잊지 말아야 할 사실은 치료되지 않은 알코올 금단 섬망의 경우 사망률이 15%에 이른다는 점이다.

주기적으로 심한 음주를 해 온 사람의 경우 마지막으로 술을 마신 후 약 8시간 무렵부터 금단증상들이 나타난다. 이러한 금단 증상들로는 빈맥 즉 맥박이 빨리 뛰는 것, 손 떨림, 구역질과 불면 등이 있다. 며칠 후에는 불안, 초조, 빛과 소리에 대한 과민함, 발한, 두통 및 혈압의 상승이 다른 증상들과 함께 동반되어 나타난다. 마지막 음주 후 2일째에서 4일째 사이에 증상들은 더욱 악화될 수 있으며 혈압 상승과 빈맥, 고열, 지남력 상실, 환각과 망상 등이 나타날 수 있다. 이러한 인지 기능의 장애를 보이는 증상들을 알코올 금단 섬망으로 정의한다. 간질 발작은 2일째에서 6일째 사이에 언제든지 나타날 수 있다.

해독 치료 약물을 필요로 할 정도의 심각한 금단 증상들이 일어날 가능성을 높이는 몇몇 특정 위험인자들이 존재한다. 간질 발작이나 금단 섬망의 발생과 연관이 있는 이러한 위험 인자들은 다음과 같다: 이전에 어떤 이유에서건 금단 섬망이나 간질 발작이 있었던 경우, 매일 과량의 음주를 해왔던 경우, 고령, 간염과 연관 있는 간 효소치의 상승 등을 들 수 있으며 췌장염과 같은 다른 소화기계 문제들 및 호흡기나 심혈관계 문제들도 위험성을 증가시킬 수 있다.

## Q56 해독치료에 사용되는 약물들로는 어떤 것들이 있습니까?

앞서 설명했듯이 알코올 금단 증후군이 발생할 가능성 때문에 해독 치료는 의학적으로 필요하다(질문 61에 보다 자세히 설명되어 있음).

# 표 13. Clinical Institute Withdrawal Assessment Tool

| Addiction Research Foundation Clinical Institute Withdrawal Assessment-Alcohol(CIWA-Ar)<br>이 척도는 자유롭게 이용하셔도 좋습니다. | |
|---|---|
| 환자: 날짜: 시간: :<br>(24시간으로 표시, 밤 12시 = 00:00) | |
| **미식거림/구토** – "뱃속이 불편하시거나 토한 적이 있습니까?" 라는 질문 후 관찰<br>0 미식거림이나 구토 없음<br>1 구토는 없는 경미한 미식거림<br>2<br>3<br>4 헛구역질을 동반한 간헐적인 미식거림<br>5<br>6<br>7 지속적인 오심, 빈번한 헛구역질과 구토 | **촉각 장애** – "가려움, 따끔거림, 화끈거림, 무감각이나 벌레가 피부위나 속을 기어 다니는 느낌이 든 적이 있습니까" 질문 후 관찰<br>0 전혀 없음<br>1 매우 경미한 가려움, 따끔거림, 화끈거림이나 무감각<br>2 경미한 가려움, 따끔거림, 화끈거림이나 무감각<br>3 중등도의 가려움, 따끔거림, 화끈거림이나 무감각<br>4 중등도의 심한 환각<br>5 심각한 환각<br>6 매우 심각한 환각<br>7 지속적인 환각 |
| **손 떨림** – 팔을 뻗고 손가락을 벌리게 한 후 관찰<br>0 전혀 없음<br>1<br>2<br>3<br>4 환자가 팔을 벌렸을 때 중등도의 떨림<br>5<br>6<br>7 팔을 벌리지 않았을때 조차도 심한 손 떨림 | **청각 장애** – "주변의 소리에 더 민감합니까? 소리가 귀에 거슬립니까? 실제로 없는 어떤 소리를 듣습니까?" 질문 후 관찰<br>0 전혀 없음<br>1 매우 경미한 거슬림 또는 놀라게 하는 소리<br>2 경미한 거슬림 또는 놀라게 하는 소리<br>3 중등도의 거슬림 또는 놀라게 하는 소리<br>4 중등도의 심각한 환각<br>5 심각한 환각<br>6 매우 심각한 환각<br>7 지속적인 환각 |
| **주기적인 발한** – 땀 흘림을 관찰함<br>0 보일정도로 땀 흘리지 않음<br>1 겨우 인지할 수 있을 정도의 땀, 손바닥이 약간 젖음<br>2<br>3<br>4 이마에 뚜렷한 땀방울<br>5<br>6<br>7 흠뻑 적실 정도의 땀을 흘림 | **시각 장애** – "빛이 너무 밝은가요? 색깔이 다르게 보입니까? 실제로는 없는데 당신의 눈에 보여 당신을 괴롭히나요?" 질문 후 관찰<br>0 전혀 없음<br>1 매우 경미한 예민성<br>2 경미한 예민성<br>3 중등도의 예민성<br>4 중등도의 심각한 환각<br>5 심각한 환각<br>6 매우 심각한 환각<br>7 지속적인 환각 |
| **불안** – "불안하십니까?" 하고 질문 후 관찰<br>0 불안감 없이 편안함<br>1 경미한 불안감<br>2<br>3<br>4 중등도의 불안 혹은 방어적이어서 불안감을 유추할 수 있음<br>5<br>6<br>7 급성 정신분열증적 반응이나 섬망에서 볼 수 있는 것과 같은 공황상태 | **두통 혹은 머리속이 꽉 찬 느낌** – "머리의 감각이 다른가요? 머리에 띠를 두른 것 같은 느낌이 듭니까?" 질문 후 관찰<br>0 전혀 없음<br>1 매우 경미함<br>2 경미함<br>3 중등도<br>4 중등도의 심함<br>5 심함<br>6 매우 심함<br>7 극도로 심함 |
| **초조** – 환자의 초조한 상태를 관찰<br>0 정상적인 활동<br>1 정상적인 활동에 비해 다소 흥분됨<br>2<br>3<br>4 중동도의 초조<br>5<br>6<br>7 면담 시간의 대부분 동안 왔다갔다하고 심하게 울먹임 | **지남력 및 감각의 둔화** – 시간, 공간, 인물에 대한 지남력 확인<br>0 지남력이 있고 연속적인 덧셈을 할 수 있음<br>1 연속적인 덧셈을 할 수 없거나 날짜를 잘 모름<br>2 날짜를 이틀 이내로 틀림<br>3 날짜를 이틀 이상 틀림<br>4 장소와 사람에 대한 지남력 손상 |
| | 총 점수: ___________ |

금단 증상들은 적절한 약물 투여로 경감되거나 예방될 수도 있지만 금단 섬망이나 금단 경련으로까지 진행되기도 한다. CIWA-Ar(Clinical Institute Withdrawal Assessment for Alcohol)로 알려진 검사 척도는 금단 증상들 및 이러한 증상들의 심각도를 평가하는데 이용됨으로써 치료의 방향을 결정하는 데 유용하게 쓰일 수 있다(표 13). 치료는 일반적으로 5일 정도가 소요되지만 보다 복잡하고 심각한 증상들의 경우에는 좀 더 오랜 치료 기간을 필요로 하는 경우도 있다.

이전까지는 chlordiazepoxide(Librium)가 일반적으로 처방되어 왔지만 알코올 금단 치료에 있어서 가장 많이 사용되는 약물은 lorazepam(Ativan)이다. 두 가지 약물 모두 항불안제로 알려진 benzodiazepine계열의 약물들이다. 이들 약물들은 GABA 수용체에 작용하여 뇌 내의 주요 억제성 신경전달물질인 GABA의 효과에 보다 잘 반응하도록 변화시킨다(질문 6에 보다 자세히 기술되어 있다). 이는 알코올이 GABA 수용체에 작용하는 방식과 동일하다. 이전에는 해독을 하는데 알코올 자체를 사용하기도 했었지만 지금은 benzodiazepine의 개발을 통해서 보다 안전하게 잘 조절해 나갈 수 있다.

### 벤조다이아제핀계(benzodiazepine) 약물들 상호간의 차이점들

첫 번째 차이점은 약물이 체내를 순환하여 배출되기까지의 시간을 의미하는 **반감기(half-life)**이다. 반감기가 길수록 약물이 체내에 오래 머무르게 된다. Librium은 Ativan에 비해서 상대적으로 상당히 반감기가 길기 때문에 체내에서 오랜 지속 시간을 가지고 남아 있게 된다. 두 번째 차이점은 체내에서 어떤 방식으로 대사되는 가에 대한 차이점이다. 간을 통해서 대사되는 몇몇 약물들은 간염이나 간경화의 영향을 받게 된다. 이러한 간질환들이 있는 상태에서 간은 약물을 효과적으로 대사시키지 못하게 되고 이로 인해서 체내에 남아있는 약물의 농도가 독성 수준까지 올라가게 된다. 이런 이유로 인해서 알코올 금단 섬망을 위해 입원해 있는 환자들에게는 Librium 보다는 Ativan을 사용하게 되는데 대개 이러한 금단 섬망이 나타날 정도의 환자들은 이미 심한 음주로 인해 간 기능의 장애를 동반하고 있기 때문이다. 세 번째 차이점은 약물 투여 방식이다. 다양한 방식의 약물 투여가 가능할수록 약물 투여에 있어서 보다 많은 융통성을 발휘할 수 있으며 여러 이유들로 인해서 경구 투여가 불가능한 환자들에게도 지속적인 약물치료를 시행할 수 있는 장점이 있다. Ativan은 경구, 혈관 주사는 물론 근육 주사로도 가능한데 비해 Librium은 경구 투여만이 가능하다. Ativan은 다양한 방식의 투여가 가능하고 안전하다는 점에서 병원 환경에서 선호되는 약물이다.

> ***반감기(half-life) :***
> 어떤 약물이 체내로부터 제거되는데 있어서 그 약물의 혈중 농도가 반으로 떨어지기까지 걸리는 시간을 의미한다. 반감기는 약물이 혈중에서 평형을 이루기까지의 시간을 결정하게 되고 따라서 약물이 체내에 일정 농도로 유지되도록 하기 위해 하루 몇 차례 투약을 해야 하는지를 결정하는 요인이 된다.

알코올 금단 증후군의 치료에 benzodiazepine이 좋다는 대부분의 증거들에도 불구하고 이를 비판적으로 보는 사람들도 있다. 어떤 의사들은 벤조다이아제핀 보다는 덜 직접적인 방식으로 작용하지만 GABA에 작용하는 항경련제들을 선호하기도 한다. 이들이 해독 치료에 benzodiazepine을 사용하는 것에 반대하는 것은 단지 benzodiazepine이 알코올 중독자가 다시 음주를 시작하도록 유도할 수 있다는 것뿐만이 아닌 여러 가지 염려들을 근거로 삼고 있다. Ativan과 항경련제인 carbamazepine(Tegretol)을 비교한 연구가 있다. 이 연구에서 금단 증상들을 조절하는데 있어서는 두 약물 모두가 효과적이었으나 Ativan이 불안 및 불면증을 치료하는 데는 보다 효과적이었다. 그러나 Ativan으로 치료받았던 환자군에서는 Ativan 투여가 종료된 후에 알코올 금단 증상이 더 크게 나타나는 반발(rebound) 현상이 발생할 위험성이 훨씬 컸다. 또한 다시 음주 할 가능성이 3배나 높았다. 마지막으로는 외래를 통한 해독 치료의 경우 환자들이 benzodiazepine을 복용한 상태에서 음주 할 위험성이 있으며 그런 경우 알코올로 인한 독성이 크게 증가할 수 있다. 이러한 염려들에 대한 연구가 있지만 benzodiazepine은 여전히 미국 내 알코올 금단 섬망 치료의 표준으로 남아 있다.

알코올 금단 증후군들을 치료하기 위한 다른 종류의 약물들이 있지만 이러한 약물들이 benzodiazepine을 대체 한다기보다는 benzodiazepine 치료에 부가적으로 사용되는 약물들이다. 베타 길항제인 propranolol(Inderal)은 항고혈압 약물로써 금단이 나타난 환자들의 혈압과 맥박을 낮춰주는 역할을 한다. 항정신병 약물인 haloperidol(Haldol)은 비록 경련을 유발할 위험성이 다소 있기는 하지만 심한 초조와 망상 및 환각과 같은 정신병적 증상들을 치료하기 위해 간혹 사용된다. Phenytoin(Dilantin)은 알코올 금단성 경련 치료에 흔히 추천되는 항경련제이다. 알코올성 경련은 질문 65에 기술되어있다. 마지막으로 알코올 중독에서 비타민 결핍이 흔히 동반되기 때문에 복합비타민들과 thiamine, folate 등이 정규적으로 투여된다.

## Q57 *만약 술이 완전히 깬 후에도 불안이 지속된다면 Ativan 혹은 비슷한 항불안제들을 계속 복용해야 하나요?*

### 불안, 불면 및 우울

해독치료가 성공적으로 이루어진 이후에도 수개월 동안 심한 불안과 불면증이 지속되는 경우가 있다. 이러한 것들을 Post Acute Withdrawal Syndrome의 이니셜을 따서 PAWS라고 부른다. 대개는 먼저 우울증이 나타난다. 이러한 증상들은 재발의 위험성을 높이는 여러 원인들 중 하나가 될 수 있다. 이 기간 동안에는 이러한 증상들이 지속되는 동안만 수면/진정제를 사용해야 한다. 하지만 이러한 잔존하는 금단 증상들과는 별개로 기저에 알코올 중독과는 별개의 독립적인 기분 장애나 불안 장애가 있는지에 대해 주의 깊게 관찰하고 평가해야만 한다. 단주를 지속해 나가고 있음에도 불구하고 이러한 증상들이 지속된다면 기저에 불안 혹은 기분 장애들이 존재하고 있을 가능성이 높아지는 것이다. 대부분의 의사들은 단주 시작 후 12개월까지 기분이나 불안 장애 증상을 경험하는지 여부가 알코올 중독과는 무관한 기저의 정신과적 문제 존재 여부에 대한 가장 중요한 결정인자라는데 동의한다. 그러나 이러한 사실이 기분 장애에 대한 치료가 반드시 12개월 내에 완료되어야 한다는 것을 의미하는 것은 아니다. 치료는 증상의 심각도와 그로 인한 장애 수준에 의해 일부 좌우된다. 우울증은 일반적으로 중독성이 있는 약물을 사용하지 않는다면 이러한 상황들에서 쉽게 치료된다. 만약 기저에 불안장애가 있다면 이를 치료하기 위한 적절한 치료 방법들이 모색되어야 한다.

## 치료

AA와 같은 형태의 집단 치료나 개인 치료와 같은 정신치료가 가장 적절한 치료적 접근이 될 수 있지만 종종 이것만으로 증상들을 적절히 치료하기에는 부족한 경우들이 있다. 일반적인 경향은 즉각적이고도 효과적인 역할을 하는 항불안제인 benzodiazepine 계열의 약물들, 대표적으로는 Valium(diazepam)이나 Librium(chlordiazepoxide)과 같은 약물들을 사용하는 쪽으로 기울어 있다. 해독 치료에 이러한 약물들이 사용되는 것에 대해서는 질문 56에 기술되어 있다. 알코올 중독의 과거력을 지녔던 사람에서 불안을 치료하기 위해 benzodiazepine계 약물을 지속적으로 사용하는 문제는 여전히 큰 논쟁거리로 남아 있다. 일반적인 원칙은 'no'이다. 사용해서 안 되는 이유는 이들 약물이 지닌 생리학적 효과들 때문이다. benzodiazepine계 약물들은 GABA 수용체에 작용하여 GABA의 효과를 증가시킨다. 이러한 역할은 알코올이 GABA 수용체에 작용하던 방식과 정확히 일치한다. 따라서 그런 의미에서 본다면 benzodiazepine계 약물이 알코올의 역할을 대신하게 되는 것이다. 이는 알코올 해독에 있어서 이들 약물들이 효과를 발휘하는 이유이기도 하다. 그렇기에 알코올 중독자들은 일반인에 비해 이들 benzodiazepine계 약물들에 중독될 가능성이 훨씬 높다. 만성적인 투약으로 인해 신체적 내성이 발생할 가능성은 물론 이들 약물의 중단으로 인한 금단 섬망이나 금단성 경련이 발생할 위험성도 그만큼 높다. 게다가 benzodiazepine계 약물들을 장시간 사용하게 되면 기억력 및 인지 기능의 장애를 초래하는 것은 물론 우울증도 유발할 수 있다.

### benzodiazepine계 약물의 장기 치료

알코올중독 과거력이 있는 환자에서 오랜 기간 benzodiazepine계 약물들로 치료를 지속해 온 사례들이 있기는 하다. 여기에는 특별한 이유들이 있겠지만 benzodiazepine계 약물들을 장기간 사용하는 경우는 드물다. 알코올 중독 환자가 benzodiazepine계 약물을 복용하고 있다면 첫째로 이들이 명백하게 알코올 중독과는 무관한 불안장애를 지니고 있어야 한다. 둘째로 이들 알코올 중독이 알코올 의존증이 아닌 문제 음주나 알코올 남용 수준에 전적으로 국한된 경우이다. 마지막으로는 여러 가지 이유들로 인해 다른 계열의 항불안제들이 시도되었었지만 실패했던 경우이다. 오직 이런 몇몇 제한된 경우에서만 이전에 알코올 중독자였던 환자들에게 집중적인 모니터링과 주의를 기울이면서 benzodiazepine계 약물들을 장기간 사용해 볼 수 있는 것이다.

benzodiazepine계 약물들이 높은 중독성을 가진 약물이라는 것을 시사하는 증거들에 있어서 단순하게 생각해서는 안 된다는 사실을 명심해야만 한다. 마약 및 알코올 중독자들이 일반인들에 비해 benzodiazepine계 약물들에 중독될 가능성이 높은 데 비해 일반인들은 알코올 혹은 다른 종류의 약물 남용 환자들처럼 benzodiazepine계 약물들에 쉽게 중독되지는 않는다. 모든 사람들에서 benzodiazepine계 약물들을 장기간 사용하게 되면 어느 정도 내성과 금단 증상들이 발생하지만 DSM-IV-TR에서 규정하고 있는 것과 같은 의존증 상태까지 가는 사람들은 드물다. 사실 알코올중독자들 가운데서도 자신들의 음주량이 증가해가는 것과 같은 방식으로 benzodiazepine계 약물들을 증량해가며 사용하는 사람들은 비교적 드물다. 이는 이러한 약물들이 여전히 논쟁거리로 남아 있는 주요한 이유들 중의 하나이다. 술에 중독된 사람들은 술을 쫓아다니는 과정에서 자신의 몸과 삶을 파괴시키지만 이들이 benzodiazepine 때문에 자신을 망가뜨리는 경우는 드물다. 사실 대부분의 사람들은 benzodiazepine 사용을 어느 정도 조절할 수 있다. 알코올과 benzodiazepine에 모두 의존이 된 사람들에게 benzodiazepine은 음주를 대신할 만한 완벽한 대체물이 되기는 어렵다.

benzodiazepine계 약물들 외에 불안을 치료하는데 적절한 약물들로는 어떤 것들이 있을까?

## 불안 조절에 있어서 benzodiazepine계 약물을 대신할 수 있는 약물들

여기에는 많은 약물들이 있으며 대부분이 off-label 약물들이지만 그럼에도 불구하고 가장 두드러진 약물은 FDA의 승인을 받은 SSRIs(세로토닌 재흡수 억제제)로써 기저의 불안 장애를 치료하는데 있어서 효과가 있는 것으로 알려져 있다. 질문 18에 기술한데로 대부분의 I형 즉 만발성(late-onset) 알코올중독자들은 일차적인 불안 장애로 인해 힘들어하며 이러한 불안이 음주를 유발하게 되는데 SSRIs는 간접적으로 음주를 줄여주고 단주를 유지해 나가는데 도움을 줄 수도 있다. 안타깝게도 알코올중독을 동반하는 불안은 치료하기가 상당히 어렵고 힘들며, 의사의 입장에서는 off-label 약물들을 통해 치료해 나간다는 것은 굉장한 노력을 필요로 하는 일이다. 이러한 시도에 있어서 최근 가장 흔히 시도된 약물은 항정신병 약물들이다. 이들 약물들 중에서는 불면증 치료 편에서 다루어질 quetiapine(Seroquel)이 가장 두드러지지만 다른 비전형 항정신병 약물들도 다양한 효과들을 보여 왔다. 이러한 약물들로는 olanzapine(Zyprexa), risperidone(Risperdal), ziprasidone(Zeldox), aripiprazole(Abilify) 등이 있다. 이들 약물들은 모두 FDA로부터 정신분열병 및 양극성 정동장애에 대한 치료제로써 승인받은 약물들로써 따라서 이들 약물들을 불안증에 처방한다는 것은 명백히 off-label로써 사용하는 것이 된다. 또한 이들 약물들의 사용은 나름의 대가를 치러야 한다. 먼저 체중 증가가 문제가 된다. 두 번째로는 혈당, 콜레스테롤, 트리글리세라이드와 같은 물질들을 증가시켜 대사 장애를 유발할 수 있다. 마지막으로는 노인에게는 미약하게나마 심혈관계 부작용의 위험성을 증가시킬 수 있다. 이러한 결점에도 불구하고 이들 약물자체는 안전하고 효과적으로 쓸 수 있으며, 기존의 전통적인 약물치료에 반응하지 않는 심각한 우울이 지속되는 경우에는 이들 약물의 사용을 반드시 고려해 보아야 한다. 항경련제들을 우울증에 사용하는 것도 off-label로 사용하는 것이다. 이러한 항경련제들에는 valproic acid(Depakote), gabapentine(Neurontin), carbamazepine(Tegretol)과 같은 기존의 약물들을 비롯해 새로 개발된 항경련제인 lamotrigine(Lamictal), tiagabine(Gabatril), pregabalin(Lyrica) 등이 포함된다. 표 14에는 질문 56에서 소개된 약물들을 비롯하여 불안증 및 불면증 치료에 사용되는 몇몇 약물들이 나열되어 있다.

**표 14. 불안/불면 치료에 사용되는 약물들**

| 약물 | 계열 | FDA 승인 용도 | Off-label 용도 | 주요 부작용 |
|---|---|---|---|---|
| Zolpidem, et al. | 비(非)-벤조다이아제핀계 수면제 | 불면증에 대한 단기 치료 | 만성적인 불면증 | 반동성 불면 및 만성 불면 |
| Lorazepam, et al. | 벤조다이아제핀계 | 불안에 대한 단기 치료, 경련성 장애 | 만성적 불안증 | 의존증, 내성, 금단 |
| Fluoxetine, et al. | 선택적 세로토닌 재흡수 억제제 | 우울증, 불안증 | 강박장애, 조루 | 성기능 장애 |
| Trazodone | 비전형 항우울제 | 우울증 | 불안증, 불면증 | 저혈압, 다음날 멍한 느낌 |
| Ramelteon | 멜라토닌 수용체 항진제 | 불면증 | 없음 | 진정작용이 없음 |
| Mirtazepine | 비전형 항우울제 | 우울증 | 불안증, 불면증 | 입 마름, 변비 |
| Doxepine | 삼환계 항우울제 | 우울증 | 불면증, 불안증, 공황장애, 신경인성 통증 | 입 마름, 변비, 체중 증가 |
| Quetiapine | 비전형 항정신병약물 | 정신분열병, 양극성 정동장애 | 충동성, 분노 조절, 불안증, 불면증 | 체중 증가, 대사 장애 |
| Olanzapine | 비전형 항정신병약물 | 정신분열병, 양극성 정동장애 | 충동성, 분노 조절, 불안증, 불면증 | 체중 증가, 대사 장애 |
| Risperidone | 비전형 항정신병약물 | 정신분열병, 양극성 정동장애 | 충동성, 분노 조절, 불안증, 불면증 | 체중 증가, 대사 장애, 유즙분비 호르몬 증가, 추체외로 부작용* |

* 근육 경련, 손 떨림, 안절부절 못함 및 기타 비정상적 운동 증상들이 포함됨.

**표 14. 불안/불면 치료에 사용되는 약물들**

| 약물 | 계열 | FDA 승인 용도 | Off-label 용도 | 주요 부작용 |
|---|---|---|---|---|
| Ziprasidone | 비전형 항정신병약물 | 정신분열병, 양극성 정동장애 | 충동성, 분노 조절, 불안 | 체중 증가 및 대사가 있을 수 있으나 적음, 덜 졸림 |
| Aripiprazole | 비전형 항정신병약물 | 정신분열병, 양극성 정동장애 | 충동성, 분노 조절 | 체중 증가 및 대사가 있을 수 있으나 적음, 덜 졸림 |
| Carbamazepine | 항경련제 | 경련성 장애, 신경인성 통증 | 양극성 정동장애, 우울증 | 과량에서 독성, 혈액 내 농도 확인 필요 |
| Tiagabine | 항경련제 | 경련성 장애 | 불안증, 조증 | 섬망 |
| Valproate | 항경련제 | 경련성 장애, 양극성 정동장애, 신경인성 통증 | 불안증, 공황장애 | 체중 증가, 기형 초래 |
| Gabapentin | 항경련제 | 경련성 장애, 신경인성 통증 | 불안증, 불면증, 하지불안증후군 | 제한된 효과 |
| Lamotrigine | 항경련제 | 경련성 장애, 양극성 정동장애의 우울증 | 단극성 우울증, 불안증 | 급속히 증량시 위험한 발진 |
| Pregabalin | 항경련제 | 경련성 장애, 신경인성 통증 | 불면증, 불안증 | 섬망 |
| Diphenhydramine | 처방전없이 살 수 있는 알레르기 치료제 | 알레르기, 수면 | 없음 | 체중 증가, 다음 날 멍함, 입 마름 |

## 약물중단 증후군(Discontinuation syndromes)과의 감별

SSRIs, 비전형 항정신병 약물들 및 몇몇 항경련성 약물들을 포함하는 많은 약물들은 갑자기 투여를 중단하게 될 경우 다양한 부작용들이 나타날 수 있다. 이러한 약물 중단으로 인해서 나타나는 부작용들을 한데 묶어서 약물 중단 증후군이라고 부른다. 오랜 시간 동안 매일 약물을 복용해 오다가 약물 투여를 중단하게 되면 4가지 종류의 약물중단 증후군이 발생할 수 있는데 이들을 구별하는 것이 중요하다. 4가지 증후군은 금단(withdrawal: 앞서서 설명한바 있는), 반동(rebound, 反動), 재발(recurrence) 및 약물 특이적 반응으로 나뉜다. 금단은 생체 징후의 변화, 피부색 및 체온의 변화와 같은 뚜렷한 신체적으로 측정 가능한 변화와 함께 심리적 고통을 동반한다. benzodiazepine과 같은 몇몇 약물들에서는 이러한 약물중단 증후군들이 생명을 위협하는 응급상황을 초래할 수 있다. 따라서 이러한 약물 투여를 중단하기를 원하는 경우에는 약물중단 증후군이 나타날지 여부에 대해 미리 의사와 상의하는 것이 필요하다. 어떤 종류의 수면제이든지 수면제 중단시 반동현상으로 인해 오히려 심한 불면이 찾아올 위험성을 가지고 있다. 하지만 이러한 증상들은 일시적이며 대개 며칠 내에 호전된다. 불행하게도 많은 사람들이 이러한 반동현상이 나타날 수 있고 또 일시적이라는 점을 잘 알지 못하고 곧바로 다시 수면제를 복용하게 된다. 일반적으로 신체적 변화들이 반동 현상에 동반되지는 않는다. 재발은 금단 현상이나 반동 현상과는 달리 약물 투여를 중단한 직후에 나타나기 보다는 훨씬 나중에 나타나게 된다. 마지막으로 약물 특이적 중단 증후군은 선택적 세로토닌 재흡수 억제제(SSRIs)를 사용할 때 나타날 수 있다. 이러한 증상들은 갑자기 나타나게 되며 약물에 따라서는 투여를 중단한 후 수일에서 수주까지도 지속될 수 있다. 두통, 어지러움, 팔 다리에 전기가 오듯 저릿저릿한 느낌, 독감에 걸린듯한 느낌들이 이러한 증상에 해당한다. 때로는 우울증이 재발한 것으로 오해할 수도 있다. 특징적으로 항우울제 투여를 중단한 후 수일 내에 이런 증상들이 발생한다면 재발이라기보다는 반동현상으로 보는 것이 타당하다. 따라서 약물을 갑자기 끊기보다는 천천히 감량해 가는 것이 좋다. 약물을 적절히 감량해 나갔음에도 다시 발생하게 되는 증상들은 재발하는 것으로 보고 다시 치료 농도로 증량해 나가는 것이 현명한 선택이다. 정리하자면 benzodiazepine계열이 아닌 약물들에서도 다양한 약물중단 증후군들이 나타날 수 있지만 그렇다고 해서 이들 약물들이 중독성이 있는 것은 아니다.

## Q58 술을 끊은 이후로 밤에 잠이 오질 않는데 어떻게 해야 하나요?

아마도 수면 부족은 알코올 중독자였던 사람들을 만성적으로 고생하게 만드는 가장 심란한 증상일 것이다. 단주를 시작한지 수개월에서 수년이 지났음에도 불구하고 많은 알코올 중독자들이 숙면을 취하기 힘들고 낮 시간 동안에 많이 피곤하다는 호소를 하게 된다. 수면 부족의 이면에는 수면 중의 호흡 곤란, 심장의 문제 및 정서적인 문제 등이 있을 수 있다. 게다가 낮 시간에 졸린 증상들은 집중력과 기억력을 떨어뜨려 낮 시간 동안의 정상적인 활동을 저해하며 운전에도 심각한 문제를 초래할 수 있다.

### 수면의 구조

성인에서의 수면은 뇌파를 통해서 측정 가능한 **수면 구조**(Sleep architecture)로 알려진 특징적인 패턴을 가지고 있다. 가장 두드러진 2가지 수면 형태는 **서파수면**(slow-wave sleep)과 **렘**(REM: rapid eye movement)**수면**이다. 알코올은 정상인에

> ***수면 구조(Sleep architecture) :*** 야간 수면 중 렘수면과 비-렘수면의 시간, 양 및 분포를 포함하는 예측 가능한 수면 양상.
>
> ***서파수면(slow-wave sleep) :*** 정상 수면 시간 동안 렘수면에 의해 방해받게 되는 깊은 수면 상태.

서는 초기에 각성 효과를 유발한 후 수면 시작을 앞당겨서 빨리 졸리게 만든다. 이러한 효과로 인해 많은 사람들이 잠을 청하기 위해 술을 마시기도 한다. 이러한 알코올의 수면 효과는 약 6시간 정도면 없어지게 되고 그 이후 대개는 반동 효과로 인해서 오히려 잠이 깨게 된다. 오랜 시간에 걸쳐 만성적인 음주를 하게 되면 이러한 문제들을 증폭시키게 되고 이를 해결하기 위해서 음주량이 점차 늘어나게 된다. 알코올 중독 상태에 이르게 되면 일반적인 수면 패턴은 잠이 들기 어려워지며, 자주 깨고 낮에 졸린 증상이 증가하게 된다. 이런 상황에서 만약에 음주를 중단하게 되면 금단 증상으로 인해 이러한 수면 장애는 더욱 악화된다. 또한 숙면을 취하기가 더욱 어려워진다. 금단 증상이 끝난 이후에도 숙면에 해당하는 서파 수면은 과음을 했을 때만 돌아오기 때문에 술을 계속 마시도록 유도하는 이유가 되는 것이다.

***렘수면***
***(rapid eye movement: REM) :*** 수면 중 EEG상에서 마치 깨어 있는 상태처럼 나타나는, 빠른 안구 운동이 있는 상태. 이 상태에서 깨우게 되면 꿈을 꾸고 있었던 중으로 보고하기에 꿈 수면이라고도 부름.

## 만성적인 불면증

만성적인 불면증에 시달리는 알코올 중독자들은 불면증을 해결하기 위해 다시 술을 마시게 되는 경우가 두 배에 달한다. 따라서 이들은 보다 심한 알코올 의존증 및 우울증으로 시달리게 된다. 한 연구에 따르면 술을 끊은 후 높은 렘수면 즉 꿈 수면을 지닌 알코올 중독자들의 경우 퇴원 후 3개월 이내에 재발할 확률이 80%에 달한다고 보고하고 있다. 환자의 호소에 의해서건 수면 검사를 통해서 확인되었건 간에 수면 문제를 지닌 환자들은 재발할 확률이 아주 높다.

## 불면증의 치료

따라서 불면증을 치료하는 것이 재발을 막는데 있어서 무엇보다도 중요하다고 할 수 있다. 3가지 방식의 치료가 가능한데 (1) 행동 치료 (2) 약국에서 의사의 처방 없이 살 수 있는 수면제들 (3) 의사의 처방을 통한 수면제 복용이 있을 수 있다. 여러 방식의 행동 치료들도 나름의 효과를 지니고 있지만 그 중 어떤 특정 행동 치료법이 더 낫다는 보고는 없다. 이러한 행동 치료들로는 근 이완 요법, 심상 유도법 및 단어나 그림 연상법(예를 들면 양 마릿수 세기) 등이 있다. 행동 치료들은 잠이 쉽게 들게 하는 데 있어서는 약물보다도 효과적일 수 있으나 전반적인 불면증의 호전에 있어서는 다른 방법들과 별 큰 차이가 없다. 약국에서 의사의 처방 없이 살 수 있는 가장 흔한 약들은 무엇이든 간에 diphenhydramine(Benadryl)성분을 포함하고 있다. 하지만 이 약물은 수면에 있어서 그리 좋은 약물이 아니다. 왜냐하면 이 성분이 수면의 모든 단계들을 망가뜨리는 경향이 있으며 입 마름, 변비, 식욕 증가 등과 함께 다음날 머리가 묵직한 뒷끝이 있을 수 있기 때문이다.

불면증 치료에 대한 마지막 방법은 의사의 처방을 받은 수면제를 먹는 것이다. 이상적인 수면제란 효과가 빨리 나타나고, 짧은 반감기를 가지고 있어서 체내에서 빨리 빠져나가고 다른 약물들과의 상호 작용이 없으며, 간에서 대사 되지 않고 무엇보다도 중독성을 유발하지 않는 약물이라 할 수 있다. 질문 57에서 설명했던 것처럼 benzodiazepine계 약물들은 이제까지 불면증과의 전쟁에서 사용되면서 나름의 문제점들을 드러내 왔지만 의사들에 의해 항상 선택되어 왔다. 최근에는 이러한 이상적인 수면제의 기준에 부합될만한 새로운 계열의 수면제 사용에 초점을 맞추고 있다. 이들 새로운 약물들은 benzodiazepine 수용체에 특이적으로 작용하지만 수면만을 유도할 뿐 기억력이나 불안에는 영향을 끼치지 않는 중독성이 없는 약물들이다. **zolpidem(Ambien), zaleplon(Sonata), eszopiclone(Lunesta)** 등이 여기에 해당하는 약물

***zolpidem(Ambien), zaleplon(Sonata), eszopiclone(Lunesta) :*** benzodiazepine계 약물은 아니지만 GABA 수용체에 benzodiazepine과 같은 방식으로 작용하여 수면을 유도하거나 증진시키는 약물들임.

들이다. 불행하게도 최근에 이들 약물에도 중독성을 비롯해서 몽유병과 같은 다양한 문제점들이 나타난 사례들이 보고되고 있어서 알코올중독과 연관된 불면증을 치료하는데 있어서 문제가 될 소지가 있다. 불면증 치료제로 쓰이는 다른 약물들로는 trazodone(Desyrel), mirtazapine(Remeron), doxepine(Sinequan), gabapentin(Neurontin), quetiapine(Seroquel) 등이 있다. 이들 약물들은 수면을 유도하거나 지속시켜 주는 효과를 지니고 있지만 심각한 부작용의 위험성 또한 가지고 있다(표 14의 불면증 치료에 쓰이는 약물 참조). 알코올에 의한 불면증 치료에 gabapentin을 사용한 연구에서는 gabapentin과 연관된 부작용이 아주 적었으며 300mg에서 1,800mg 사이에서는 위약이나 trazodone보다도 우수한 효과를 보임이 입증되었다.

마지막으로 FDA는 최근 전통적으로 쓰여온 수면제인 ramelteon(Rozerem)을 승인하였다. 이 약물은 오랫동안 사용되어 온 생약성분의 수면제로써 독특하게도 멜라토닌과 연관된 수용체에 작용한다. 멜라닌은 체내의 수면/각성 주기를 조절하는데 도움을 주는 것으로 여겨지고 있다. Ramelteon은 멜라토닌과는 다른 분자 구조를 가지고 있다. 따라서 이 약물은 수면과 수면/각성 주기를 조절하는 데 관여하는 멜라토닌 수용체에 멜라토닌 보다 3~5배 이상 강하게 결합하는 것은 물론 멜라토닌보다 17배 더 강한 효과를 발휘한다. 중독성이 없는 반면 졸린 느낌은 없다. 효과를 얻기 위해서는 이 약물을 규칙적으로 복용해야만 한다. Ramelteon의 이러한 특성은 그동안 다른 수면제들을 복용해왔던 불면증 환자들에 있어서 약을 먹으면 당장 잠이 오기를 기대하는 환자들에게는 실망을 안겨 줄 수 있다. 그래서 종종 효과가 나타날 때까지 약을 충분히 복용하기 보다는 조기에 약을 끊는 결과를 초래하기도 한다. Ramelteon이 만성 불면증의 치료에 안전하고도 효과가 있다는 사실이 입증된 연구 결과들을 고려한다면 실망스러운 일이 아닐 수 없다. Ramelteon이 알코올중독으로 인한 불면증 치료에 효과적인지에 대해서는 좀 더 지켜봐야겠지만 반드시 고려해 봐야 할 치료법인 것은 분명하다.

## Q59 알코올 중독을 치료하기 위한 한약재나 다른 대체 의학적 치료법들이 있나요?

알코올 해독치료를 하기 위한 어떤 생약 처방도 존재하지 않으며 그러한 방식이 추천되지도 않는다. 알코올 금단은 심각한 사망률을 동반한 내과적 응급 상황이며 집중적인 의학적 모니터링과 benzodiazepine계 약물의 신중한 사용이 필요하다. 몇몇 가능성 있는 연구들에서는 적어도 2가지 생약제들이 음주량을 감소시키는 데 도움이 될 수 있는 가능성을 시사하고 있다. 또한 몇몇 생약제들이 알코올과 연관된 불면증 치료에 도움을 줄 수 있을지도 모른다.

알코올중독은 흔히 thiamine과 비타민 B의 결핍을 포함한 전반적인 영양 결핍을 동반한다. 알코올 의존증 환자들은 대부분의 칼로리를 알코올로부터 섭취하기 때문에 기본적인 영양소가 결핍되어 있는 경우가 대부분이다. 게다가 알코올중독자들은 알코올의 독성으로 인해 췌장 및 간 질환을 지닌 경우가 많기 때문에 이들 질환들로 인해서도 영양 결핍이 초래된다. 이러한 비타민 결핍은 반드시 보충되어야만 하는데 그렇지 않으면 결핍으로 인해 빈혈은 물론 치매가 발생할 위험성이 높아진다(보다 자세한 것은 질문 61을 참조). 밀크시슬(엉겅퀴: Milk thistle(Silybum marianum)) 추출물은 알코올이 지닌 간독성으로부터 간을 회복시켜 주는 역할을 하는 것으로 알려져 왔다. 한 연구에서는 밀크시슬 추출물이 알코올성 간경화 환자의 사망률을 낮춰준다는 보고가 있었지만 다른 이중-맹검 연구에서는 이러한 연구 결과가 확인되지 않았다. 밀크시슬 추출물은 간세포 내로 유해 독소가 침투하는 것을 막아주며 간세포 내의 독소들이 제거되는 것을 돕는 역할을 하는 것으로 여겨진다. 또한 밀크시슬 추출물이 손상된 간세포를 재생시킨다는 보고들이 있어 왔다.

두 가지 생약재들이 알코올중독 치료에 직접적으로 도움을 줄 수도 있을 것으로 여겨진다. 최근 가장 각광받는 생약재로는 미국 남동부와 중국, 일본 등지에서 자라는 **kudzu(Pueraria lobata)**를 들 수 있다. 중국의 중의사들은 수세기동안 알코올 해독과 숙취 해소에 이 약초를 사용해 왔다. 최근 Journal of Alcoholism: Clinical and Experimental Research에 발표된 논문에 따르면 kudzu는 폭음자의 음주량을 50%까지 감소시킨 것으로 보고되었다. 이런 효과를 기전은 약물이 뇌로 가는 혈류를 증가시켜서 알코올이 뇌에서 보다 적극적으로 이용될 수 있도록 함으로써 궁극적으로는 뇌에 강한 작용을 하도록 하여 음주량을 줄여주는 것으로 추정되고 있다. 별다른 부작용들은 보고된 바 없지만 향후 부작용들에 대한 보다 자세한 연구들을 필요로 한다. 그러나 연구자들이 사용한 방식으로 만들어진 약재를 건강식품 상점에서 구할 수는 없다. 주목받고 있는 또 다른 약재는 **St. John's Wort(Hypericum perforatum)**로써 다소의 항우울 효과가 있을 것으로 여겨져 온 약재이다. 이 약재는 나름의 부작용을 동반하며 SSRIs와 같은 다른 약물들과 상호작용이 있을 수 있다.

> ***St. John's Wort(Hypericum perforatum) :***
> 대체 의학에서 항우울제 대용으로 사용하는 식물.

불면증(질문 58 참조)은 만성적인 장애를 유발할 수 있다. 이제까지 소개한 약물들 이외에도 몇 가지 생약재들이 수면을 도울 수 있다. 멜라토닌은 수면/각성 주기를 조절하는 역할을 하는 뇌 내에서 분비되는 물질로써 천연 식품 첨가물로 의사의 처방 없이도 약국에서 구입할 수 있다. 비록 기존

> *Valerian(valeriana officinalis) :* 수면제 대용으로 사용되어 온 대체 약물(한의학에서는 길초근(吉草根), 쥐오줌풀로 알려져 있다(역주)).

의 연구들을 통해 전반적인 효과성이 입증되지는 못했지만 어느 정도의 효과를 보이며 그 동안 사용되어 왔다. **Valerian(valeriana officinalis)**은 한약재로써 경도에서 중등도 정도의 불면증을 가진 사람이 1~2주 간 복용하면 수면의 질을 향상시켜 주는 것으로 알려져 있지만 알코올중독과 연관된 불면증에도 효과가 있는지에 대해서는 연구된 바가 없다.

## 60 여러 가지 중독성 약물에 대한 백신은 없나요?

알코올중독이나 다른 중독들에 대해 예방 접종을 할 수 있다는 것이야말로 매력적인 생각이다. 이 아이디어는 신체가 중독성 약물들에 대한 항체를 만든다는 데 있다. 항체는 우리 몸의 면역체계가 외부에서 들어온 침입자에 대해 부착되도록 만들어낸 분자들이다. 중독의 경우에 있어서는 알코올, 코카인, 니코틴과 같은 중독성 물질들에 결합하여 뇌 안으로 진입하지 못하도록 하거나 중독성을 일으키지 못하도록 해당 수용체에 결합하지 못하도록 방해하는 역할을 하는 것이다. 많은 제약회사들이 이러한 물질들을 개발해 왔으며 사람을 상대로 한 임상실험들을 해왔다. 그러나 그동안 여러 시도들이 있어왔지만 아직까지는 알코올중독 혹은 다른 중독성 약물에 대한 백신 개발에 있어서 이렇다 할 성과를 거두지 못하고 있다. 현재까지로서 백신 개발은 실패해 왔다. 인터넷 상의 구글 검색 엔진으로 검색을 해 보아도 2002년 이전까지는 아무런 결과도 없다. 이러한 백신 개발의 성공 여부를 떠나서 이들 약물을 개발하는 제약회사 입장에서는 보다 현실적인 문제들을 가지고 있다. 이 치료를 받기 위해 누가 돈을 낼 것인가? 약물 중독 환자들 대부분은 경제적으로 빈곤하다. 또 다른 문제는 이러한 중독 환자들을 대상으로 임상 실험을 진행한다는 것이 이들의 낮은 치료 순응도(꾸준히 연구 대상으로 남아 있으면서 성실히 투약을 하고 지시에 따르며 약속을 이행해 나가는)로 인해 쉽지 않은 일이라는 점이다. 30~50% 가량의 탈락률만 되어도 임상실험에 있어서는 재난을 초래하는 것이다.

제 5 부

# 연관된 문제들

- 알코올 중독으로 인해 초래되는 의학적 문제들은 어떤 것들이 있나요?
- 알코올 중독이 치매를 유발하나요?
- 알코올 중독이 신경계에 미치는 다른 악영향들은 어떤 것이 있나요?

그리고...

## Q61 알코올 중독으로 인해 초래되는 의학적 문제들은 어떤 것들이 있나요?

알코올중독으로 인해 발생하는 의학적 문제들은 다양하다. 알코올중독에 대한 지금의 명확한 진단 기준들이 확립되기 전에는 환자에게 이러한 의학적 문제들이 발생했는가가 알코올중독으로 진단내리는 근거가 되었었다. 가장 명백하고도 직접적인 의학적 문제들은 알코올 독성으로 인한 손상이며 이로 인해서 충동성과 판단력에도 영향을 끼치게 된다. 우리 모두가 음주 운전의 위험성에 대해 잘 인지하고 있지만 실상 알코올은 우리 신체에 파괴적인 손상을 초래하며 거의 모든 체내 장기가 알코올로 인한 독성 손상을 입게 된다. 이러한 장기들로는 호흡기계, 소화기계, 심혈관계, 혈액계, 면역계, 근골격계, 비뇨기계, 내분비계, 대사계 그리고 마지막으로 중추신경계가 심한 손상을 입게 된다. 각 장기들에 미치는 가장 중요한 문제들을 이번 장에서 다루고자 한다(중추신경계는 질문 62와 63에서 다루기로 한다.).

### 호흡기계

알코올이 다양한 체내 장기 체계에 만성적이고도 치명적으로 미치는 영향들에 대한 이야기로 들어가기 전에 반드시 알아두어야만 하는 사실은 급성 알코올 중독이 사람을 죽일 수 있다는 사실이다. 특히 이러한 사실은 청소년과 젊은이들에게 반드시 경고되어져야만 한다. 일 년에도 몇 차례씩 일간지에 친구들끼리의 파티나 자기 집에서 폭음을 한 후 동아리방, 기숙사, 친구네 집 등에서 죽은 채 발견되었다는 기사가 실린다. 이는 과량의 알코올이 의식 소실을 유발하며 호흡 중추를 억제하여 숨이 멎도록 하기 때문이다. 특히 과량의 술을 빠르게 마시게 되는 경우 위험성이 극대화된다.

### 소화기계

소화기계의 손상 중에서 가장 흔하게 알려진 것은 알코올성 간염으로써 나중에는 간경화로 진행되어 간부전 및 사망에 이르게 된다. 알코올이 위궤양을 유발하게 된다는 것 또한 우리 모두 알고 있다. 이는 알코올이 소화기 궤양을 일으키는 주범으로 알려진 H.pylori 박테리아의 증식을 촉진하는 효과를 지니고 있기 때문이기도 하다. 사람들이 잘 모르는 사실로는 췌장에 대한 손상이 있을 수 있다. 알코올은 췌장염을 유발하며 시간이 지나면 췌장 부전을 유발하게 된다. 또한 체내의 인슐린을 만들어내는 기관인 췌장에 손상을 입혀서 당뇨병을 유발한다.

### 심혈관계

만성적인 과량의 음주는 **고혈압**(**hypertension**)을 유발할 수 있다. 또한 혈액 내의 콜레스테롤과 triglyceride를 증가시킬 수 있으며 이들 물질은 **관상동맥 질환**의 위험요인들로써 혈전 덩어리를 형성하여 심장 혈관을 막게 된다. 이로 인해 심장 마비에 걸릴 위험성이 증가하게 된다. 또한 만성 알코올중독에 흔히 동반되는 영양 결핍은 비타민 결핍을 초래하여 심장 근육의 손상을 초래하며 특히 thiamine의 결핍은 비교적 드물지만 알코올성 **각기병**(alcoholic **beriberi**)나 thiamine 의존성 심근병증의 원인이 될 수 있다.

그러나 만성적인 과량의 음주는 심장에 보다 직접적이고도 파괴적인 영향을 끼친다. 이러한 파괴적 손상은 10년 이상 지속된 알코올 의존증 환자들 4명

***고혈압(hypertension) :*** 혈압이 높은 상태로써 명백한 원인이 없이도 나타날 수 있다. 고혈압은 여러 장기에 손상을 끼치게 되며 뇌졸중의 흔한 원인이 되기도 한다.

***관상동맥질환 :*** 심장 혈관 내에 죽상반(plaque: 심혈관에 쌓이게 되는 찌꺼기, 역주)이 쌓임으로 인해 심장 근육으로 가는 혈류를 감소시켜 흉통(협심증)과 심장 근육의 파괴(myocardial infarction)를 유발하게 되는 것.

중 1명에서 나타난다. 알코올 자체가 직접적으로 심장 근육을 손상시키는 역할을 하기에 죽상반이 쌓여 막고 있는 심장 관상동맥을 우회하여 심장 근육을 파괴하게 된다. 이러한 직접적인 독성 손상은 심장 근육에 심근염이라 부르는 염증을 유발하게 되는데 이는 간에 염증을 유발하여 간염을 발생시키는 것과 마찬가지이다. 결국에는 이러한 염증은 마치 간에서 지속적인 간의 염증이 간경화를 유발하여 간세포의 사멸을 일으키는 것처럼 심장 근육의 사멸을 유발하게 된다. 너무 많은 심장 세포들이 죽게 되면 관상동맥 질환에 의한 것이든 알코올의 직접적인 독성 손상에 의한 것이든 심장은 불규칙하게 뛰게 되며 펌프로써의 역할을 못하게 된다. 불규칙한 심장 박동을 부정맥이라고 하며 이는 치명적일 수 있다. 만약 심장이 전신으로 적절한 양의 혈액을 보내주지 못하게 되면 **울혈성 심부전**(congestive heart failure)이라 부르는 상태가 된다. 울혈성 심부전으로 인한 가장 힘든 상태는 폐에 체액이 축적됨으로 인해 발생하는 호흡 곤란이다. 이러한 증상은 특히 밤에 누워있게 될 경우 중력으로 인해 체액이 폐로부터 체내의 다른 곳으로 이동하지 못하고 고여 있게 됨으로 인해서 심하게 나타난다.

***각기병(Beriberi) :*** 스리랑카 말로써 "난 할 수 없어, 난 할 수 없어"를 의미한다. thiamine의 결핍으로 인해 중추신경계의 손상을 입게 되고 이로 인해서 기억력 손상 및 정서장애는 물론 사지의 근력 저하와 통증, 불규칙한 심장 박동이 뛰는 증상이 나타난다. 부종이 흔하며 심한 경우에는 심장 마비로 사망에 이르게 된다.

***울혈성 심부전 (congestive heart failure) :*** 심장이 체내 세포들로 적절한 혈액 순환을 해 주지 못하는 상태로써 정맥 순환계를 통한 정맥혈의 순환이 어려워진다.

## 혈액 및 면역계

알코올은 영양 결핍으로 인한 다양한 비타민의 결핍 및 알코올의 골수에 대한 직접적인 독성 효과 등으로 인해 골수 즉 혈액체계 및 면역체계에 손상을 주게 된다. 혈액계는 온 몸에 산소를 공급하는 적혈구, 감염 및 외부 침입자에 대항해 싸우는 백혈구 및 지나친 출혈을 막기 위해 혈액 응고를 유발하는 다양한 응고 인자들의 생성과 유지를 담당한다. 적혈구가 많

**백혈구 감소증(leukopenia) :**
혈액을 순환하는 백혈구의 수가 줄어든 상태를 의미하며 다양한 감염성 질환들, 약물 작용, 기타 화학 물질의 작용, 방사선 치료 등으로 새로운 백혈구의 생산이 감소하면서 나타날 수 있다.

이 손실되면 빈혈이 발생하게 되는데 만성 알코올중독은 다양한 종류의 빈혈들을 유발한다. **백혈구 감소증(leukopenia**: leuko는 어원상 하얗다는 뜻이며 penia는 어원상 결핍을 의미한다)은 백혈구의 결핍을 의미하는 의학용어인데 항상 상존하는 위협들과 싸워나가야 하는 백혈구의 감소는 감염을 증가시키고 암을 유발하게 된다. 백혈구 감소증은 면역결핍증후군에 걸린 상태와 같다고 할 수 있는데 이러한 여러 가지 원인을 가진 면역결핍증후군들 중 가장 유명한 것이 바로 AIDS이다. 알코올은 암세포와 싸워야 할 체내 면역력을 떨어뜨림으로 인해 암의 발생 위험을 증가시키기도 하지만 알코올이 지닌 직접적인 독성 효과는 암세포의 성장을 촉진시킴으로 인해 구강, 인후두 및 식도의 암을 증가시킨다. 알코올은 또한 대장 및 직장암의 위험성도 증가시킨다. 여성에서는 매일 한잔씩만 음주를 해도 유방암의 위험성이 증가한다.

## 근골격계

알코올이 심장 근육에 직접적인 독성 손상을 입히는 것과 마찬가지로 골격근에도 직접적인 손상을 입혀서 알코올성 **근병증**(alcoholic **myopathy**)이라 불리는 질환을 발생시킨다. 이러한 알코올의 독성 손상은 골격근을 파괴할 수 있다. 이처럼 근육 세포가 급격하게 파괴되기 시작하면 이 과정에서 부서져 내린 근육 단백질의 덩어리들이 배출되는 과정에서 신장에 걸리고 쌓여서 신장을 막아버리게 되고 이로 인해 신부전이 유발된다. 근육의 파괴가 느리게 진행될 경우 오랜 시간에 걸쳐 허약함과 피로감이 지속되게 된다. 근병증은 알코올로 인한 영양 결핍 및 내분비계의 이상으로 인해서도 간접적으로 초래될 수 있다. 알코올은 또한 뼈의 밀도와 성장에도 영향을 끼쳐

**근병증(myopathy) :**
근육 세포의 질환으로써 근육의 위축과 약화를 초래한다.

서 골감소증을 유발하고 골다공증을 악화시켜 골절의 위험성을 증가시키게 된다.

## 비뇨기/내분비계 및 대사계

과량의 음주만큼 체내의 대사체계를 엉망으로 망가트리는 것도 없다. 알코올이 다양한 장기들에 지속적이고도 파괴적인 손상을 입히기 때문에 우리의 몸은 여러 가지 손상에 노출되게 되고 그로 인해 대사체계의 손상이 초래된다.

## 인슐린 민감도

알코올 급성중독 및 금단 모두 인슐린 민감도에 영향을 끼쳐서 고혈당이나 저혈당과 같은 위험한 상황을 초래한다. 이는 다시 다른 대사 기능들에 영향을 주어서 저나트륨혈증(hyponatremia), 저칼륨혈증(hypokalemia), 저마그네슘혈증(hypomagnesemia), 저칼슘혈증(hypocalcemia), 저인산혈증(hypophosphatemia) 등과 같은 전해질 성분의 이상을 초래한다. 또한 내분비계의 이상도 발생할 수 있다. **부갑상선 호르몬**, 인슐린, **부신피질자극호르몬, 프로락틴, 코티솔, 성장호르몬** 등의 레벨에 변화가 유발될 수 있다. 만성적으로 음주를 하게 되는 경우 성호르몬(테스토스테론, 에스트로겐, 프로게스테론)의 변화를 유발하여 성기능 장애나 불임의 원인이 될 수 있다.

***부갑상선 호르몬 :***
갑상선 옆에 있는 부갑상선에서 분비되는 호르몬.

***부신피질자극호르몬 :***
뇌하수체에서 분비되는 호르몬으로써 부신(adrenal gland)을 자극하여 아드레날린을 분비하도록 한다.

***프로락틴 :***
뇌하수체의 앞쪽에서 분비되는 호르몬으로써 여성에서 산후에 유즙 분비를 유도하여 수유를 지속해 나갈 수 있도록 해준다.

***코티솔 :***
하이드로코티손(hydrocortisone)이라고도 부른다. 코티손(cortisone)으로부터 만들어진 물질로써 관절염을 포함한 염증성 질환에 치료제로 쓰인다.

***성장호르몬 :***
뇌하수체에서 분비되며 성장을 조절하는 역할을 한다.

알코올중독자들은 심한 복통을 동반한 멈추지 않는 미식거림과 구토로 인해 응급실을 찾게 되는 경우가 흔하다. 대개는 마지막으로 술을 마신 후 며칠 동안 먹지도 마시지도 못한 상태가 지속된 후에 이러한 증상들이 나타나게 된다. 이로 인해 영양 부족상태로 감염에 취약해져 있으며 간, 췌장, 심장 및 면역력도 약해진 상태에 이른다. 알코올중독자들은 흔히 빈혈을 동반하며 더 심각한 것은 위험할 정도로 낮은 전해질(칼륨, 나트륨, 마그네슘, 칼슘, 인)과 혈당 수치의 이상이 초래된다는 점이다. 앞서 예기한 경우의 환자는 며칠 동안 아무 것도 못 먹은 상태에서 금단 증상이 시작되고 맥박과 혈압이 오르게 된다. 또한 시간과 장소에 대한 지남력이 상실되게 되고 환청이나 환시 등도 나타날 수 있다. 이 상황에서 특히 전해질의 불균형 그중에서도 나트륨의 저하를 교정해 주는 것이 급박한 상황이 될 수 있다. 이러한 상태를 교정해 나가는 것은 세심한 주의를 요한다. 저나트륨혈증을 교정하지 못하면 뇌 안에 체액이 차오르는 **뇌부종** 상태가 초래될 수 있으며 두개골 및 기타 구조물에 의해 막혀있는 상태에서 뇌가 부어오르다보면 뇌 내의 압력이 증가하게 되고 이로 인해 간질 발작은 물론 사망에 이를 수 있게 된다. 그렇다고 나트륨을 너무 빨리 교정하다보면 뇌신경이 정확한 기능을 하는데 필수적인, 마이엘린(my-elin)으로 구성된 회백질의 손상을 입게 되는 **중심성 교탈수초증(central pontine myelinolysis)**을 유발하게 된다. 이로 인해 뇌 내의 마이엘린은 말 그대로 녹아버리게 되고 이로 인해 뇌 손상 및 심한 경우에는 사망에 이르게 된다.

***뇌부종(cerebral edema) :*** 뇌 내에 체액이 비정상적으로 축적되면서 뇌가 부어오르는 것.

***중심성 교탈수초증 (central pontine myelinolysis) :*** 뇌교(pons)의 수초(myelin sheath)들이 망가지게 되는 것. 영양 부족과 연관이 있으며 알코올중독에 의해 가장 많이 발생한다.

## Q62 알코올 중독으로 인해 치매가 올 수 있나요?

누구나 필름 끊기는 현상(블랙아웃(black out): 두드러진 신경학적 손상은 없는데 만취한 상태에서 일시적인 기억 상실을 경험하는 것)에 대해 들어봤을 것이다. 이러한 현상은 갑작스럽게 체내 알코올 농도가 상승할 때 발생하게 되며 알코올 의존증의 초기 예측인자라 할 수 있다. 이러한 필름 끊기는 현상이 오랜 기간 반복적으로 나타나게 되면 기억력 장애를 초래할 수 있다. 알코올의 취하게 하는 효과는 일반적으로 신경계통에 특히 뇌에 장기적인 손상을 남길 수 있다. 이러한 손상은 광범위할 수 있다. 알코올의 직접적인 독성 효과는 물론 다양한 영양학적, 대사적 이상들은 물론 금단 증상들과 같은 간접적 영향들로 인해 뇌손상이 진행된다. 다양한 신경학적 손상들은 다음과 같다.

### 베르니케-코르사코프 증후군(Wernicke/Korsakoff's Syndrome)

아마도 가장 흔한 것은 아니지만 가장 많이 알려진 술에 의한 기억력 장애의 한 형태는 베르니케 뇌병증(Wernicke's encephalopathy)과 코르사코프 치매(Korsakoff's dementia)일 것이다. 베르티케 뇌병증은 thiamine의 결핍으로 인해 발생하는 급성 질환으로써 의식 혼탁, 무감동, 졸리움, 불안정한 보행, 눈을 움직이는 근육(외안근)에 대한 신경 마비로 인한 시각 장애와 같은 증상들이 나타난다. 이러한 증상들이 있은 후 오랜 기간 동안 기억력 상실이 지속되는 경우(**전행성 기억상실: anterograde amnesia**로 알려져 있는)를 코르사코프 치매라고 부른다. 종종 이 질환을 앓는 사람들은 자신이 기억하지 못하는 부분들을 메꾸기 위해 있지도 않았던 일들을 둘러대서 말하게 된다. 이러한 현상을 **작화증**(**confabulation**)이라고 하는데 그 이면

> ***전행성 기억상실 (anterograde amnesia) :*** 새로운 사실들이 장기 기억으로 저장되지 못하는 형태의 기억상실.
>
> ***작화증(confabulation) :*** 이야기를 꾸며내서 기억 못하는 부분을 채워 넣는 것.

***흡수 불량(malabsorption) :*** 소화관을 통한 영양분의 흡수가 제대로 이루어지지 않는 것.

에 다른 숨겨진 의도가 없다는 점에서 남을 속이려는 의도로 하는 거짓말과는 차이가 있다. 코르사코프 치매는 인지 기능의 다른 영역들에서도 문제들이 나타나는 알츠하이머병과는 달리 기억력에만 문제가 생긴다는 점에서 진정한 치매라고 볼 수 없다. 이러한 상태에 대한 보다 적절한 용어는 알코올성 기억상실장애이다. 베르니케 뇌병증 및 코르사코프 치매 모두 과량의 음주로 인한 장 **흡수 불량(malabsorption)** 및 thiamine(비타민 B1)의 결핍 때문에 생긴다. 치료는 3개월간 매일 thiamine 100mg을 투여하는 것이다. 치료하지 않는 경우에는 사망률이 15%에 이른다. 치료를 한다고 해도 기억력 장애로부터 완벽하게 회복되는 경우는 1/3에 불과하다.

## 알코올성 치매

알코올은 뇌에 대한 직접적인 신경독성을 나타내기 때문에 안 그래도 나이가 들면서 발생하는 뇌의 전반적인 위축과 감소를 가속화시킨다. 몇몇 연구들에서는 이러한 알코올로 인한 뇌의 위축이 가역성을 지니고 있으며 단주를 통해서 이러한 진행을 중단시키는 것은 물론 다시 회복시킬 수도 있다고 보고하고 있다. 알코올은 신경세포 자체보다는 신경세포를 둘러싸고 있는 **신경교세포(glial cells**: 회백질에 해당하는 myelin을 구성하는 세포들)를 공격하는 것으로 알려져 있다. 신경세포와는 달리 신경교세포는 다시 재생되는 능력을 지니고 있다. 그러나 이러한 사실을 반박하는 연구 결과들도 있다. 알려진 바로는 알코올성 치매는 지속적으로 악화되는 알츠하이머병의 경과와는 달리 단주를 통해 악화를 멈출 수 있다. 대부분의 연구들에서 알코올이 알츠하이머병의 악화를 가속화시키고 초기 알츠하이머병의 발생에 있어서 위험 인자로 작용하는지에 대해서는 아직도 논쟁중이다.

## 혈관성 치매

많은 경우에서 치매는 비가역적이다. 알코올중독자에서 알츠하이머병이 발생할 수 있으며 알코올에 의한 뇌 손상은 알츠하이머 환자의 뇌를 보다 악화시킬 수 있다. 논쟁의 여지가 없는 사실은 알코올중독이 뇌와 심장, 두 상이한 기관에 같은 방식으로 작용하여 뇌졸중의 위험성을 증가시킬 수 있으며 똑같은 이유로 심장 마비의 위험성 또한 증가시킬 수 있다는 점이다. **혈관성 치매**는 가장 흔한 치매들 중 하나이다. 많은 경우에서 **혈전**이 작은 뇌혈관들을 막은 경우에는 병변이 너무 작기에 실제 뇌졸중이 와 있는데도 발견되지 않는 경우가 많다. 이러한 병변들은 뇌영상 검사 상 **미세혈관**성 변화로 알려진 형태로 나타날 수 있는 데 이로 인해 두드러진 뇌졸중의 증상 없이 뇌의 위축 및 치매가 초래될 수 있다. 또한 알코올중독자들은 사고를 당하는 경우가 많은데 이때도 머리를 다치는 경우가 많다. 한번 머리에 손상을 입게 되면 머리에 또 다른 손상을 입게 될 위험성이 급격하게 증가한다. 여러 차례 머리에 손상을 입게 되면 치매로 보일 만큼 다양한 인지 기능의 변화와 성격 변화를 초래하는 외상성 뇌손상이 생길 위험성이 높아진다. 보호시설에 거주하고 있는 알코올성 치매를 가진 환자들의 30%는 이전에 앞서 기술한 문제들을 겪었던 것으로 보고되고 있다.

> ***혈관성 치매 :***
> 정신적, 정서적 장애와 함께 신경학적 증상과 징후들을 동반한 인지기능 장애.
>
> ***혈전(thrombus) :***
> 혈액들이 굳어 뭉친 것을 의미한다. 혈전이 떨어져 나가서 돌아다니는 상태를 색전(embolus)라 한다.
>
> ***미세혈관 :***
> 혈액 순환계의 일부로서 직경 0.3 밀리미터 미만의 아주 작은 혈관이나 모세혈관을 의미한다.

## Q63 *알코올 중독에 의해 발생하는 다른 신경학적 증상들이 있나요?*

여러 가지 애매한 신경학적 증상들로 **Marchiafava-Bignami 증후군**이

***Marchiafava-Bignami 증후군 :***
처음으로 이 질환을 발견한 두 이탈리아 병리학자의 이름을 따서 붙여진 이름이다. 이 증후군은 간질 발작을 한 후 혼수상태에서 사망한 이탈리아 출신의 알코올 중독자에 의해 처음으로 발견되었다.

***실어증(dysphasia) :***
뇌 손상 혹은 질환으로 인해 언어를 이해하거나 사용하는 능력이 상실된 상태.

***소뇌 :***
신경계의 일부로써 근육의 협조 운동과 평형 유지를 담당한다.

***가성구마비 (pseudobulbar palsy) :***
뇌신경 경로의 손상으로 인해 이유 없이 웃음이 터지거나 우는 증상과 함께 기타 신경학적 문제들을 유발하는 상태.

있을 수 있다. 이 질환은 이태리계 와인 음주자들에서 나타나는 데 특정한 인종적 배경이 영향을 끼치는 것으로 보인다. 뇌 내의 몇몇 특정 부위에 손상을 주어서 의식 혼란, **실어증(dysphasia)**, 경련 및 치매를 유발하게 된다. 알코올은 다양한 다른 신경학적 구조물들에도 흔히 영향을 끼친다. 알코올은 특히 자발적인 협조 운동에 중요한 역할을 담당하는 **소뇌**에 손상을 잘 입힌다. 이로 인해 급성 중독 상태에서 비틀거리며 걷게 되는 것이다. 이러한 알코올에 의한 소뇌의 손상이 지속되게 되면 소뇌의 만성적인 퇴행을 가져와서 나중에는 술을 안 마신 상태에서도 잘 걷지 못하는 상태에 이르게 된다. 이러한 경우는 만성 알코올 중독자의 약 1%에서 나타나는 것으로 보고되고 있다. 질문 61에서 다루었던 급속한 저나트륨혈증의 교정 과정에서 발생할 수 있는 중심성 교탈수초증은 물론 감정이 과한 상태로 병적으로 웃거나 우는 것을 반복하고 언어 장애, 안면 마비, 사지 마비, 의식 혼란 및 혼수상태까지도 초래될 수 있는 **가성구마비(pseudobulbar palsy)** 또한 초래될 수 있다. 마지막으로 가장 흔한 신경학적 문제로는 말초신경병증(peripheral neuropathy)을 들 수 있다. 이 질환은 알코올 중독자의 5~15%에서 나타난다. 만성적인 음주는 말초 신경 중에서도 특히 손, 발, 무릎 아래쪽의 다리 등의 작은 신경들을 파괴할 수 있으며 당뇨병성 신경병증과 유사한 양상을 띤다. 마치 양말과 장갑을 착용하는 부위에 힘이 없고 멍멍한 느낌과 손과 발의 타는듯한 통증을 동반하게 된다. 어떤 사람은 발바닥의 타는듯한 느낌을 호소하기도 하는데 특히 걸어다닐 때 심한 통증을 호소하기도 한다. 나중에는 발목이나 손목이 들리지 않는 현상과 함께 근육의 소실을 동반하게 된다. 이러한 증상은 팔 다리를 타고 올라오듯이 진행될 수 있으나 완전한 마비를 초래하는 경우는 드물다.

## Q64 알코올 금단섬망이 뭐죠?

알코올 금단섬망은 매일 과량의 음주를 하던 사람이 갑자기 술을 끊게 되었을 때 나타나는 가장 잘 알려져 있지만 비교적 드문(알코올중독자들 중 약 5%에서 발생), 치료를 요하는 상태라고 할 수 있다. 알코올 금단섬망(delirium tremens)은 다양한 인지 기능에 영향을 끼치는 급성 착란 상태이다. 의식의 호전과 악화를 반복하고 시간과 장소에 대한 지남력이 없어지고, 집중력이 떨어지며 외부 자극에 과민해지는 증상과 환청 및 환시, 피해망상 등이 나타날 수 있다. tremens는 떨린다는 뜻을 지닌 단어로써 알코올 금단섬망을 겪는 환자들에서 혈압상승, 빈맥과 더불어 심한 떨림이 나타나기 때문에 붙여진 이름이다. 알코올 금단섬망은 의학적 응급 상황으로써 치료하지 않는 경우 사망률이 15%에 이른다. 이 증상은 마지막으로 술을 마신 지 수 시간 후면 발생할 수 있으며 48~72시간 후에 최고조에 이른다.

질문 6에서 언급했던 2가지 주요 뇌 화학물질인 GABA와 글루타메이트가 금단섬망의 발생에 관여한다. 만성적인 음주 상태에서 GABA 시스템은 **하향 조정(down-regulation)**이라 알려진 과정을 통해서 알코올에 의해 증가된 이용률을 감소시키려고 시도한다. 시간이 지나면 GABA는 제대로 기능하기 위해서 알코올을 정규적으로 요구하게 되거나 GABA의 기능이 아예 멈추게 되는 위험에 처한다. 억제성 물질인 GABA가 없으면 흥분 상태가 나타나게 된다. 이러한 상태는 뇌의 대표적인 흥분성 신경전달물질인 글루타메이트 시스템에 의해 유발된

> ***하향 조정(down-regulation) :*** 세포에서 특정 호르몬이나 신경전달물질에 대한 민감성을 줄이기 위해 해당 수용체의 수가 줄어드는 과정.

*상향 조정(up-regulation) :* 세포에서 특정 호르몬이나 신경전달물질에 대한 민감성을 증가시키기 위해 해당 수용체의 수가 늘어나는 과정.

다. 알코올이 만성적으로 GABA를 억제해 온 상태에서 글루타메이트는 이를 보상하기 위해 **상향 조정(up-regulation)**이라 알려진 과정을 통해서 활성을 증가시키게 된다. 이 상태에서 갑자기 알코올이 체내에서 사라지게 되면 GABA는 낮아져 있는 상태에서 글루타메이트가 갑자기 뇌 내에서 활개를 치게 되면서 심한 과흥분 상태에 돌입하게 된다. 운동계에서는 떨림 현상과 함께 맥박이 빨리 뛰고 혈압이 오르는 증상이 나타나게 된다. 감각계에서 감당할 수 없는 과한 자극과 주변 환경으로부터 밀려드는 정보들로부터 압도당하는 느낌이 들게 된다. 이로 인해서 지남력이 소실되고 환각, 불면, 예민함 및 편집증이 나타나게 된다. 질문 56에 기술한 것처럼 benzodiazepine계 약물들이 치료제로 쓰이게 된다.

■ 수잔의 한 마디 :

*이제까지 경험해 본 것들 중에서 정신증과 알코올 금단섬망 만큼 날 무력하게 한 것은 없다. 설령 간질 발작이라 해도 지켜보는 사람에게는 끔찍하지만 그리 오래 지속되지 않는다. 세상의 그 어떤 경험도 금단섬망을 치료하기 인해 손목과 발목이 묶여 있는 당신 자식을 지켜보는 것처럼 끔찍한 것은 없을 것이다. 이는 당신의 아이가 주인공으로 나오는 악몽을 지켜보는 것과 같다. 멍한 눈빛으로 엉뚱한 이야기를 중얼거리는 모습은 엄마에게 있어서는 충격적인 장면이다. 나는 이제까지 모든 일에 있어서 내 나름의 평정을 유지해 올 수 있었지만 금단 섬망에 있어서는 불가능했다. 나는 그 때마다 공포에 질렸었고 되도록 들여다보지 않으려 했다. 난 항상 울면서 집으로 돌아와야 했다.*

## Q65 난 알코올 금단성 경련을 했던 적이 있는데 그렇다면 내가 지금부터 항경련제(간질약)를 복용해야 하나요?

알코올 금단경련은 알코올 금단 섬망과 함께 나타날 수도 있고 그렇지 않을 수도 있지만 분명한 것은 만성적으로 과량의 음주를 하는 환자들의 1/3에서 나타날 정도로 흔하다는 점이다. 알코올 금단경련이 있었던 환자들 중 30~50%는 결국 알코올 금단섬망이 발생하게 된다. 이 간질 발작은 마지막으로 술을 마신지 첫 24~48시간 내에 전신의 온몸을 떠는 양상으로 나타나게 된다. 경련은 1~3차례 짧게, 비교적 빠르게 연달아 나타날 수 있다. 일반적으로 다른 간질 발작과는 달리 **전구 증상**(aura)이 없다. 뇌파 검사나 CT 검사 상에서는 대개 정상으로 나타나며 이후에 재발하는 경우는 드물다. 전해질의 결핍, 특히 저나트륨 혈증 및 저마그네슘혈증이 간질의 강도와 지속 시간에 중요한 영향을 끼친다. 일반적으로는 경련이 저절로 멎게 되고 다시 발생하지는 않지만 약 3%에서는 경련이 지속될 수 있다. 이렇듯 경련이 멎지 않고 지속되는 상황을 **지속성 간질**(status epilepticus)이라고 부른다. 이런 상황이 발생하게 되면 두부 손상, 감염 혹은 실질적인 간질병이 생긴 것인지 등 기저의 의학적인 문제들에 대한 추가 검사들이 필요하다. 알코올 금단경련은 일반적으로 benzodiazepine계 약물들로 잘 치료된다.

> ***전구 증상(aura) :***
> 경련이 시작되기 전에 나타나는 소리 혹은 색깔이 보이는 등의 경고 증상.
>
> ***지속성 간질 (status epilepticus) :***
> 의식의 회복 없이 간질이 빠르게 연달아 지속되는 상태.

응급실에서 간질 치료제인 dilantin으로 치료를 시작해 볼 수 있지만 이에 대해서는 논쟁의 여지가 있다. ASAM에서는 알코올 금단에서의 dilantin 사용에 대한 임상적 치료 지침을 표 15에 나와 있는 것처럼 제시하고 있다(각 권고 사항마다 단계를 나눈 것은 그러한 권고 내용을 뒷받침 할만한 연구 결과들의 양과 질에 따른 것이다. A단계가 가장 최상의 권고에 해당한다.). 기저의 경련성 장애로 인해 반복적인 간질들이 짧게 나타날 경우 장기간의 dilantin치료를 권장하지 않는 것이 일반적인 견해이다. 단주를 유지해 나가는 것이야 말로 간질 발작을 치료하기 위한 가장 좋은 약이라 할 수 있다.

**표 15. 알코올 금단 치료를 위한 Dilantin(phenytoin) 사용의 임상적 치료 지침**

| | |
|---|---|
| 1 | 알코올 금단 증후군 환자에서 이전에 간질을 한 적이 없는 경우에는 알코올 금단경련의 예방을 위한 정규적인 phenytoin 치료는 권장하지 않는다(Grade A). |
| 2 | 알코올 금단 증후군 환자에서 이전에 간질을 한 적이 있지만 알코올과의 연관성이 없는 경우 간질의 종류에 따라서 phenytoin을 비롯한 기타 항경련제들을 사용할 수 있으며 부가적으로 적절한 수면/마취제의 사용이 권장된다(Grade C). |
| 3 | 알코올 금단 증후군 환자에서 알코올 금단경련의 과거력이 있는 경우 이에 대한 처치에 있어서 효과에 대한 증거들이 제한적이며 상반되는 면이 있다. 전문가들의 의견은 적절한 수면/마취제에 부가적으로 phenytoin을 첨가하자는 것이다. 따라서 수면/마취제 단독 사용 혹은 phenytoin과의 병합 사용 중에 선택할 수 있다(Grade C). |
| 4 | 알코올과 관련 없는, 애초부터 있는 경련성 장애의 경우가 아니라면 phenytoin 장기 용법은 권장되지 않는다(Grade C). |
| 5 | 알코올 금단 증후군 환자에서 다른 경련을 유발할 만한 요인들(알코올 금단경련의 위험성을 높일 수 있는 인자들로써 이전의 알코올 금단 경련 과거력에 부가적으로 두부 손상, 국소적 뇌 병변, 뇌염 혹은 뇌수막염, 간질병의 가족력이 있는 경우)이 있는 경우에서는 이러한 요인들의 심각성을 명확히 밝혀주거나 적절한 치료를 위한 지침이 될 만한 연구 결과들은 없으며 전문가들 사이에서도 의견 일치를 보지 못하고 있다. 따라서 수면/마취제 단독 사용 혹은 phenytoin과의 병합 사용 중에 선택할 수 있다(Grade C). |
| 6 | 단순히 급성 알코올 금단 경련만을 보이는 환자에서는 phenytoin 정맥 주사는 권장되지 않는다(Grade A). |
| 7 | 알코올로 인한 지속성 경련이 있는 환자에서는 phenytoin 정맥 주사를 포함한 항경련성 약물을 사용할 수 있다(Grade C). |

* phenytoin : Dilantin의 성분명

## Q66 *우리 가족 중의 한 명이 알코올 중독자인데 술을 안 마시고 있는데도 불구하고 귀에서 소리가 들린다고 하는데 이러한 증상이 술 때문인 것인가요? 아니면 정신분열병 때문인 걸까요?*

의과대학 과정에서는 환시는 일반적으로 기저의 내과적 문제들을 시사하는 데 비해 환청은 좀 더 정신과적 문제 때문일 수 있다고 가르친다. 그러나 이는 단지 일반적인 기준일 뿐이다. 섬망을 앓고 있는 대부분의 환자들은 실제로는 있지도 않은 것들이 보이고 들린다고 한다. 알코올 금단 이외에도 다양한 의학적 문제들이 섬망을 유발하게 된다. 몇몇 정신과 환자들은 자신의 정신 질환에 기인한 것이 분명해 보이는 환시를 호소한다. 이에 비해 알코올 중독자들의 경우에는 금단 중에 듣게 되는 환청에 대해 내과적 문제로 인한 것인지 정신 질환에 의한 것인지 구분이 모호한 "들리는 것 같다"라는 식의 이야기를 할 수 있다.

우리는 알코올이 뇌에 미치는 일련의 파괴적인 손상들에 대해 이야기 했었다. 치매, 섬망, 간질, 대사 이상, 두부 손상과 같은 이러한 모든 상황들은 환청의 원인이 될 수 있으며 또한 환청이 발생할 수 있는 위험성을 증가시키지만 환청은 이러한 원인들 없이도 들릴 수 있다. 사실상 드물지만 공포를 유발하는 이러한 증상은 만취한 상태나 금단 증상 시기의 알코올 중독 환자의 대략 3% 정도에서 나타날 수 있으며 신체적인 금단 증상이 소실된 이후에도 오랜 기간 지속될 수 있다. 만취와 금단을 시소 타는 것처럼 자주 반복할수록 보다 적은 양의 알코올에 의해서도 금단 경련, 금단 섬망 및 환청과 같은 금단 증상이 쉽게 발생할 수 있게 된다. 따라서 어떤 환자들에서는 단 하루 술을 마셨을 뿐인데도 금단 증상들이 나타날 수 있다. 알코올의 신경 독성에 대해 민감성이 높아지는 과정은 **점적효과(kindling)**라고 알려

*점적효과(kindling) :*
반복적인 전기적 자극 혹은 화학적 자극이 결국에는 경련을 유발하는 현상. 이 효과를 통해서 전에는 간질을 유발하지 않았던 코카인이나 알코올이 반복적으로 사용하게 되면 나중에 간질을 유발하게 되는 것을 설명할 수 있다.

*정신증(psychosis) :*
환청, 망상, 혼란된 사고나 언어, 행동 등을 보이는 상태.

진 과정을 통해서 일어난다. 점적 효과는 쥐 실험을 통해서 처음으로 증명되었는데 경련을 유발하는 전기 자극이나 약물을 낮은 용량으로 지속적으로 주었을 때 보다 강하고 지속적인 경련이 유발되는 것이 입증되었다.

항정신병 약물로 환청을 치료할 수 있고 환청과 연관된 초조감을 감소시켜 줄 수 있지만 지속적인 단주만이 유일한 완치를 위한 방법이다. 만약 지속적인 단주에도 불구하고 환청이 깨끗이 없어지지 않는다면 기저에 다른 질환이 있는지에 대한 좀 더 면밀한 조사가 필요하다. 알코올에 의한 **정신증**은 다른 정신 질환들과 혼동이 될 수 있다. 다른 길거리의 마약들 특히 각성제나 환각제들 또한 환청을 유발할 수 있다. 환청을 유발하는 정신과적 원인들에는 정신분열병이 포함되지만 정신분열병의 진단은 단순히 환청만 있는 것이 아닌 다른 저명한 증상들을 함께 동반했을 때 내려지는 것이다. 기분 장애들 중에서는 특히 양극성 정동장애의 경우 환청이 생길 수 있다. 또한 정신 질환을 앓고 있는 환자들이 다른 정상인들보다 약물이나 알코올 남용이 될 가능성이 훨씬 더 높기도 하다. 알코올과 연관된 정신증의 원인은 일반적으로 환자의 과거력과 가족력이 고려되어야 한다. 그러나 일반적으로 심한 알코올 의존증을 가진 환자라면 대부분 환청의 원인은 내과적 문제나 만성적 음주가 직접적인 원인으로 작용했을 가능성이 많다.

## Q67 알코올 중독과 기분장애는 어떤 관계가 있나요?

중독과 우울증 사이에는 명백한 연관성이 있다. 우울증의 발병률은 일반인들에 비해 남자 중독자의 경우 3배, 여자 중독자의 경우 4배가 높으며 우울증을 앓고 있는 사람들의 1/3은 중독의 문제를 함께 갖고 있다. 남성의 경우에는 전형적으로 물질 남용이 먼저 있는 상태에서 기분장애가 발생하지만 이에 비해 여성의 경우에는 기분 장애가 선행한 상태에서 물질 남용이 동반된다. 이 두 질환 사이에는 생물학적, 심리적, 사회적 원인들이 연관되어 있다.

생물학적으로 많은 중독성 물질들 자체가 우울증을 유발하지만 반대로 많은 다른 중독성 물질들은 그 물질을 끊었을 때 약물 중단으로 인한 우울증이 발생하기도 한다. 게다가 중독 및 우울증 모두 대를 이어 함께 유전될 수 있으며 이 두 가지에 대한 가족력을 모두 가지고 있는 경우에는 위험성이 더 크다. 심리학적으로는 특정 성격에서 중독과 우울증이 더 많이 나타난다. 충동을 잘 억제하지 못하고 쉽게 화를 내는 성급한 사람들의 경우 자신들의 그러한 감정을 누그러뜨리기 위한 방법으로 술을 마시거나 약물을 하게 됨으로써 보다 쉽게 중독에 빠지는 경향이 있다. 불행하게도 이러한 **자가-처방(self-medication)**적인 시도들이 지금 당장 일시적으로는 도움이 될지 모르지만 나중에는 폭탄이 된다. 반대로 수줍음을 잘 타고 소극적이며 사람들 앞에서 굉장히 불안해하는 사람들의 경우에도 우울증과 중독에 빠지는 경향이 많은데 이들의 경우 사람들 앞에서 보다 편안해지고 자신감을 얻기 위한 방법으로 술과 약물을 사용하게 된다. 사회적으로는 우울증과 중독을 앓고 있는 사람들은

***자가-처방(self-medication) :*** 정서적 고통을 해결하기 위해 의사나 간호사를 통해서 처방 받은 약물이 아닌 알코올이나 다른 약물들을 자기 마음대로 복용하는 것(예를 들면 너무 불안한 느낌이 들 때 술을 마시거나 대마초를 피우는 것). 자가-처방에 대한 개념은 여전히 논쟁거리로 남아 있지만 몇몇 증거들이 이를 뒷받침하고 있는데, 많은 환자들이 자기도 모르는 사이에 우울증 때문에 자가-처방을 하고 있었다고 보고하고 있다. 불행하게도 항우울제 치료만으로도 우울증도 해결함과 동시에 술도 끊을 수 있게 되는지에 대한 증거는 없다. 비록 "자가-처방 가설"이 몇몇 사람들에게는 들어맞을 수 있을지 모르지만 일단 중독이 발생하게 되면 삶은 중독에 사로잡히게 된다. 기분장애를 없애기 위한 처방이 동시에 중독도 없애주는 일은 드물다. 반대로 항우울제를 복용하면서도 지속적으로 마약을 하거나 술을 마시는 사람은 이러한 중독성 물질들로 인해서 항우울제 복용이 소용없는 것이 되어버린다.

다른 사람들로부터 따돌림 당하고 직장 생활을 유지하기가 힘들어진다. 사회적 위축, 실직 및 의료 혜택으로부터 소외당하고 집을 잃게되는 것은 우울증과 중독을 보다 악화시키게 된다. 설령 중독과 우울증이 연관되어 있다 해도 일반적으로 한 가지 문제를 해결한다고 해서 다른 문제도 함께 해결되는 것은 아니다. 대신에 어떤 사람이 한 가지 문제에 대해 치료를 받아들이게 되면 치료 과정에서 다른 동반된 문제도 드러나게 됨으로써 두 가지 문제에 대해 동시에 치료가 이루어질 확률이 높아지는 것이다(질문 29).

## Q68 내 배우자가 중독 문제와 함께 기분 변화가 심한데 그렇다면 양극성 정동장애를 의심해야 하는 걸까요?

최근의 양극성 장애에 대한 폭발적인 관심의 증가로 인해서 이 주제는 질문 67에서 떼어내어 따로 다루기로 했다. 양극성 장애 즉 조울병은 기분장애로써 진단 기준에 따라 다소 차이가 나지만 전체 인구의 1~5%를 차지하는 것으로 보고 있다. 예로부터 양극성 장애는 급성 조증 상태의 경우 매우 심각한 정신병적 상태로써 정신병적 증상들을 동반하며 입원을 해야 하는 상태에 이르게 된다. 진단을 함에 있어서 가장 어려운 점은 정신분열병과의 감별인데 급성 조증 상태에서의 임상적 양상들은 정신분열병이 악화된 상태와 구별하기 어렵기 때문이다. Haldol을 비롯한 다른 항정신병 약물들이 조증 및 정신분열병과 같은 증상들 모두에 사용이 가능한 것에 비해, 양극성 장애에만 특이적으로 쓰일 수 있는 치료제인 리튬의 개발로 인해서 이 두 가지 상태에 대한 명확한 구분이 중요해졌다. 리튬 단독 치료만으로도 충분히 효과적으로 치료될 수 있는 양극성 장애 환자를 여러 위험성을 동반한 항정신병 약물로 장기간 치료하는 것은 잘못된 처치로써 비난받을 수 있기 때문이다.

오랜 세월에 걸쳐 법체계가 변화해 옴에 따라 정신과에서는 위험성에 대한 관심이 점점 높아졌으며 심각한 충동성을 지닌 수많은 환자들에게 초점을 맞추기 시작했다. 이러한 환자들이 드물기는 하지만 있다면 심한 조증 상태나 혹은 다른 정신병적 증상들을 보이는 경우일 것이다. 역사적으로는 심한 충동성을 보이는 사람들은 성격 장애를 가진 것으로 보았으며 충동적인 행동들은 타고 나는 것으로써 의학적 치료가 별다른 효과가 없는 것으로 보여졌다. 하지만 분명한 것은 이러한 충동적인 사람들과 기분 장애를 가진 사람들이 상당히 겹치는 측면이 있다는 점이다. 이러한 환자들 중 많은 수가 항우울제로 호전되기도 하지만 또한 많은 수의 환자들은 오히려 안 좋아질 수 있으며 그런 경우에는 오히려 항경련제에 더 좋은 반응을 보이기도 한다. DSM-IV에서는 우울증이 주(主)가 되면서 “레이더에는 잡히지 않는” 약한 조증 삽화를 가지는 상태인 II형 양극성 장애로까지 범주를 확대시켰다. 이러한 약화된 조증 삽화는 들뜬 기분보다는 짜증스럽고 화를 잘 내는 것과 연관이 있으며 주변 사람들이 보기에 입원시켜야 겠다고 할 정도로 심한 상태에까지는 이르지 않는다. 사실 주목해야 할 것은 이런 사람들이 가진 성격의 가장 나쁜 면들이(감정적이고 쉽게 화를 내고, 짜증스럽고, 충동적인) 증폭되는 것이다. 이러한 면들이 그들의 가족과 친구들이 그들을 멀리하게끔 한다. 그렇다고 해서 이들이 달라지지는 않는데 이들의 성격 변화를 유발하는 기저의 다른 원인들이 있을 수 있기 때문이다.

이러한 사람들 대부분은 우울증을 이유로 정신과 진료실을 찾게 되는데 이 과정에서 과거에 있었던 행동들에 대한 질문을 통해서 비로소 자신의 문제에 대한 진단을 받게 된다. 이러한 새로운 범주에 대해서 진단 기준이 완화되어 왔으며 그로 인해 이러한 진단을 받은 환자들이 증가하였다. 최근의 새로이 고려되고 있는 점은 양극성 장애를 정신분열병으로부터 감별해 내는 것보다는 우울증이나 성격 장애로부터 감별해 내는 것이다. 이러한 환자들의 경우 약물이나 알코올 남용에 보다 쉽게 빠지게 되며 감정의 기복이 우울증에서 짜증스러움과 들뜬 기분으로 변할 때 악화된다. 이러한 감정의 기복은 일정 기간 지속되지 않고 물질 남용과 함께 악화와 호전을 반복하게 된다. 이러한 환자들은 정신병적 증상들이 발병해서라기 보다는 약물이나 알코올 중독상태, 금단 혹은 폭음 및 그로 인한 대인관계의 문제가 있은 후에 벌어진 충동적인 자살 소동 등을 이유로 응급실을 찾게 된다.

알코올, 코카인, 헤로인, PCP, 대마초 모두 기분의 변화를 유발할 수 있으며 그로인해 사람들로 하여금 기분 장애, 특히 양극성 장애를 지닌 것으로 의심하게 만든다. 이러한 환자들이 충동성, 즉 불법적인 약물이나 알코올 남용으로 인해 생기는 잠재적으로 위험한 행동으로 인해 정신과에 입원하게 되면 이들이 나중에 퇴원할 때는 온갖 정신과 약물을 처방받은 상태에서 양극성 장애로 진단 내려지게 될 가능성이 매우 높다. 정신 병원 평균 입원 기간은 해마다 줄어들어서 지금은 일주일도 채 안 되는 상황에서 정확한 진단은 더더욱 중요하다. 퇴원하면서 받는 약물은 주로 증상을 바탕으로 처방된 것이지 완벽한 의학적 진단에 기초하는 것이 아니라는 사실 때문에 문제는 더 복잡해 질 수 있다. 따라서 어떤 환자가 기분 안정제나 항정신병약물로 호전되었다고 해서 그 환자가 반드시 양극성 장애를 지녔다는 의미는 아니다. 불행한 것은 진단 상 위험한 성향을 타고난 상태에서 이러한 환자들과 가족들이 새로 붙여진 진단에만 전적으로 초점을 맞추고 약물이나 알코올 남용에 대한 치료는 전혀 받지도 않으면서 자신들의 잦은 재발을 양극성 장애와 부적절한 처방 탓으로만 돌린다는 점이다. 심한 감정의 기복들을

역주) 높은 의료 수가로 인해 보험에서 1~2주 정도만 입원을 허용하는 미국의 상황에 해당하는 이야기이다. 또한 미국의 경우 외래치료명령제 등이 활성화되어 있기에 단기간의 입원치료를 마치고 퇴원한 후일지라도 지속적인 제반 정신과 치료를 이어갈 수 있다.

호전시키는데 있어서 어떤 종류의 정신과적 약물들보다도 효과적인 것은 바로 단주를 유지해 나가는 것이다.

## Q69 간경화 진단을 받았는데 과연 회복될 수 있을까요?

200만 명 이상의 미국인들이 알코올로 인한 간질환으로 고통 받고 있다. 가장 흔한 것은 알코올성 간염(hepatitis: "hepa"는 어원적으로 간을 의미하며 "itis"는 일반적인 염증 과정을 의미한다)으로써 오랜 시간에 걸친 과음으로 인해 간에 염증이 생긴 상태를 말한다. 간염의 증상들로는 발열, 황달이라고 알려진 피부, 안구 및 소변이 노랗게 변하는 증상, 복통 등이 있을 수 있다. 이러한 상태는 대부분 혈액 검사를 통해서 간 효소치가 상승했음이 밝혀지기 전에는 모르고 지나가게 된다. 알코올성 간염은 계속 술을 마시게 된다면 사망할 수 있다. 하지만 음주를 중단하게 되면 상태는 호전될 수도 있다. 알코올 중독자의 10~20%는 만성 간염으로 인해 간에 흉터들이 남게 되는 알코올성 간경화로 진행된다. 간경화를 앓고 있는 환자는 절대로 술을 마셔서는 안 된다. 간경화의 부작용들이 치료가 가능할 수 있지만 생명을 위협하는 간경화를 가진 경우에는 간 이식이 필요할 수 있다. 알코올성 간경화는 음주가 지속될 경우 사망에 이르게 된다. 간경화는 회복이 불가능하지만 술을 끊게 되면 생존할 수 있는 확률이 점점 증가하게 된다. 간경화 환자가 술을 끊으면 기분도 나아지며 간 기능도 어느 정도까지는 호전될 수 있다. 약물 및 알코올 남용자들은 위험한 행위들(안전하지 않은 성관계, 마약 정맥주사 등)로 인해 바이러스성 간염이 발생할 확률이 높다. 이러한 바이러스들은 B형 간염 및 C형 간염을 유발한다. 약 400만 명에 달하는 미국인들이 간경화와 간암을 유발하는 C형 간염을 앓고 있다. 알코올 중독자들 중 일부는 B형 간염 바이러스나 C형 간염 바이러스를 지니고 있다.

따라서 이들의 간은 술 뿐만이 아니라 간염 바이러스에 의해서도 손상 받게 된다. B형 혹은 C형 바이러스에 감염된 사람들은 알코올로 인한 간 손상에 보다 취약하며 따라서 술을 마실지 고민한다면 그러한 위험성에 대해 반드시 생각해 보아야만 한다.

## 70 내가 알코올 중독으로 인한 간 부전을 앓고 있는데 간 이식이 가능할까요?

1990년대 들어서 가장 떠들썩했던 이야기 중의 하나는 Mickey Mantle의 간 이식에 대한 이야기였다. Mantle은 유명한 야구 선수였는데 63세가 되던 1995년에 간 부전 상태에 빠져서 간 이식 대기자 명단에 이름을 올리게 되었다. 이식 대기 기간은 평균 3~4개월인데 Mantle을 하루 만에 간 이식을 받았다. 그런데 문제는 불행하게도 그의 간의 안 보이는 부분에 암세포가 숨어 있었다는 점이다. 간 이식은 예정대로 진행되었지만 암은 이미 그의 폐로 전이되어 있었고 Mantle은 3개월 후 암으로 사망하게 된다. 비난하는 이들은 Mantle이 자신의 유명세를 이용해서 남들보다 빨리 간 이식을 받았다고 공격했다. 또 다른 이들은 그가 알코올 중독자였고 또 암을 가지고 있었기에 그런 경우 몇 몇 이식 센터들에서는 대기자 명단에 이름을 올리지 못하게 되어 있는 만큼 그가 간을 이식받지 않았어야 했다고 비난했다.

Mickey Mantle은 20대 때부터 알코올 중독을 앓아왔다. 비록 1년 반 동안 단주를 했었지만 알코올중독 및 C형 간염으로 인해 간 부전 상태에 빠지게 된다. C형 간염은 그가 수술을 받는 동안의 수혈을 통해서거나 혹은 알코올 중독자들이 흔히 보이는 위험한 행위들로 인해 감염되었을 것이다. 그는 이미 간암을 가지고 있었으나 간 이식을 받기 전까지 발견되지 않았었던 것이다.

알코올 중독인 사람에게도 간 이식을 해주어야 하는 걸까? 최근에는 알코올 중독이었었다는 사실만으로는 이식을 거부하는 이유에 포함시키지 않는 이식 센터들이 늘어나고 있다. 처음 간 이식이 가능했던 1970년대 및 1980년대에만 해도 이식 센터들은 일반적으로 알코올 중독자들은 단주를 지속해 나갈 능력이 없기에 이식 후에도 생존율이 나쁠 것이라는 이유로 알코올 중독자들을 이식 대상자에서 제외시켰었다. 이후로 알코올 중독자와 그렇지 않은 사람들에서 간 이식 후의 결과를 비교하는 여러 연구들이 진행되어 왔다. 이러한 연구를 통해 알코올 중독자들이 다른 원인에 의해 간부전이 되어 간 이식을 받은 사람들과 비교했을 때 이식 후 결과에 있어서 똑같거나 혹은 더 좋은 결과를 보였음이 밝혀졌다. 이렇듯 이식 후 결과가 같거나 더 좋을 수 있기 때문에 알코올중독자들의 이식을 거부하는 유일한 이유는 지금도 계속 술을 마시고 있는 경우이거나 다른 비의료적인 이유들이 있는 경우일 뿐이다. 따라서 대부분의 이식 센터들은 알코올 중독자들이 이식 전 적어도 6개월 이상 단주하고 이식 후에도 단주를 지속하기 위한 회복 프로그램에 적극적으로 참여할 것을 요구하고 있다.

만약에 의사들이 알코올 중독 환자가 간 이식을 받는 것을 거부한다면 그것은 알코올 중독자의 행동에 문제가 있기 때문일 것이다. 이는 의사들이 심장 이식을 받아야 할 환자가 움직이지 않으려 하고 비만에 담배까지 피우는 경우 이식을 거부하는 것과 마찬가지이다. 만약 C형 간염으로 인해 간 이식이 필요한 환자가 있다면 의사들은 어떤 종류의 무책임한 행동들이 C형 간염 바이러스에 감염되게 했는지에 대해 살펴보아야만 한다. 한 개인이 우리가 가지고 있는 "건강한 생활 습관"의 개념에서 벗어난, 자신의 삶 속에서 스스로 선택한 잘못된 결정들로 인해서 문제를 가지고 있다면 그에 대한 의학적 처치를 거부할 수도 있는 것이다.

이식할 장기를 배분하는 첫 번째 원칙은 죽음에 임박한 생명을 살리기 위해서 장기간 가장 적절히 쓰이도록 하는 것은 물론 이식 받을 사람이 오랜 시간 동안 생존할 수 있는 최상의 가능성을 가지고 있어야 한다는 것이다. 그런 측면에서 본다면 알코올 중독은 다른 잘못된 생활 습관으로 인해 생긴 질환들과 다를 바가 없다.

## Q71 내가 간염 환자라면 특별히 피해야할 약물이 있나요?

간은 섭취된 모든 물질들이 체내에서 이용되도록 하거나 체외로 배출되도록 하는 일을 수행하는 하나의 공장이라 할 수 있다. 모든 약물들은 간을 거쳐서 작용하게 되는데 이들 중 어떤 약물들은 이 과정에서 간에 아무런 영향을 끼치지 않는 반면 또 다른 약물들은 알코올이 그렇듯이 간에 심각한 손상을 주기도 한다. 사실상 약물은 간 질환의 중요한 원인이기도 하다. 이런 경우를 약물-유도성 간독성이라 부른다. 이러한 경우는 전체 성인 간염의 10%에 달하며 50세 이상 간염 환자의 40%, 간 부전 환자의 25%에 달한다. 약 1,000개 이상의 약물들 및 화학 물질들이 이러한 문제를 초래할 수 있다. 다양한 약물 및 화학물질들이 간에 미치는 악영향은 축적되는 특성이 있어서 만약에 어떤 사람이 다른 이유들로 인해(알코올이나 바이러스와 같은) 이미 간염을 앓고 있는 경우 이러한 약물들이 간염을 악화시킬 수 있다는 사실을 반드시 알고 있어야 한다. 이미 손상 받은 간에 독성 효과를 지닌 약물을 복용하게 되면 간 부전이라는 매우 심각한 상황을 초래할 수 있다.

따라서 처방 받은 약은 물론 약국에서 살 수 있는 약과 한약들에 대해서도 의사를 통해 정확한 정보를 제공받아야만 한다. 비록 간에 손상을 주지 않는 약물이라 할지라도 이 약물을 대사시키는 간의 상태에 따라 용량이 재조정되어야 하며 간의 대사 능력이 원활치 않은 경우 약물이 체내에 축적되어 부작용이 증가하고 약물 자체로 인한 독성 효과가 나타날 수 있다.

어떤 종류의 진통제들은 특히 주의를 기울여야만 한다. 약국에서 흔히 살 수 있는 약물들 중에서 간독성을 가장 흔하게 유발하는 약물은 아세트아미노펜(타이레놀)이다. 술과 아세트아미노펜을 함께 먹는 것은 지극히 위험하다. 아세트아미노펜 한 알은 500mg이다. 이 약의 단순한 두통과 통증 치료를 위한 하루 복용양은 2~6g(하루 4~12알)이다. 알코올성 간 질환이 없는 사람에서 하루 10g 이상의 용량은 약물-유도성 간염을 유발할 수 있다. 알코올성 간 질환을 앓고 있는 사람의 경우에는 하루 2g 이상의 용량에서도 간 손상의 위험성이 증가할 수 있다. 따라서 알코올성 간 질환을 가진 환자라면 아세트아미노펜을 하루에 4알 이상 복용해서는 안 된다. 아세트아미노펜을 이 용량 이하로 사용하는 경우에는 아스피린이나 다른 **비스테로이드성 소염제(NSAID: non-steroidal anti-inflammatory drugs)**를 사용하는 경우보다 안전하다. 이러한 다른 비스테로이드성 소염제들은 간 손상뿐만 아니라 출혈, 특히 위장관의 출혈과 신장 질환 등을 유발할 수 있기에 더 위험하다. 약국에서 살 수 있는 약이나 처방 받은 약들에는 아세트아미노펜, 아스피린 혹은 다른 비스테로이드성 소염제 성분이 포함되어 있을 수 있다는 것을 염두에 두는 것이 중요하다. 약물을 복용하기 전에 설명서를 반드시 읽어 보고 조금이라도 의심이 난다면 담당 의사나 약사에게 비스테로이드성 소염제 성분이 포함되어 있는지 확인해 보아야 한다.

> ***비스테로이드성 소염제 (NSAID: non-steroidal anti-inflammatory drugs) :*** cyclooxygenase를 저해하여 통증을 일으키는 물질인 프로스타글란딘의 합성을 감소시킴으로써 항염증작용 및 진통 작용을 하는 종류의 약물들을 지칭한다.

몇몇 위험 인자들은 간 질환에 걸릴 확률을 높이는데 여기에는 나이, 여성, 고용량의 약물을 장기간 복용한 경우, 기존의 신장 질환이 있던 경우, 간 독성 화학 물질들을 잘 제거해 내지 못하는 경우, 흡연, 류마티스성 관절염이나 전신 홍반성 루프스와 같은 자가 면역 질환들, 비만, 불량한 영양 상태 등이 포함된다. 약물에 의한 간 독성은 약 복용을 시작한지 5~90일 사이에 발생한다. 따라서 이 기간에 간 기능 검사를 진행해야 하며 간 효소치가 정상 범위 이상으로 상승한 경우에는 대개 약물 복용을 중단한다. 간 효소치는 일반적으로 약물 투여를 중단한지 14~28일 이내에 정상화 된다.

## Q72 알코올로 인해 초래되는 성 기능의 문제들은 어떤 것들이 있나요?

알코올중독은 여러 가지 성기능의 장애를 유발한다. 알코올은 평소 성욕을 억제하고 있던 힘을 저하시키기 때문에 성욕이 증가한다. 이것 자체로는 큰 문제가 되지 않을 수 있지만 이로 인해 원치 않는 임신이나 안전하지 않은 성관계로 인한 성병과 같은 문제들이 발생할 수 있다. 또 다른 문제는 술 취한 상태에서는 발기가 잘 되지 않거나 되더라도 지속되지 않을 수 있다는 점이다. 정작 성욕은 증가했는데 성교는 잘 되지 않는 이 두 가지 문제들은 골칫거리일 뿐만 아니라 위험하기까지 하다. 취한 상태에서는 성욕이 증가하며 이로 인해 성폭행을 감행하게 될 가능성이 높아진다. 동시에 만취상태는 조루를 유발하게 되는 데 이로 인해 신체적 폭행의 가능성 또한 증가되게 된다. 왜냐고? 연구에 의하면 알코올은 성적 질투심과 연관이 있으며 술 취한 상태에서 여자로부터 술에 취했다는 이유로 혹은 발기 능력이 부실하다는 이유로 거부당하게 되면 병적인 상태에 이를 수 있기 때문이다. 이러한 사실에 만취로 인한 판단력의 상실이 더해지면서 상황을 왜곡해서 받아들이고 그러한 왜곡된 판단에 근거하여 비상식적인 행동을 유발하게 된다. 특히 문제 있는 부부 생활에 있어서 이러한 의심들은 음주를 유발하고 또 반대로 음주에 의해서 지속되게 된다. 이러한 문제들은 급성 만취 상태로 인해서 벌어질 수 있는 일들이다. 그러면 알코올중독의 만성적인 결과는 어떤 것이 있을까?

알코올중독은 개인의 성생활을 유지해 나가는 데 있어서 다음의 3가지 중 한 가지 문제를 유발할 수 있다. 첫 번째로 알코올은 성욕과 성적 능력을 일차적으로 담당하는 호르몬인 테스토스테론을 감소시킨다. 두 번째, 알코올은 혈압과 콜레스테롤 수치를 상승시키는 데 이들의 상승은 혈관성 질환 발생의 중요한 위험인자로 작용하게 되며 결국 발기부전을 유발하는 원인이 된다. 좋은 성적 능력이 유지되기 위해서는 혈액 순환이 잘되는 것이 필수적이기 때문이다. 혈액 순환이 잘 되지 않는다는 것은 여성에서도 성적인 문제들을 유발한다. 마지막으로 알코올중독은 말초 신경병증을 유발하여 성기로 가는 신경에 손상을 입혀서 발기부전 및 성 불감증을 초래한다.

## Q73 술을 끊고 나서 담배를 더 많이 피우기 시작했는데요. 만약에 내가 담배를 끊게 되면 다시 술을 마시게 될까봐 걱정입니다. 어떻게 해야 하죠?

여러 연구 결과들은 "흡연자가 술을 마시고 술 마시는 사람은 담배를 피운다"는 격언을 뒷받침한다. 술꾼은 대개 끽연가들이다. 음주와 흡연을 함께 하는 것은 심장 질환, 뇌졸중, 폐기종 및 온갖 형태의 암에 걸릴 위험성을 증가시킨다. 구강 및 인후두암의 발병 위험성은 흡연자의 경우 7배, 애주가의 경우 6배가 높아지는데 술과 담배를 모두 하는 경우에는 38배까지 높아진다. 술 마시는 사람들의 대부분은 담배를 먼저 배우게 되는데 담배를 피우는 청소년의 경우 음주를 시작하게 될 확률이 3배나 높다. 흡연자는 비흡연자보다 알코올 중독이 될 가능성이 10배나 높다. 어떤 연관성이 있는 걸까? 이 두 가지 약물은 서로에 대해 각자의 약물이 가지고 있는 기분 좋아지는 효과는 증가시키고 불쾌한 효과들은 없애버리는 작용을 한다. 니코틴은 뇌의 보상계에서 알코올이 관여하는 것과 동일한 신경화학적 메카니즘에 관여한다. 어느 정도는 니코틴과 알코올 간에 교차 내성이 존재하기도 한다. 다시 말하면 어떤 물질에 대한 용량을 증량시키려는 욕구는 또 다른 물질에 대한 용량을 늘려가려는 욕구를 유발하게 된다. 교차 내성은 한 약물이 다른 약물의 부정적인 효과들을 감소시킴으로 인해 일부 유발될 수 있는데, 니코틴이 알코올의 졸린 느낌을 줄여주고 반대로 알코올은 담배를 많이 피웠을 때 나타나는 불안감을 가라 앉혀주는 것과 마찬가지이다. 동물실험을 통해서도 확인된 바로는 니코틴이 알코올의 인지 및 운동 능력을 저하시키는 효과를 완화시켜 주는 것으로 나타났다.

이제까지는 중독 전문가들이 알코올 중독자들에게 술과 담배를 동시에 끊으라고 하는 것은 너무 많은 것을 요구하는 것이고 재발을 유발할 수도 있다는 염려 때문에 니코틴 중독의 문제를 잘 다루지 않았었다. 그동안의 연구들은 과연 그런지에 대해 아직 결론을 내리지 못하고 있다. 한 연구에서 두 가지의 알코올 치료 프로그램을 비교했는데 한 프로그램은 알코올 치료 프로그램에 금연 프로그램을 함께 시행하였고 다른 한 프로그램은 알코올 치료 프로그램만을 시행하였다. 1년간의 단주율은 두 집단 간의 차이가 없었지만 금연 프로그램을 함께 시행했던 집단의 환자들은 12%가 담배를 끊을 수 있었다. 또 다른 연구에서는 금연이 궁극적으로는 단주에 대한 동기를 강화시키게 된다고 주장하고 있다. 결론적으로는 최근 금연을 중시하는 사회적 분위기에 따라서 많은 중독 프로그램들이 금연을 실시하고 있다.

몇 가지 주의해야 할 점들은 다음과 같다. : 교차 내성으로 인해서 알코올 중독자가 담배를 끊으려고 하는 경우 정상 흡연군 보다도 높은 용량의 니코틴 대체 요법을 필요로 한다. 우울과 여성이라는 점은 금연 성공률을 낮추는 위험인자이다. 니코틴이 간 효소들의 활성을 증가시키기 때문에 항우울제 및 기분 안정제의 혈중 농도가 예상보다 낮게 나올 수 있으며 이로 인해 약물의 효과가 떨어지게 되는 데 그럼으로 인해서 우울증이 지속될 뿐만 아니라 담배를 끊기도 어렵게 된다. 따라서 당신이 술을 끊으려고 한다면 이러한 요인들을 염두에 두고 있어야 한다. 단주를 하려는 동기는 동시에 금연을 하려는 동기로 이어지도록 해야만 한다. 왜냐하면 한 가지만 끊었을 때 보다 두 가지를 동시에 끊었을 때의 이득이 훨씬 더 많기 때문이다. 따라서 적어도 알코올 재활 프로그램을 선택하는 데 있어서 금연을 요구하거나 2차적으로 금연 프로그램을 제공하는 프로그램을 찾아야 한다. 만약에 이러한 프로그램을 이용할 수 없다면 재활 센터의 의사나 당신의 주치의를 통해서 금연을 도와줄 수 있는 니코틴 대체 요법이나 Zyban(Wellbutrin)과 같은 약물들을 처방 받을 필요가 있다.

## Q74 *나는 코카인을 덜 사용하기 위해 술을 마시게 되는 악순환을 겪고 있습니다. 의사는 나에게 알코올 중독자라고 하는데 이제까지 내가 선호하는 약물은 항상 코카인이었습니다. 내가 걱정스러운 상태인가요?*

알코올과 니코틴은 서로 각자의 쾌감은 올려주고, 불쾌감은 낮춰주는 방식으로 상호간의 상승효과를 나타내는 흔한 조합이다. 알코올과 함께 사용되는 또 하나의 흔한 약물은 코카인이다. 이 두 가지 약물을 함께 했을 때의

*cocaethylene* :
코카인과 알코올이 간에서 동시에 대사되는 과정에서 생성되는 화학물질로써 많은 약리학적 성상이 코카인과 유사하나 코카인보다 오랫동안 체내에 머무르면서 신경계 및 심혈관계에 보다 강한 독성을 나타낸다.

느낌은 따로 했을 때의 느낌들을 뛰어 넘는 것이다. 마찬가지로 알코올이 학습 및 운동 수행에 미치는 악영향은 코카인에 의해 호전되고 반대로 코카인으로 인한 불안과 편집증은 알코올에 의해 상쇄 된다 그러나 사람들은 이러한 약물들을 함께 사용하는 것이 비싼 대가를 치러야 한다는 사실을 잘 알지 못한다. 이 두 약물은 함께 간을 통해서 대사되며 이 과정을 통해 **cocaethylene** 으로 알려진 대사산물이 발생하게 되는 데 이 물질은 그 자체만으로 강력한 심장 독성 효과를 나타나게 된다. 이렇게 해서 새롭게 형성되어진 이 "신종 약물" 은 알코올이나 코카인을 단독으로 했을 때는 드물게 나타났던 공격적인 사고와 행동들을 유발할 수 있다. 이 "신종 약물"은 심장 독성 및 폭력성으로 인해 약물과 연관된 사망의 가장 흔한 원인으로 여겨지고 있다. 마지막으로 코카인은 알코올과는 무관하게 그 자체만으로도 간 손상을 유발한다.

# 제 6 부

# 특정 계층에서의 알코올 중독

- 임신한 걸 알기 전에 모르고 임신 첫 3개월간 술을 마시고 말았는데요. 배 속의 아이에게 어떤 문제들이 생기지는 않을까요?
- 내 아기가 태아 알코올 증후군을 갖고 태어났어요. 대체 이게 무슨 병이죠?
- 우리 아이가 단순히 호기심으로 술과 약물을 하는 건지 아니면 정말 중독 문제를 가지고 있는 건지 어떻게 알 수 있나요?

그리고...

## 75 임신한 걸 알기 전에 모르고 임신 첫 3개월간 술을 마시고 말았는데요. 배 속의 아이에게 어떤 문제들이 생기지는 않을까요?

많은 임신들이 미리 계획된 것이 아니다보니 여성들이 임신한 줄 모르고 음주를 하다가 본인의 의도와는 달리 태아가 알코올에 노출되는 상황을 초래하게 된다. 가임 여성이라면 계획되지 않은 임신 및 음주와 연관된 위험성에 대해 잘 알고 있어야 한다. 질문 85에서도 설명하였지만 알코올은 여성의 혈류 내로 빠르게 흡수되며 만약에 임신을 한 경우에는 태반을 빠르게 통과하여 들어가기 때문에 태아가 알코올에 노출되게 된다. 알코올은 아기의 몸속에서 성인보다도 더욱 느리게 분해되는 데, 이는 아기의 크기 및 아직 미성숙한 상태라는 점과 연관이 있다. 따라서 알코올은 엄마의 몸에 남아 있는 것보다 훨씬 더 오랫동안 높은 농도로 태아의 몸에 남아 있게 되고 이로 인해 태아에게 더 심한 손상을 초래하게 된다. 따라서 아주 적은 음주도 여러 가지 방식으로 태아에게 손상을 입히게 되는데 여기에는 조산, 저체중아, 인지 장애 및 신체 기형 등이 포함된다. 임신 첫 3개월 동안 술을 마신 산모의 경우 아이에서 심장 기형이 빌견될 수 있다. 때때로 아이가 태어났을 때는 정상처럼 보이지만 아동기 발달 과정 중 미세한 문제들이 나타나는 경우가 있는데, 산모가 임신 기간 중 일주일에 한 차례만 술을 마셨을 뿐인데도 그럴 수 있다. 한 연구에 따르면 임신 기간 중 전혀 술을 마시지 않은 산모에 비해 마셨던 산모의 경우 아이가 6~7세에 이르렀을 때에 보다 공격적인 행동들을 보이는 것은 물론 비행 행동과 같은 다른 행동상의 문제들을 나타낸다고 보고하고 있다. 또 다른 연구에서는 임신 기간 중 중등도로 알코올을 섭취한 산모의 경우 가족력 및 다른 환경적 요인들을 통제한 상태에서도 그들의 자녀들이 21세에 이르렀을 때 술 문제를 가지게 될 확률이 훨씬 높다고 보고하고 있다. 임신 기간 중 마신 술의 양과 태아가 받게 되는 손상의 정도는 명백한 상관관계를 지니고 있지만 과연 정확히 얼마만큼의 알코올에 노출되었을 때 문제가 생기는지에 대한 확실한 답은 없다. 당신이 임신 사실을 알 기 전에 마신 한 두 번의 술은 대부분 태아에게 별 영향을 끼치지는 않는다. 태아의 뇌와 기타 생체 기관의 형성은 임신 3주경에 시작되므로 이때부터라도 당신이 술을 먹지 않는다면 태아는 안전할 수 있다. 그러나 태아가 취약해지는 임신 3주 이후에도 지속적으로 알코올에 태아가 노출되게 되면 태아의 뇌와 다른 생체 기관들은 손상을 입게 된다. 결론적으로 위험성은 첫 2~3주까지는 적지만 그 이후에는 첫 3개월에 이를 때까지 급격하게 위험성이 증가하게 되며 3개월 이후로는 감소하기 시작하지만 아이가 태어나기 전까지는 어떤 음주도 피해야만 한다. 이러한 위험성은 당신의 아이가 태어날 때부터 심각한 신체적, 정신적 혹은 행동상의 문제들을 안고 태어나거나 태어날 땐 정상이고 건강한 것처럼 보이지만 나중에 자라면서 행동상 혹은 인지기능상의 문제들을 유발하는 것을 의미한다. 산부인과 의사에게 당신의 술 문제와 아이에 대한 걱정을 솔직히 털어놓아야 한다. 태어날 아이에게 발생할 가장 심각한 문제는 태아 알코올 증후군(FAS: fetal alcohol syndrome)으로써 다음 질문에서 다루기로 한다.

## Q76 내 아기가 태아 알코올 증후군을 갖고 태어났어요. 대체 이게 무슨 병이죠?

***태아 알코올 증후군(FAS: fetal alcohol syndrome) :***
임신 중 음주를 한 산모의 아기에서 발견되는 증후군으로써 특징적인 외모와 함께 정신 지체를 동반한다.

**태아 알코올 증후군**(FAS: fetal alcohol syndrome)은 신생아에서 발견되는 가장 끔찍한 질환들 중 하나이다. 이 증후군은 임신 기간 중 산모가 술을 마심으로 인해 태아가 알코올에 노출되어 나타나는 질환이다. 전문가들은 이 질환에 있어서 증상의 심각도는 산모와 태아의 혈류 속을 순환하는 알코올의 양, 알코올의 독성에 노출되는 시기, 유전적 인자들에 좌우된다고 보고 있다. 최근까지도 태아가 이 증후군에 걸렸는지를 출산 전에 미리 알 수 있는 방법은 아직 발견되지 않았다. 임신 기간 중 결정적인 시기에 적은 몇 잔만으로도 충분히 태아에 손상을 입힐 수 있지만 어느 정도의 알코올이 정확히 어떤 시기에 그러한 손상을 입히는지는 아직 밝혀지지 않았다. 통계상으로는 신생아 750명 중 한 명에서 전형적인 태아 알코올 증후군이 나타나는 것으로 알려져 있다. 또한 이 증후군은 신생아들에서 정신지체를 유발하는 가장 많은 원인으로 알려져 있다. 알코올은 결론적으로 출생 시 결함들을 유발하는 **기형유발물질**(teratogen)인 것이다.

> ***기형유발물질(teratogen) :*** 바이러스, 약물, 알코올, 방사선과 같은 태아나 배아에 기형을 유발하는 인자들을 지칭한다.
> ***소두증(小頭症 : microcephaly) :*** 비정상적으로 작은 머리, 정신지체와 연관이 있다.

자궁 내에서 알코올에 노출되었던 대부분의 아이들은 대개는 인지 및 행동 장애는 물론 명백한 신체적 이상을 포함하는 전형적인 증후군을 보이지는 않는다. 그러나 태아 알코올 증후군은 특징적인 출생 시의 문제들이 나타나는데, 뚜렷한 신체적 기형 보다는 저체중, 성장부전, 발달 및 정신적 지체, 자폐증, 경도에서 중등도 사이의 정신지체(IQ 60 전후)등이 나타나게 된다. 이런 아이들의 30~40%는 심장 기형을 갖고 있는데 이 기형은 임신 첫 3개월 시기에 발생한다. 구별되는 신체적 문제들로는 **소두증(小頭症: microcephaly)**으로 알려진 두개골 기형, 좁은 이마, 안면 중간부위 및 광대뼈, 콧잔등이 납작하고, 짧은 코, 길고 얇은 입술을 가지게 된다. 이외에 눈, 귀 및 때때로 손의 기형도 동반할 수 있다. 이러한 변형이 뚜렷하지 않은 아이들의 경우에는 나이가 들 때까지 모르고 지나갈 수도 있다.

몇몇 아이들은 알코올에 노출된 후 외형상의 문제들 없이 인지 및 행동상의 징후만을 보이기도 한다. 이런 경우를 **알코올성 신경발달장애(ARND: alcohol-related neurodevelopmental disorder)**라고 부른다. 이런 아이들은 발달, 인지 및 행동상의 결함이 있음에도 불구하고 외형상의 문제를 보이지 않기 때문에 발견이 되지 않을 수 있다. 어떤 경우에는 미세한 뇌 손상으로 인해 집중력의 저하, 충동성, 부산함, 문제 해결능력의 장애 혹은 정서 불안정 등의 문제를 지니게 된다. 이러한 아이들은 나중에 커서 주의력결핍 과잉행동 장애, 우울증, 조울병과 같은 정신과적 질환을 가진 것으로 진단 내려질 수 있다. 이러한 아이들은 학교에 들어가기 전까지는 그러한 문제가 있는지 잘 모르고 지나치게 된다. 엄마의 뱃 속에 있을 때 알코올에 노출되었던 모든 아이들에게는 반드시 조기 선별 검사, 집중적인 모니터링 및 조기 치료가 이루어져야 한다.

***알코올성 신경발달장애 (ARND: alcohol-related neurodevelopmental disorder) :*** 태아의 신경계의 발달에 이상을 초래하는 질환으로써 태아가 알코올에 노출된 것과 연관있다.

***태아알코올증후군 국립의료기구 (National Organization of Fetal Alcohol Syndrome) :*** 태아알코올증후군의 발생을 줄이고 예방하기 위해서 젊은 여성들에게 임신 중 음주의 위험성에 대해 교육하기 위해 설립된 기관.

**태아알코올증후군 국립의료기구** (National Organization of Fetal Alcohol Syndrome)는 해마다 12,000명의 아기들이 태아 알코올증후군을 가지고 태어나는 것으로 추정하고 있으며 알코올성 신경발달장애를 가지고 태어나는 아기는 36,000명에 이를 것으로 추산하고 있다. 소수의 아이들이 몇몇 발달 및 인지 장애를 가지고 있지만 앞선 두 증후군에 비하면 경한 것으로 여겨진다. 임신 중에 알코올에 노출되어 정신지체나 발달 장애를 앓는 아이들의 수는 다운 증후군, 소아마비, 이분척추증(spina bifida)을 가지고 태어난 아이들을 합친 수보다 훨씬 많다. 태아 알코올증후군과 알코올성 신경발달장애는 신생아에서 발생하는 정신지체 및 신체 기형들 중 가장 예방이 가능한 질환들이기도 하다.

조기 진단이 이루어진다면 학업 실패, 청소년 비행, 정신 건강 문제들, 거주 불안정, 직업을 구하지 못하는 것 등의 이차적인 장애들을 효과적으로 예방할 수 있다. 태아알코올증후군에 대해 제대로 진단받지 못하게 되면 많은 경우에서 결국에는 교도소, 정신보건시설, 정신 병원, 노숙인 쉼터와 같은 수용 시설로 가게 된다. 그러므로 조기 개입이 무엇보다도 중요하다. 조기에 치료가 시작될수록 결과는 더 좋다. 가족들이 반드시 치료에 참여해야만 하는데 다중 장애를 지닌 아이를 돌보는 부모들은 엄청난 어려움에 압도당해 있는 경우가 많으며 또한 자신이 아이에게 해를 끼쳤다는 죄책감을 해결해주어야 할 필요가 있기 때문이다. 태아알코올증후군을 가진 아이들에게는 안정적이고 구조화된 교육적인 환경이 필요하다. 이 아이들을 돌보는 사람들은 창조적이고 인내심이 많고 고통에 공감할 수 있는 사람이어야만 한다. 아이의 어린 시절 동안 부모와 아이가 건강한 관계를 형성할 수 있도록 돕는 것이 치료에 있어서 가장 중요한 부분이다. 결론적으로 태아알코올증후군은 전적으로 예방 가능한 질환이며, 아동기의 정신지체를 유발하는 여러 가지 원인들 중에서 예방이 가능한 유일한 질환이다. 이 질환은 평생을 지속되는 질환으로써 아이와 가족들 삶의 모든 영역에 영향을 끼치게 된다. 표 16에 **미국 질병통제센터**(Centers for Disease Control)에서 정한 태아알코올증후군 진단을 위한 지침이 나와 있다.

> ***미국 질병통제센터***
> *(Centers for Disease Control)* **:** 미국 연방정부의 명령에 의해서 1973년에 설치된 프로그램으로써 미국인의 건강을 조사하는 역할을 수행한다.

## 표 16. 미국 질병통제센터 태아알코올증후군 진단 기준

Criteria 1:
- 폭음 (한번에 2-3 표준 음주)
- 매일 음주 (하루 1-2 표준 음주)
- 임신 첫 3개월 vs 마지막 3개월 시기의 음주

Criteria 2: **성장 지연**
- 머리 둘레 길이의 감소
- 저신장
- 저체중

Criteria 3: **적어도 2개 이상의 특징적인 얼굴 모양**
- 잘 구분되지 않는 인중
- 얇은 윗입술
- 짧은 안검열(palpebral fissure)

Criteria 4: **신경발달장애들**
- 지적 기능의 장애
- 지연된 언어 발달
- 미세 운동 능력의 장애
- 주의력 결핍 장애
- 부모에 대한 애착(attachment)의 문제들
- 학습 장애
- 청각 장애

## Q77 우리 아이가 단순히 호기심으로 술과 약물을 하는 건지 아니면 정말 중독 문제를 가지고 있는 건지 어떻게 알 수 있나요?

90% 이상의 아이들이 고등학교를 졸업하기 전에 음주를 해 본 경험이 있는 것으로 알려져 있으며 그로 인해서 학생들에게 있어서 술을 한 번 마셔 보는 것은 지극히 정상적인 경험이 되어 버렸다. 대부분의 젊은이들은 과음하는 것이 좋은 일도 아니며 자신들이 추구하는 직업, 가족, 고등 교육의 목적과는 맞지 않는다는 사실을 인지할 만큼 성숙해 있다. 술로 인해서 문제가 생기게 되는 아이들은 술 자체로 끝장을 보려는 아이들이다. 이로 인해 학교 및 가정생활이 망가지게 되고 끼리끼리 모이거나 비슷한 문제를 지닌 아이들끼리 뭉쳐 다니게 된다. 만약에 약물을 하는 청소년이 그럼에도 불구하고 학교, 가족 혹은 친구 관계에 있어서 별다른 문제들을 보이지 않고 있다면 이러한 약물 남용이 경미한 수준이기 때문일 것이다. 경미한 수준의 남용이라고 해서 별 문제가 없는 것으로 여겨서는 안 되며 반드시 경각심을 가지고 지켜보아야만 한다. 학교나 가정에서의 생활 이외에도 여러 위험 인자들은 이러한 우려를 증가시킨다. 이러한 위험 인자들로는 주의력결핍 과잉행동장애와 같은 정신과 질환은 물론 신기한 것을 쫓아다니는 성격적 특성, 충동성, 과도한 스포츠 활동 등이 포함될 수 있다. 또한 알코올 혹은 마약 중독의 가족력, 부모와의 애정 결핍, 부모의 지나치게 허용적인 양육 태도등도 위험인자에 포함된다. 너무 어린 시기에 친구들과 붙어 다니며 지내고 부모 보다는 또래들에게 이끌리는 아이들도 높은 위험성을 지니고 있다. 마지막으로 낮은 사회경제적 지위 및 범죄율이 높은 지역에 사는 것과 같은 환경적인 위험 요인들도 있다. 자동차, 자전거, 심지어 스케이드 보드로 인한 사고들도 아이가 향후 알코올이나 약물 중독이 될 가능성을 높이게 된다. 무분별한 성행위, 폭력의 피해를 입거나 폭력행위에 가담하는 것도 위

험성을 높이게 된다.

## Q78 아이들과 몇 살 무렵부터 술 문제에 대해 이야기를 시작해야 할까요?

아이들과 가능하면 어린 나이에 이러한 문제에 대해 대화를 시작해야하지만 다만 아이들의 발달 단계를 고려한 대화가 반드시 필요하다. 대부분의 부모들이 아이들이 운전을 시작할 무렵이나 고등학교에 들어갈 때까지 마약, 담배, 술 등에 대해 이야기 하는 것을 미루는데 이는 잘못된 대처방식이라 할 수 있다. 그때가 돼서는 심각한 사고나 중독에 빠지는 것을 예방하기에는 이미 늦은 시기가 되어버린다. 부모는 반드시 아이들과 마음을 열고 지속적으로 대화를 해 나가야 하는데 실상 아이들은 자신들의 질문에 대한 답을 얻기 위해 이미 여기저기 쫓아다니고 있는 상태이기 때문이다. 그러다 보면 자기 또래의 아이들을 통해서 대부분 잘못된 답을 얻게 된다. 다음에 기술한 지침에는 (1) 몇 가지 기본적인 원칙들, (2) 부모들이 반드시 알아야만 할 사실들, (3) 아이들이 삶 속에서의 스트레스들에 대해 대처하기 위한 방법들, (4) 아이들의 각 발달 단계에 따라 그 나이에 적합한 부모를 위한 몇 가지 제안들을 포함하고 있다.

### 부모를 위한 지침

1. 당신의 아이들과 약물 및 알코올에 대해 대화하기 위한 기본 원칙들.
   - 아이들의 이야기를 들어 줄 것. 대화를 일찍 시작할 것. 당신의 아이가 술, 담배, 마약을 하는 것에 대해 어떻게 생각하는지 들어 볼 것. 그리고 당신의 생각을 공유할 것. 아이들이 학교에서, 동네 사람들로부터, 선생님, 다른 친구들 및 자신의 경험으로부터 어떤 것을

배웠는지 알아낼 것. 아이들이 어떤 생각을 하고 있는지 물어볼 것.

- 아이들에게 모범이 되자. 부모 스스로가 책임질 수 있는 만큼만 술을 마시거나 아예 마시지 말 것. 좋은 모범을 보이는 것은 열 마디 말보다 훨씬 강력한 교육이 된다. 아이들은 자기 부모들이 말한 데로가 아닌 행동하는 데로 따라하게 된다.
- 열린 마음으로 대화해 나가자. 아이들이 어렸을 때부터 술, 담배, 마약에 대해 이야기를 시작하자. 당신이 당신의 자녀들에게 이러한 문제들에 대해 이야기하는 것이 힘들다면 당신 혼자서 끙끙 앓을 필요가 없다. 당신의 주치의나 소아과 의사에게 아이와 약물 사용에 대해 이야기를 나누어 달라고 요청하자. 교육적 내용을 담은 팜플렛 형태의 자료들도 유용하다. 이러한 자료들을 아이에게 건네주고 대화의 소재로 삼자. 학교 당국자들로 하여금 술, 담배, 약물 예방에 대한 아이들을 위한 교육 프로그램을 만들도록 요구할 것.
- 아이들이 약물 및 알코올 남용에 대한 면역력을 갖도록 하자. 부모라면 당연히 아이들이 어렸을 때 홍역이나 볼거리에 대한 예방접종을 시킨다. 부모라면 역시 아이들이 어린 나이에 술, 담배, 약물 등에 대한 정확한 사실을 알려줌으로써 아이들의 면역성을 키워주어야 할 필요가 있다.

2. 부모들이 반드시 알아야 할 사실들

- 많은 아이들이 고등학교에 들어가기 전에 이미 술과 약물들을 해 본 적이 있다. 초등학교 4학년에서 6학년 사이 아이들의 50%가 또래 아이들로부터 술 마실 것을 강요당해 본 적이 있다고 보고하고 있다. 아이들이 처음으로 술을 마셔본 나이가 평균 12세로써 이는 초등학교 6학년이나 중학교 1학년 때이다. 1998년 워싱턴 주의 조사에 따르면 초등학교 6학년생의 절반이 집에서 술을 마신 적이 있으며 그

들의 부모들도 이러한 사실을 알고 있는 것으로 조사되었다.

- 보다 어린 나이에 음주를 시작 할수록 나중에 알코올 의존증에 걸릴 확률은 훨씬 높아진다.
- 뇌가 충분히 발달하기 전에 음주를 하게 되는 경우 뇌의 학습과 기억을 담당하는 영역에 손상을 입게 된다.
- 알코올은 판단력과 의사 결정능력에 영향을 끼친다.
- 청소년 부상 및 사망의 가장 많은 원인은 술과 연관이 있다.
- 맥주와 와인이 독한 술들보다 안전한 것은 아니다.

3. 아이들이 스트레스에 대처하기 위한 방법들

- 진실을 이야기 할 것. 정확한 사실을 이야기하되 과장하지 말 것.
- 아이들로 하여금 자신감을 갖게 하고 자신의 감정을 표현할 수 있도록 해줄 것. 감정을 느낀다는 것은 좋은 것이다. 아이들이 화가 났을 때 기분을 풀기 위해 약물이 아닌 당신에게로 향하도록 해야 한다. 아이들이 자신이 보호받고 있고 사랑받고 있다는 것을 느끼도록 해주자.
- 가정 내 분명한 규칙을 세울 것. 만약 규칙을 어긴다면 그에 상응하는 결과를 보여줄 것. 규칙을 어긴 것에 대한 벌은 합리적이고 적절해야만 한다. 아이들에 대한 규칙은 당신이 아이들을 사랑하고 돌본다는 느낌을 전달할 수 있어야 한다는 것을 명심할 것.
- 겁주지 말 것.
- 스포츠, 영화, 음악과 같은 술 없이 할 수 있는 활동들을 경험할 수 있도록 해 주자. 최대한 아이들의 운동 경기나 학교 행사에 참여하자. 아이 친구들 및 친구들의 부모들과 평소 알고 지낼 것
- 아이들이 어디서 뭘 하고 있는지 알고 있어야 한다.
- 가족들이 건강한 활동을 하며 함께하는 시간을 만들자.

- 칭찬에 인색하지 말자. 아이의 사회적, 신체적 기술들을 쌓을 수 있는 모든 기회들을 이용하여 아이의 자신감을 키워주자.
- 자신감은 아이가 어려운 일에 부딪쳤을 때 약물에 의지하지 않고 그 문제를 잘 처리해 나갈 수 있도록 도와준다.

4. 아이의 각 발달 단계에 따른 부모를 위한 제안들

a. 취학 전 아동

- 아주 어린 아이들은 술이나 기타 약물들을 할 시기는 아니지만 어떤 방식으로 결정을 내리고 어떻게 문제를 풀어가야 하는지에 대해 배울 준비가 되어 있다. 예를 들자면 아이 스스로가 자신의 옷을 고를 수 있도록 허용하자. 그리고 그들의 결정을 지지해 주자. 집안일들을 돕도록 격려하고 아이가 도와준 것에 대해 고마움을 표시하자.
- 부모는 그들 스스로가 자녀들에게 평소에 운동하고 건강한 음식을 먹는 모범을 보여주도록 한다. 아이들과 함께 식사하고 같이 놀아주는 기회를 갖자. 공놀이, 수영, 자전거 타기와 같은 건강한 활동들을 아이와 함께 하자.
- 아이들과 함께 TV를 보면서 광고 메시지에 대해 이야기를 나누자. 아이들에게 광고를 보고 어떤 것을 느꼈는지 물어보자.
- 아이가 TV에서 어떤 것을 시청하고 있는지 살피자. 아이가 만약 TV에서 나오는 약물, 술, 담배를 보고 질문을 한다면 아이가 뭘 궁금해하고 염려하는지 잘 들어주고 대답해 주자.
- 만약 TV나 광고판에서 마약 퇴치 관련 광고를 보게 된다면 "무조건 안 돼요"라는 메시지를 심어주자.
- 만약에 아이가 아파서 약을 복용하게 된다면 그런 기회를 살려서 적절한 상황에서 적절한 용량의 약을 복용하는 법과 한 번에 너무 많은 약물을 복용하는 것의 위험성에 대해서 가르쳐주자.

b. 5-7세

- 이 시기의 아이들은 대부분을 경험을 통해서 체득하게 된다. TV에서 본 것이나 집 혹은 다른 장소에서 관찰한 것들과 같이 아이가 가족과 함께 한 경험이나 사건들에 대해 대화를 나누어야 한다.
- 아이에게 어떻게 몸이 움직이며 왜 사람들에게 좋은 음식과 깨끗한 물, 운동이 필요한지에 대해 가르쳐 주어야 한다. 또한 왜 건강에 안 좋은 음료수와 먹을거리 혹은 약물을 피하는 것이 중요한지에 대해서도 가르쳐 주자.
- 아이에게 쉬운 말로 알코올이 뇌에 손상을 주고 몸의 다른 부분들에 변화를 유발하기 때문에 네가 느끼고, 보고, 생각하는 방식을 바꿈으로써 건강을 해치게 된다는 점을 알려주자.
- 이 시기의 아이들은 이야기를 좋아한다. 이러한 사실들을 이야기의 형식을 빌어서 해준다면 보다 흥미를 끌 수 있으며 더욱 강력한 메시지를 전달할 수 있다.

c. 8-12세

- 질문을 유도하라. 아이에게 마약과 술에 대해 어떻게 알고 있는지 물어볼 것. 만약 부모들이 일찍부터 아이들에게 얼마든지 까다로운 주제들에 대해 이야기 할 수 있다는 메시지를 심어주면 아이들은 나중에 자신들의 고민들에 대해 보다 개방적으로 부모와 대화하려 할 것이다. 아이에게 친구들은 술과 마약에 대해 어떻게들 생각하고 있는지 물어보라.
- 음주가 가져다주는 당장의 효과와 장기적인 영향들에 대해 아이와 이야기를 시작할 것. 알코올이 아직 발달 중인 뇌에 손상을 입히기에 특히 자라나는 청소년들에게는 더더욱 해롭다는 사실을 가르쳐 주도록 하자.

- 친구들의 압력에 대해 단호하게 거부할 것을 가르쳐 줄 것. 거절하는 방법에 대해 아이와 함께 연습할 것. 아이에게 친구들한테 싫다고 한다고 해서 친구를 잃는 것은 아니라고 안심시켜 줄 것.
- 이 시기의 아이들은 친구들의 영향을 많이 받게 된다. 아이의 친구 및 가족들과 만남을 갖고 아이가 친구 집을 방문했을 때 뭘 하는지를 알고 있어야 한다. 아이 친구 가정의 규칙들에 대해 대화를 나누고 우리 가정의 규칙과 비교해 보자. 차이에 대한 대화를 나눌 것.
- 직업 운동선수의 스테로이드 복용과 같은 새로운 주제들은 아이와 술, 담배, 마약에 대해 이야기 나눌 수 있는 좋은 자극제가 될 수 있다.

d. 13세-17세

- 아이들이 술과 약물을 경험하기 시작하는 시기이다.
- 아이에게 당신이 기대를 걸고 있다는 사실을 지속적으로 확인시켜 주고 언제든지 도움이 필요하거나 궁금할 때는 당신을 찾도록 격려할 것.
- 이 시기의 아이는 술, 담배 및 약물의 사용과 남용에 관련한 관련 법규들과 부모가 그것들에 대해 어떻게 생각하고 있는지를 반드시 알고 있어야 한다.
- 원활한 대화의 통로를 유지하는 데 집중할 것. 약물에 대한 아이의 태도와 아이 친구들의 태도에 대해 물어볼 것. 청소년들은 프라이버시를 원하는 경향이 많다. 당신은 아이에 대한 존중과 사랑, 염려를 보여줌으로써 아이와의 열린 관계를 유지할 수 있을 것이다. 설교하려 들거나 협박하는 것은 피할 것. 비난하는 태도가 되어서는 안 된다.
- 청소년들은 독립성을 쟁취하려하고 따라서 위험한 행동들에 참여하

게 된다. 아이가 요즘 뭘 하고 있는지를 알고 있어야 하며 위험한 행동들에 대해서는 경고해 주어야 한다.

- 아이가 친구를 집에 초대할 수 있도록 격려해 주어야 하지만 절대로 집에서 어떤 술이나 약물도 허용해서는 안 된다.
- 16세가 되면 대부분의 아이들이 운전을 하게 된다. 이 때 아이와 차를 운전하기 위한 조건들에 대한 서면이든 구두이든 나름의 약속을 하는 것이 좋다.
- 자동차와 음주에 대한 규칙들에 대해 대화를 나눌 것: (1) 술 마신 상태에선 운전하지 않는다. (2) 술 마신 사람이 운전하는 차는 타지 않는다. (3) 누군가 술 마신 사람이 모는 차를 타고 집에 올 바에는 부모에게 와 달라고 요청하자.
- 술, 담배, 마약 혹은 다른 위험한 행동들을 거절하는 방법에 대해 다시 복습하자.
- 뭔지 잘 모르는 것을 먹기 전에는 부모에게 물어보도록 가르칠 것
- 어떤 불편한 상황에 처하든 집으로 전화하도록 할 것. 좋은 판단을 내린 것에 대해 아이를 칭찬할 것.

e. 청소년들이 "싫어"라고 이야기 할 수 있도록 돕기 위한 조언들

- 정말 그렇다고 말할 것
- 궁색하게 설명할 필요없다. "싫다"라는 것만으로도 충분한 이유이다.
- 무언가 다른 것을 하자고 제안하자.
- 계속 억지로 하라고 하면 그 자리를 떠라.

어떤 가족도 우리 사회의 음주 및 약물 문화의 영향으로부터 안전할 수는 없다. 최고의 가정에서 잘 자란 아이들조차도 문제를 일으킬 수 있다. 당신

아이의 삶에 관여해야만 한다. 부모는 필요한 경우 아이를 돕기 위해서 아이가 현재 겪고 있을지 모를 어려움들에 대해 잘 파악하고 있어야 한다. 문제가 있는 아이를 돕기 위해서 약물 프로그램에 참여하거나 상담 혹은 다른 도움을 받을 수 있는 곳을 방문함으로서 부가적인 도움을 구하도록 해야 한다. 부모는 아이가 자라나는 지역사회가 건강해질 수 있도록 학교 관계자나 다른 지역사회 기관들을 움직여야 한다. 술, 담배, 마약을 예방하기 위해서는 지지적인 가정과 학교 지역 사회의 환경이 함께 움직여 나가는 것이 최선이다.

## Q79 나는 청소년에게도 술이 허용되는, 술도 문화의 일부인 다른 나라에서 자랐는데 왜 내 아이들에게 그러한 전통을 이어가도록 해서는 안 된다는 겁니까?

음주 가능 연령은 문화에 따라 다양하기는 하지만 어떤 문화권이든 특히 청소년에게는 몇 가지 규제들을 적용하고 있다. 미국과 같이 음주에 대해 이중 잣대를 지닌 나라에서도 다른 나라에 비해 보다 엄격한 제한을 가지고 있다. 반면 사회적 상황들에서 식사와 함께 통상적으로 와인이나 맥주를 먹는 나라들은 청소년 음주에 대해 보다 허용적인 나라들이라 할 수 있다. 이러한 나라들에는 일반적으로 지중해 연안의 나라들인 스페인, 프랑스, 이탈리아 및 그리스와 같은 나라들이 포함된다. 그러나 대부분의 유럽 국가들은 미국에 비해 청소년 음주에 대해 보다 관대한 태도를 지니고 있어서 21세 이하의 청소년들에게도 음주를 허용하고 있다. 유럽의 관대한 태도가 실질적인 면에서 보다 건강한 태도일 수 있다고 섣부르게 결론 내리기 전에 유럽의 알코올 관련 질환들의 빈도가 미국과 동일하거나 더 높다는 사실을 염두에 두어야만 한다. 미성년 음주와 연관된 중요한 문제는 미성년자의 운전이다. 미국 역사에서 1970년에서 1984년까지 음주 가능 연령을 낮추었던 때가 있었는데 이 시기에 청소년들의 술로 인한 자동차 사고 사망률이 증가했었다. 하지만 이러한 사실은 유럽에서는 두 가지 이유로 인해서 큰 문제가 되지는 않았다. 유럽의 경우에는 21세 이하에서는 운전면허를 취득할 수 없도록 되어 있으며 유럽은 자동차 값과 연료비가 비싸기 때문에 쉽게 이용할 수 있는 대중교통에 대한 의존도가 훨씬 높기 때문이다.

어떤 개인이 한 문화권으로부터 다른 문화로 이주하게 되면 새로운 나라에서 성공적으로 살아가기 위해서는 그 문화에 반드시 적응해 나가야만 한다. 미국에서의 음주 가능 연령은 21세[1)]이다. 결론적으로 만약에 미국에 사는 당신이 청소년인 당신의 자녀가 술을 마시도록 허용하거나 당신의 자녀 혹은 자녀들의 친구에게 술을 준다면 법을 어기는 것이 된다. 만약에 미성년자에게 술을 제공한 당신을 경찰이 체포한다면 당신의 문화적 배경이 어떤지는 경찰들에게는 관심 밖일 뿐이다. 당신의 자녀들에게 어떻게 법을 준수해 나가야 하는지를 보여줄 필요가 있다. 당신은 당신이 참여하는 전통적인 의식에 알코올이 어떻게 건강한 방식으로 사용되는지를 보여줄 수는 있다. 당신은 책임질 수 있는 만큼 음주를 하는 좋은 모범이 될 수 있다. 청소년인 당신의 자녀들과 왜 이 사회에서는 21세 이하에서 음주를 금하고 있는지에 대해 이야기를 나누고 당신의 이상과 가치를 아이와 공유할 수 있다. 청소년들이 지닌 의견과 염려들에도 귀를 기울여야 한다(질문 78에 어떤 방식으로 아이들과 대화를 나눌 것인가에 대해 나와 있다).

1) 역주) 국내의 경우 음주 가능 연령은 만19세로 규정되어 있다.

## Q80 청소년인 내 아이가 음주가 허용되는 독일로 수학 여행을 떠나는데, 문제가 될까요?

부모들은 종종 자녀들이 자신의 날개를 활짝 펴고 독립적이 되기를 바라면서도 아이들이 아직 어리고 그들을 믿어주기에는 애들이 세상 물정을 너무 모른다는 불안감 사이에서 갈등한다. 또한 부모들은 다른 사람들이 자신의 자녀들에게 어떤 영향을 끼칠지에 대해 걱정스러워 한다. 음주 및 약물에 대해 관대한 법을 지닌 외국에 나가서, 게다가 지도 감독까지도 없는 청소년 집단은 재난이 발생할 가능성이 있는 조합이 될 수 있다. 봄 방학 여행이 유행처럼 번지면서 웹 사이트를 통한 여행사들을 통해 이와 같은 성격의 여행들이 늘어나고 있다. 비록 광고주들이 특별히 학생들 사이의 음주나 약물 남용을 노골적으로 허용하고 있는 것은 아니지만 이들은 다른 많은 나라들의 주류 관련 법안들은 별로 엄격하지 않고 18세 이상이면 합법적으로 음주가 가능하다는 사실을 선전함으로써 학생들의 물질 남용을 부추기고 있다. 실제 이들은 학생들에게 암스테르담이 관대한 약물 관련 법률로 인해 대마초 흡연자의 천국이라는 점을 광고하면서 확인해 보라고 부추긴다.

당신의 아이들이 외국에서 술을 마실까 걱정하는 것은 당연하다. 폭음과 약물 사용으로 인한 위험성은 청소년층에서 가장 높다. 폭음과 약물 사용으로 인해서 동반되는 위험한 행동들은 아이의 미래를 망치고 아이의 삶을 앗아갈 수 있다. 아이들 입장에서 느껴지는 일반적인 감정은 "그런 끔찍한 일은 나한테는 일어나지 않을 거야."라는 것이다. 아이에게 초점을 맞춰서 설명해 주어야 할 부분은 아이가 결국에는 통제가 안 되는 사람들 사이에 둘러싸이게 될 것이고 아이 자신 또한 통제 불능이 될 것이라는 점이다. 우리는 만약에 우리가 안전한 운전자라면 당연히 운전으로 인한 사고의 위험성은 매우 낮을 것이라고 생각한다. 문제는 설령 내가 사고를 낼 가능성이 낮다고 해도 다른 사람이 내는 사고까지도 통제할 수는 없다는 점이며 다른 운전자가 우리를 사망케 할 가능성은 높은 것이다. 이러한 개념을 아이에게 설명한다는 것은 어느 정도 도움이 된다. 여기 부모들을 위한 몇 가지 부가적인 조언들이 있다:

- 당신이 해야 할 숙제를 할 것, 당신은 그 여행에 대해 최대한 많이 알고 있어야 한다.
- 학교 관계자와 아이들이 여행 계획을 세우는 데 참여할 것.
- 여행을 떠나게 되는 수많은 학생들을 몇 명의 인솔자가 동반하게 되는지 알아둘 것. 7~8명의 학생당 2명의 성인 인솔자가 동반할 것을 추천하고 있다. 각 인솔자들에게는 설령 밤늦은 시간일지라도 인솔할 특정 학생들이 배당되어야만 한다. 부모는 안심하기 위해서 여행을 떠나기 전 아이들의 안녕을 책임질 인솔자가 누구인지 알고 있어야만 한다. 인솔자는 아이들을 친구들과 짝 지워서 배당해 주어야 한다. 짝궁은 서로에 대해 책임을 지도록 한다.
- 인솔자로 자원하자.
- 아이와 함께 음주 및 운전에 관련된 안전 수칙들을 다시 한 번 살펴보자.
- 아이들이 낯선 사람을 따라서 무리로부터 이탈하지 않도록 주의를 줄 것. 학생들은 반드시 잘 알고 믿을 수 있는 사람들 곁에 있어야만 한다.
- 신중하게 행동하도록 이야기 해 줄 것. 부모는 아이에게 자신들이 걱정하고 염려하는 점들에 대해 솔직히 이야기해야 한다.
- 가족 여행이나 해비타트(Habitat for Humanity: 무주택자를 위한 사랑의 집짓기 운동을 벌이는 봉사 단체, 역주)와 같은 봉사 단체에 자원 봉사자로 일하는 등의 대안적 여행과 활동을 하도록 해줄 것.
- 만약 당신이 학교에서 가는 해외여행에 대해 마음이 놓이지 않는다면

아이에게 안 된다고 단호하게 이야기 할 것. 안된다고 하는 것이 당장은 힘든 일일 수 있지만 나중에 후회하지 않을 방법인 것이다.

## Q81 *청소년인 우리 아이가 대마초를 피는 심각한 상태입니다. 이 녀석은 항상 그럼 아빠가 술을 마시는 것은 괜찮은 것이냐며 따지고 자신이 대마초를 피는 것에 대해 문제로 여기지 않는데 내가 뭐라고 아이에게 이야기 해 줘야 하는 걸까요?*

우선적으로 대마초에 대한 몇 가지 사실들과 함께 대마초와 알코올의 특성에 대한 비교가 필요하다: 대마초는 청소년기에 사용되는 가장 흔한 불법적인 약물이라 할 수 있다. 가장 많이 사용되는 약물이기는 하지만 대부분의 청소년들은 대마초를 피워본 적이 없다. 대마초는 담배와 공통된 점이 많다. 담배와 대마초는 흔히 피우게 되는 식물들로써 흡연자의 폐에 손상을 입힌다. 대마초와 알코올 모두 사회적, 경제적 문제들을 유발한다. 알코올 중독자는 빈곤에 허덕이게 되며 노숙자가 되기도 한다. 고등학교 때부터 만성적으로 심하게 대마초를 피워온 사람은 기억력 감퇴와 학업을 마치기 위한 동기가 결여됨으로 인해서 졸업을 하기 어려워진다. 결론적으로 어려서부터 심하게 대마초를 피우거나 음주를 해온 사람은 직장을 구하지 못하게 되는 경우가 많다.

### 대마초의 영향들

대마초는 수면유도, 통증완화, 불안 해소 작용 및 환각을 유발하는 효과를 지니고 있다. 그러나 오히려 심한 불안과 심장이 미친 듯이 빨리 뛰는 공황 발작을 유발할 수도 있다. 때때로 저명한 피해망상을 포함한 편집증이 생길 수도 있다. 게다가 어지러움, 현기증, 안구 충혈 및 단기 기억의 장애를 유발할 수도 있다. 마지막으로, 대마초는 식욕을 억제 혹은 증진시킬 수 있으며 암이나 AIDS와 같은 심각한 질환을 앓고 있는 환자들의 미식거림이나 구토를 억제해 준다. 청소년들은 가벼운, 상대적으로 짧은 시간 동안의 붕 뜨는 느낌을 얻기 위해 대마초를 피운다. 비록 대마초가 알코올이나 담배만큼 중독성이 있는 것은 아니지만 의존성과 중독의 문제를 유발할 수 있다는 것은 분명하다. 알코올의 경우처럼 각 개인에 대한 대마초의 효과는 그걸 얼마나 피워대는가, 어디서 피우는가, 피우는 사람이 어떤 효과를 기대하며 피우는가, 어떤 종류의 다른 약물들과 함께 사용 하는가 등에 의해 좌우된다.

청소년기의 아이들은 어른들과 자신을 비교하게 된다. 청소년의 대마초 흡연과 어른의 음주 문제가 부딪치게 되었을 때 부모는 어떻게 하면 이러한 토의를 단순히 변명하는 것이 아닌 도움이 되는 방향으로 이끌 수 있을까에 대한 지침이 필요하다. 표 17에서 알코올과 대마초를 비교해 놓았는데 이러한 토의를 이끄는데 유용하게 쓰일 수 있다. 부모의 입장에서는 어떤 문제를 과장하기 보다는 사실 자체에 대해 이야기하는 것이 최선이다.

버클리 부모 모임(Berkeley Parents Network)이라 불리는 웹 사이트에서는 매주 벌어지는 토론에서 나온 부모의 의견들을 검토하는 소식지를 통해 조언들을 제공한다. 여기 올라온 부모들의 조언은 아이의 약물 혹은 알코올 문제를 무시하자에서부터 혼내 주어야 하다는 의견까지 다양하다. 여러 부모들이 다른 부모들에게 해주는 조언들 중 가장 설득력 있는 조언이라면 부모들과 청소년기의 자녀들 간에 개방적이고도 지속적인 대화를 유지하라는 것이다. 청소년들이 왜 다시 약물이 필요하다고 느끼게 되는지에 있어서 그

**표 17. 알코올과 대마초 관련 문제들의 비교**

| 문제점 | 알코올 | 대마초 |
|---|---|---|
| 뇌와 성격에 미치는 영향 | 반사 신경을 느리게 하고 시야 왜곡, 기억 손실, 필름 끊기는 현상 등을 유발. 궁극적으로는 뇌 손상을 유발할 수 있다. 판단력이 손상되고 참을성이 적어지며 무분별한 성행위를 비롯한 위험한 행동들을 하게 된다. 만성적인 음주로 인한 우울증이 발생될 수 있다.<br>폭력행위도 음주와 흔히 동반되는 문제이다. 만성적인 음주는 기질성 뇌 증후군을 유발할 수 있다. | 대마초는 반사 신경, 협조 운동 및 시각에 있어서 알코올과 유사한 효과를 나타낸다. 기억력의 손상과 무의욕 증후군은 대마초로 인한 심각한 부작용으로써 학업 수행에 심각한 장애를 초래하게 된다. 대마초는 성적 감정을 증가시켜 무분별한 위험한 성행위를 초래할 수 있다. 우울증, 심한 불안, 편집증, 환청을 포함한 정신병도 발생할 수 있다. |
| 신체에 미치는 영향 | 알코올은 신체 내 모든 장기에 손상을 입힘으로써 암, 간질환 등 생명을 위협하는 다양한 질환에 걸릴 위험성을 높인다. | 대마초에 포함되어 있는 여러 가지 화학 물질들은 발암 물질을 포함하고 있다. 대마초 한 대는 담배보다 암을 유발하는 타르를 4배나 많은 포함하고 있다. |
| 관문약물(gateway drug)로써의 역할 | 담배를 피면서 술도 마시는 십대들은 대마초까지 하게 될 가능성이 더 높다. 이들 3가지 물질을 하는 사람은 다른 중독성 마약을 할 가능성이 훨씬 높아진다. | 대마초만을 피우는 것이 다른 마약을 하도록 만드는지는 아직까지 입증되지 않았다. 하지만 불법적인 약물을 하는 대부분의 사람들이 처음에 대마초부터 시작했다는 것은 명백한 사실이다. |

**표 17. 알코올과 대마초 관련 문제들의 비교**

| 문제점 | 알코올 | 대마초 |
|---|---|---|
| 십대들 사이에서의 사용 | 대부분의 청소년들은 술을 마시지 않는다. | 대부분의 청소년들은 대마초를 피우지 않는다. |
| 법적 문제 | 거의 모든 주에서 21세 이상에서만 술을 사거나, 마시거나, 팔수 있다. 21세 미만의 경우 술을 마시거나 소지하고 있는 것은 불법이다. | 대마초는 불법적인 약물이다. 알코올과 비교했을 때 중요한 차이점은 대마초는 나이에 상관없이 항상 불법이라는 점이다. |
| 중독성 여부 | 물론이다, 알코올은 신체적, 심리적 의존을 유발한다. 하지만 술을 마시는 모든 사람이 중독자가 되는 것은 아니다. 한 해 10만명의 사람이 알코올 중독 및 이와 관련된 질환으로 사망하고 있다. | 심리적으로나 신체적으로 중독을 유발할 수 있다. 하지만 대마초를 피우는 모든 사람이 다 중독이 되는 것은 아니다. 대마초는 담배나 알코올에 비해서는 중독성이 덜하지만 역시 심각한 부작용들을 초래한다. |
| 음주나 대마초 흡연이 운전에 미치는 영향 | 지극히 위험하다. 십대들 사이에서 가장 흔한 사망 원인이기도 하다. | 지극히 위험하다. 십대들 사이에서 가장 흔한 사망 원인이기도 하다. |
| 통계적으로 음주나 대마초 흡연를 피우고 운전을 함으로 인한 사망 및 부상은 얼마나 되는가? | 술 마시고 운전 하다가 한 시간에 청소년 한 명꼴로 죽거나 불구가 되고 있다. | 대마초를 피우고 운전을 하다가 한 시간에 청소년 한 명꼴로 죽거나 불구가 되고 있다. |
| 음주 혹은 대마초 흡연 후 효과가 언제까지 지속되는가? | 한 잔당 1-2시간 지속된다. | 즉각적인 효과는 1-4시간 동안 지속된다. 하지만 몸에서 완전히 빠져나갈 때까지는 1-2주가 걸린다. |
| 술이나 대마초를 다른 마약류 약물과 함께 하게 된다면? | 사망에 이를 수 있을 정도로 지극히 위험하다. | 위험할 수 있으며 신체 손상을 유발할 수 있다. |

이면에 어떤 원인들이 있는 지를 밝혀내는 것이 무엇보다도 중요하다. 지루함, 가정 혹은 학교에서의 좌절, 외톨이가 된 느낌, 아이들의 압력, 즉각적인 만족을 원하는 욕구, 자존감의 결여, 잘못된 정보 혹은 복수를 하기 위해서일까? 약물을 하도록 하는 기저의 원인이 밝혀졌으면 부모와 아이가 같이 그러한 문제를 해결하기 위해 함께 노력해야 한다. 가장 완벽한 예는 일련의 부모들이 아이들이 술을 마시지 않겠다는 약속을 지키게 하기 위해서 이전에는 부모들이 집에서 음식과 함께 와인을 먹었을 뿐일 지라도 자신들 스스로가 술을 끊었던 경우였다. 또한 이들은 가족 상담에 참여하여 자신의 자녀들이 안정감을 얻기 위해서 대마초를 피운다는 것을 이해하게 되었다. 결론적으로 안정감을 얻기 위해 피우는 대마초를 대신할 수 있는 건강한 대안들이 추구되어야 한다. 요가나 명상 수업 등을 통해서 평온함을 얻기 위한 보다 적절한 방법들을 배울 수 있다.

미국 내에서 대마초를 사거나, 팔거나 혹은 소지하고 있는 것은 불법이며, 이러한 행동들을 하는 것은 심각한 법적 제재를 받게 된다. 설령 아주 적은 소량이라 할지라도 벌금형을 받거나 구속된다. 건강 문제는 둘째치고라도 이러한 법적 제재야말로 청소년들이 대마초를 사용해서는 안 되는 중요한 원인인 것이다. 하지만 어른들이 식사자리에 포도주를 마시고, 적절한 음주를 하는 것은 합법이라는 점이 중요하다.

이러한 사실이 십대들의 눈에는 어른 사회의 위선으로 비칠 수도 있으며 이들이 항상 왜 어른은 되고, 우리는 안 되냐는 식의 논리로 자신의 문제 행동이 지속되는 것을 합리화하고 변명거리로 사용할 수 있다는 점을 인식할 필요가 있다. 사회라는 것은 법과 제도로써 표현되는 것이며 거기에는 앞서 이야기한 윤리적 구분들에 대한 고려는 없는 것이다. 물론 일부 성인들은 이러한 단순한 사실에 대해 반대하고 있기도 하다. 대마초의 지속적인 사용은 불법적인 약물 소지를 이유로 경찰에 적발되게 될 경우 청소년의 미래를 어려움에 처하게 한다.

## Q82 *우리 딸이 정신과 의사가 처방한 약은 거부하면서 다른 불법적인 약물과 음주는 지속하고 있습니다. 그 애 말로는 의사가 기분을 조절하는 데 도움이 될 거라며 처방해준 약물과 자기가 기분이 안 좋을 때 자연스럽게 약물을 하거나 술을 마시는 것이 무슨 차이냐고 따지는데 어떻게 해야 하나요?*

십대들이 정작 복용해야 할, 의사로부터 처방받은 약을 먹지 않으려하는 가장 흔한 이유는 그들이 보기에 정신과 약은 화학적으로 합성된 약물이기에 위험한 데 비해 대마초는 자연에서 얻어진 것으로 안전하다고 여기기 때문이다. 그렇기에 이러한 십대들은 자신의 기분 장애나 불안 장애를 치료하기 위한 대안으로 대마초가 충분한 정신과적 효과를 가지고 있다고 여긴다. 질문 81에서 언급했듯이 십대들은 항상 그들이 어른들에 있어서 위선적인 생각과 행동이라 여기는 것들 주변을 배회하게 되는 데 앞서 이야기된 내용들은 십대들의 이러한 모습의 또 하나의 예가 될 수 있다.

첫째, "자연적"인 약물이 "인공적"인 약물보다 건강에 도움이 된다는 식의 생각이 우리 사회에서 높아져 가고 있다. 판매자들은 이를 상품화 해 왔으며 대체 의학, 한약, 비타민 숍 등이 이를 통해 먹고 살고 있다. 인공적인 것에 반하는 자연적인 것이라는 것이 과연 어떤 점들이 있을 때 자연적이라는 것인지에 대해서는 완전히 제멋대로 규정하고 있으며 FDA 조차도 이런 식으로 자기 멋대로 자연적이라 주장하는 것에 대해 통제를 하지 않고 있다. 둘째, 우리가 설령 자연으로부터 얻은 성분을 실험실에서 합성해 낸 성분과 명백히 구별해 낼 수 있다 해도 자연으로부터 얻었다는 이유 하나만으로 그 성분이 다른 성분에 비해 안전하다고 할 수는 없는 것이다. 어떤 물질이 안전하냐 위험하냐는 그것이 우리에게 어떻게 작용하느냐에 의해 결정되는 것이지 어디에서 얻어진 물질이냐에 좌우 되는 것은 아니다. 유기 화학이 아직 발달하기 전, 우리가 아직 화학 물질을 합성해 낼 능력이 없었던 시절에는 자연으로부터 얻어진 여러 가지 물질들을 이용하였고 그로인해 건강에 도움이 되는지 독성을 지녔는지 여부가 널리 알려진 것이다. 많은 초창기 독약들인 비소나 strychnine은 자연에서 얻은 것들이다. 많은 마약류 및 환각제들도 자연에서 얻은 것들이다. 다른 것들은 사람이 만든 것들이다. 초기 항생제는 천연 물질이었지만 최근의 대부분의 가장 효과적인 항생제는 거의 모두 실험실에서 합성된 약물이다.

셋째, 중독성을 지닌 물질들은 즉각적인 쾌감을 유발하기 때문에 기분과 불안에 도움을 주기 위해 쓰여 왔다는 것은 이전의 질문(질문 67과 68)에서 논의된 바 있다. 어떤 즉각적인 효과이든지 간에 중독을 유발하는 악순환을 초래할 수 있으며 십대들이 대마초로만 효과를 볼 수 있다고 주장하고 있는 기저의 기분 혹은 불안 장애에도 장기적으로는 내마초가 부정적인 영향을 끼치게 된다. 기분을 좋게 하고 불안을 완화시킨다는 바로 그 약물이 궁극적으로는 오히려 악화를 조장한다는 것은 역설적인 일이다. 이러한 사실을 아이들에게 명심하게끔 하는 것은 종종 불쾌한 경험이 될 수 있다. 흔히 약물을 하기 전에 일어난 일들에 대한 기억이나 약물로 인한 기분 변화는 지속적으로 사용하다보면 감소하게 된다. 기저의 기분 장애나 불안 장애를 치료하기 위해 사용되는 약물들은 대마초나 알코올이 기분에 미치는 영향과는 다른 반대의 효과를 가지고 있다. 이들 약물들은 즉각적인 효과는 없거나 있더라도 적으며 즉각적인 보상 작용도 없다. 이런 약물은 잠재적으로 장기간에 걸친 효과를 나타내며 오랜 시간에 걸쳐서 기분을 안정화 시키고 불안을 감소시키기 때문에 약물 중독의 문제들을 보다 효과적으로 다룰 수 있도록 해준다. 어떤 사람이 기분과 불안 수준이 안정적이 된다면 끌어다 쓸 수 있는 보다 많은 정서적 자원들을 갖게 되는 것이다. 종종 약물 순응도의 문제는 앞서 설명한 합리적인 이유들로는 아무런 소용이 없기도 하다. 만약에 당신의 딸이 당신에게 화가 나 있는 상태라면 자신의 분노를 표현하는데 있어서 약을 안 먹겠다고 하는 것보다 더 좋은 방법이 어디 있겠는가? 십대들의 반항은 이 나이 또래에는 흔한 것이며 그것이 꼭 먹어야 할 처방약을 안 먹으려하는 원인 중 하나일 수 있다. 당신과 당신의 딸은 왜 마약이나 술을 마셔서 기분을 조절하려고 하는지에 대해 알아 볼 수 있을 것이다. 딸에게 "네가 스트레스를 풀기 위한 방법으로 금지된 약물이나 술을 마시지 않도록 하기 위해서 아빠가 어떻게 돕는 것이 가장 좋은 방법일지"를 물어보자. 딸의 주치의에게 이 문제를 상의하고 딸이 약을 잘 먹지 않으려고 하는 것에 대해 담당 주치의의 도움을 구하도록 하자. 주치의로부터 처방해 준 약물이 어떤 효과를 지니고 있으며 어떻게 작용하는지, 최대한의 효과를 나타낼 때 까지는 얼마만큼의 시간이 걸리는 지 등 약에 대해서 최대한의 설명을 듣도록 하자. 부작용과 다른 약물과의 상호 작용에 대해서도 알고 있어야 한다. 딸의 주치의와 딸 사이의 유대관계를 형성해 놓는 것이 필요하다. 약을 잘 먹지 않으려고 하는 것이 당신에 대한 반항으로 비춰지지 않도록 딸이 자신이 먹을 약을 복용하는 것과 정신과 치료에 대해서 스스로 책임감을 갖도록 도와주는 것이 필요하다. 만약 그럼에도 불구하고 그녀가 계속 약을 먹기를 거부한다면 이제까지와는 다른, 보다 포괄적인 접근이 필요하다. 결국 다음 단계로써 반드시 십대들을 위한 약물 및 알코올 프로그램을 알아보아야만 한다.

## Q83 나도 십대 때 마약과 술을 한 적이 있는데도 불구하고 아무런 치료 없이도 성장할 수 있었는데 왜 내 딸에게는 치료를 받으라고 말해야 한다는 거죠?

각 개인이 만들어지는 것은 유전자를 포함해서 어머니와 아버지로부터 물려받은 것들이 독특한 방식으로 융합되어 형성되기 때문에 아이에 있어서 중독에 걸리기 쉬운 유전적 경향은 각 부모 각자가 지닌 유전적 요인보다 더 클 수 있다. 물론 알코올이나 약물 남용에 대한 유전적 경향을 지니고 있다고 해서 그 아이가 나중에 커서 반드시 중독자가 된다는 것을 의미하는 것은 아니다. 당신이 비록 십대 때 약물 중독이었지만 이겨냈다는 이유가 당신의 아이를 물질 사용 장애로부터 보호해 주어야 할 필요성이 없다는 이유가 되지는 않는다.

아이가 처해 있는 사회적, 심리적, 역사적 요인들과 같은 다른 요인들이 당신의 아이들이 중독에 빠질 위험성을 당신의 경우와는 달리 더 높일 수 있다. 사회적 요인들에는 갈등과 같은 가족의 문제들이나 주변 이웃들 혹은 학교와 같은 환경적 요인들이 포함될 수 있다. 만약에 당신의 가족들이 당신에게 보다 많은 정서적 지지를 제공해주고 보다 적절하게 스트레스를 풀 수 있는, 약문을 대신할 수 있는 대체물들을 제공해 주었었나면, 당신이 약물을 강요하는 친구들의 압력을 보다 덜 경험했다면, 당신에게 청소년으로써 꼭 달성하고 싶어하는 분명한 목표가 있었다면 당신이 약물과 술로부터 벗어나기는 훨씬 수월했을 것이다. 또래 친구들과의 어울림은 아이들이 자신의 삶에 있어서 어떤 선택을 해 나가는데 결정적인 역할을 하게 된다. 심리적 요인들에는 우울, 열등감, 의존적 욕구, 심리적 고통에 압도당하는 감정들에 잘 대처하지 못하는 것, 반사회적 인격장애나 과잉행동장애의 과거력 등이 포함된다. 마지막으로 역사적인 요인들을 무시할 수 없다. 1960

*THC(tetrahydrocannabinol)* : 대마초 속에 포함된 정신활성 성분으로써 환각과 식욕을 유발한다. 이 성분은 약리학적으로 합성되어 Marinol이라는 상품명으로 암 환자나 에이즈 환자의 식욕을 증가시키기 위한 약물로 출시되어 있다.

년대에는 대마초 한 개비에는 10mg의 활성 성분인 **THC(tetrahydrocannabinol)**가 포함되어 있었다. 오늘날 대마초에는 이 성분이 약 150~200mg이나 포함되어 있다. 보다 많은 용량이 들어 있다는 것은 보다 강한 중독을 유발한다는 것을 의미하며 중독이 될 가능성이 높다는 것은 그 약물에 대한 갈망이 강해서 끊기 어렵다는 것을 의미한다. 따라서 당신 딸이 지니고 있는 유전적, 심리적, 환경적 그리고 역사적 요인들은 당신의 경우와는 다르며 딸에게 있어서 지속될 문제들이다.

## Q84 *십대인 우리 아이가 술을 마시는 것이 걱정이 됩니다. 부모들이 아이들이 음주 운전하는 것을 피하기 위해서 "key parties"를 연다고 들었는데 이게 뭔가요?*

Key party는 십대들이 부모의 허락 하에 자신의 집에서 음주 파티를 여는 것을 의미한다. 물론 부모는 십대들을 주의 깊게 지도 감독해야 한다. 한 예로 2004년도에 있었던 일로, 아이가 졸업 파티에서 친구들과 밤새도록 맥주 파티를 여는 것을 허락해 달라고 부모를 졸랐다고 한다. 이 파티는 집이 있는 로드 아일랜드에서 차로 40분 거리의 해변에서 열리기로 되어 있었다. 부모들은 술 취한 십대들이 떼거지로 음주 운전을 해서 집으로 돌아갈 거란 생각에 경악을 했다. 부모들은 몇 가지 방법들을 신중하게 고려했다: 안된다고 하고 아들을 친구들로부터 떼어 놓을 것인지, 아이들의 계획과 아들 및 친구들의 위험성을 무시할 것인지 아니면 다른 대안을 찾아 아이들과 협상을 할 것인지. 부모들은 그 지역에서 십대들의 음주는 이미 흔하다는 사실을 알고 있었다. 또한 만약에 술 마시는 파티를 허용한다면 법을 어기는 것이라는 사실도 알고 있었다. 부모들은 아이들을 안전을 지키기 위해서 비록 법에는 저촉되는 것이지만 아이들이 음주 운전을 하는 것을 막을 수 있는 대안을 찾았다. 부모들의 본질적인 딜레마는 안전이냐 준법이냐였다.

부모들은 다음의 제안을 하였다: 다음의 특별한 조건하에서라면 집에서 파티를 해도 된다. (1) 아들 친구들이 집에 들어온 이후에는 차 키를 포기해야 한다(그래서 이름하여 key party이다). (2) 손님으로 온 친구들은 자기 부모님들의 허락을 얻은 후에 집에 머물면서 밤을 새야만 한다. (3) 밤을 새워 노는 동안 아버지는 파티에 참가한 모든 아이들로부터 차 키를 수거할 수 있고 일단 술을 마신 후에는 아버지가 문 앞에 지키고 서서 그 누구도 집 밖으로 나가지 못하도록 하고 어떤 바람직하지 못한 행동이나 위험한 행동을 하지 못하도록 파티를 감시한다. 부모들은 술을 사는 데 관여하지 않으며 술을 살 수 있는 곳을 알려주지도 않는다. 음주가 가능한 연령의 젊은이가 맥주 두 통을 사다 놓는다. 뒷마당에 아이들이 밤을 샐 수 있는 텐트를 세워 놓기로 한다. 아침이 되었을 때 아버지가 지역 경찰서에 파티에 대해 신고를 함으로써 파티가 끝났는데 이미 자정 이후로 주변 이웃들로부터 불만들이 간간히 들어왔던 상태였다. 결론적으로 경찰이 집으로 출동했고, 맥주 두 통을 발견했다. 35명 정도의 십대들이 파티에 참석했었는데 이들 대부분이 18세 이하였다. 아버지는 미성년자들에게 집에서 술을 제공했다는 이유로 체포되었다.

연구들에 의하면 많은 부모들이 십대들의 음주는 하지 말라고 해봐야 아무 소용이 없다고 생각한다. 많은 십대들이 음주를 "성인이 되기 위해 거쳐야 할 통과 의례"로 여긴다. 부모들도 이러한 생각에 동의하든 안하든 간에 보다 중요한 점은 부모라면 모두 자식들의 안전을 지키고자 한다는 점이다. 어느 부모가 비극적인 자동차 사고로 자식을 잃으려 하거나 자식이 범법자가 되기를 원하겠는가? 그렇기에 부모는 타협을 하게 된다. 수천 명의 부모와 십대들에 대한 조사를 통해 얻어진 다음의 결과들은 이러한 타협들을 보여준다. 부모들은 항상은 아니지만 종종 자식들에게 술을 주고 있는 것이 현실이다.

### 부모들에 대한 Harris Interactive Survey

- 46%의 성인들은 십대들에게는 어떤 경우에도 음주가 허용되어서는 안 된다고 믿고 있다. 12세에서 20세 사이의 자식을 가진 부모 10명 중 7명은 미성년의 음주에 대해 반대한다.
- 부모들 4명 중 3명은 십대들이 부모로부터 얻은 지식이나 부모의 동의하에 술을 손에 넣게 된다고 생각한다.
- 12세에서 20세 사이의 자녀를 둔 부모 4명 중 1명은 집에서 부모와 함께라면 술을 마실 수 있도록 해야 한다고 생각하고 있다.
- 부모 4명 중 1명은 자신의 감독 하에 십대인 자녀들이 술을 마시도록 허락한 적이 있었다고 보고하였다. 부모 2명 중 1명은 부모들의 감시 하에서 십대인 자녀의 친구들이 왔을 때 알코올이 든 음료를 제공한 적이 있었다고 보고하였다.
- 부모 10명 중 1명은 자신이 그 파티를 지켜본다면 고등학교 졸업 파티나 졸업 무도회 때에는 술이 허용될 수 있다고 믿고 있다.

### 십대들에 대한 설문

- 모든 십대들 중 거의 반은 언제 어디서건 술을 손에 넣어 본 적이 있다고 보고하고 있다.

- 십대들 3명 중 2명은 쉽게 부모 몰래 부모의 술을 가져다 마실 수 있었다고 이야기 하였다.
- 십대들 3명 중 1명은 자신의 부모로부터 술을 얻을 수 있었다고 이야기하였다. 십대들 5명 중 1명은 친구의 부모님으로부터도 술을 얻을 수 있었다고 보고하였다.

자료 출처: Grand L.(2004) 중독 및 정신건강 센터, 온타리오 주, 캐나다

십대인 자녀들이 집에서 술을 마시도록 허용하거나 "key party"를 열도록 해 주는 것의 부정적인 면은 부모들이 법이라는 것이 어떤 경우에서건 반드시 지켜져야만 하는 것이 아닌 상황에 따라서는 어길 수도 있는 것이라는 위험한 메시지를 자녀들에게 전달하게 된다는 점이다. 이러한 파티를 허용함으로써 부모들은 자신의 안녕도 위험에 처하게 하지만 법적 허용 연령이 안 되었음에도 술을 마실 수 있다는 인식을 심어줌으로써 자신의 자녀들도 위험에 처하게 하는 셈이다.

만약 당신이 십대들의 파티를 주관하게 된다면 당신의 자녀들에게 어떠한 약물이나 술도 안 된다는 점을 분명히 해야 한다. 참석하게 될 모든 친구들에 대한 정보를 물어보고 솔직히 대화하라.

십대인 당신의 자녀가 파티 계획을 짜는 것을 도와주자. 초청자 명단을 짜고 그 중 특별한 사람들만 초청하도록 한다. 누구나 올 수 있는 파티를 피하고 초청받지 않은 손님은 돌려보내야 한다. 초청은 반드시 개인적으로 해야 하며 이메일을 통해 보내지 않도록 한다. 초대장에 당신의 전화번호를 기재하여 전화번호를 보고 당신에게 전화한 다른 부모들을 초대하도록 한다. 초대장에는 주차에 대한 지침을 포함시키도록 한다. 시간 앞에 규칙을

적어 놓을 것: 술, 약물, 담배 절대 금지. 파티 시작 시간과 끝나는 시간을 적어 놓자. 간식거리들을 제공하고 어떤 것을 준비할지 자녀와 함께 계획을 짤 것. 초대 받은 아이들에게 일단 파티 장을 떠나면 다시 들어올 수 없다는 것을 알려주자. 만약에 어떤 친구가 술이나 약물에 취한 상태로 집에 들어서면 그 친구의 부모나 경찰에 알릴 것이라는 점을 미리 얘기 해줄 것. 음악이나 게임, 영화 감상, 노래방과 같은 계획을 미리 짜두자. 스케이트보드 타기와 같은 위험한 활동은 피하도록 한다. 주변 이웃들에게 파티가 열리는 시간을 미리 알려줄 것. 아이들에게 부모가 파티 장소에서 지켜볼 거라는 점을 인식시켜 줄 것. 파티가 열리는 방에 규칙적으로 방해가 되지 않는 방식으로 들어가 볼 것. 특히 많은 수의 십대들이 참석하는 파티라면 다른 부모들에게 아이들을 감독하는 것을 도와달라고 요청하자. 술과 약물 없이도 아이들이 즐길 수 있는 분위기를 조성하자. 만약 내 아이가 초청받아 간다면 그 집 부모에게 어떤 식으로 파티가 진행될 지 알아봐달라고 전화할 것. 다른 집에서 열리는 파티에도 도와주러 가자. 당신의 고민을 다른 부모들과 공유하자. 아이에게 파티에서 술과 약물을 사용하는 것은 아닌지 전화를 해 볼 것이라고 이야기 해주자. 아이에게 재미있게 놀되 안전이 제일 중요하다는 점을 알려주자. 부모의 첫 번째 책임은 자녀들을 안전하게 보호하는 것이다.

## Q85 술에 대한 반응에 있어서 남녀가 어떤 차이를 보이나요?

예로부터 남자는 가장으로써 술 마시는 사람이고 정숙한 여자는 술을 마시지 않는다고 여겨져 왔기 때문에 여성 음주와 여성의 알코올 남용은 공론화 되지 않았었다. 전통적인 관례들은 여성의 역할을 규정지어 왔으나 실제 오랜 세월에 걸쳐서 여성은 의료적 목적으로도 음주를 해 왔다. 분만 중에 술이 사용되었으며 모유 수유 시 젖이 잘 나오도록 맥주를 먹도록 권장되기도 했었다. 따뜻한 단술과 여러 가지 과실주들을 생리통을 없애기 위해 마셔왔다. 여성의 술 소비량은 여성해방운동과 함께 증가했다. 전통적으로 남성적인 환경에 뛰어들게 된 여성의 역할의 변화가 여성으로 하여금 보다 공개적으로 음주를 할 기회를 제공하였다. 오늘날 술 문제를 지니고 있거나 알코올 의존증인 사람들의 많은 수를 여성이 차지하고 있다. 젊은 여성층에서는 술 마시는 여성의 수가 술 마시는 남성의 수에 육박하고 있다.

여성 음주자가 증가하고 있음에도 불구하고 성별에 따른 차이는 여전히 남아 있다. 여성들은 와인을 선호하는 반면 남성들은 맥주를 선호한다. 남성들은 술집이나 경기장에서 술 마시기를 좋아하는 반면 여성들은 레스토랑이나 라운지에서의 음주를 선호한다. 남자들이 여자들에 비해 음주로 인한 범법, 음주 운전, 기물 파손, 폭행과 같은 사회적 문제들을 더 많이 일으킨다. 이에 비해 여성들은 병원에서 처방받은 약이나 약국에서 산 약들을 술과 함께 먹는 경향이 많다. 여성들이 술과 함께 수면제나 안정제를 먹는 반면 남성들은 술 마시면서 대마초나 담배를 피운다. 술과 마약을 하는 여성들은 남성에 비해 약물 중독인 배우자와 함께하거나 약물 중독 및 망가진 가정에서 자랐을 가능성이 더 많다. 남성들은 술을 마시고 공격적이 되는 반면 여성들은 우울 및 불안을 많이 앓고 있으며 이러한 사실이 여성들이 수면제나 안정제와 함께 술을 마시는 것을 어느 정도 설명해 주고 있다. 이러한 성별에 따른 차이에도 불구하고 경악할 만한 문제는 남성이건 여성이건 만취인걸 알면서도 차를 운전하는 것이다.

음주가 남성의 경우에는 보다 많은 사회적 문제들을 일으키는데 비해 여성들에게는 보다 심각한 신체적 손상을 유발한다. 여성들의 경우 남성에 비해 술에 의해 보다 심한 내부 장기들의 손상을 받게 된다. 이는 여성들이 남성과는 다른 방식으로 알코올을 흡수하고 대사시키기 때문이다. 남성의 경우에는 체중에 비례해서 여성에 비해 수분함량이 더 많은 한편 여성의 경우에는 남성보다 지방의 구성 비율이 높다. 알코올은 물에 녹는 수용성이지 지방에 녹는 지용성은 아니다. 체내의 수분 함량이 높을수록 알코올은 체내에서 보다 희석되게 되며 따라서 뇌 및 체내 다른 장기에 대해 독성을 덜 나타내게 된다. 정리하자면 음주로 인해 남성에서는 보다 나쁜 사회적 문제들이 발생되며 여성의 경우에는 신체에 보다 강한 독성을 나타내게 되어 심장질환, 골다공증, 고혈압, 유방암, 궤양 및 간 질환과 같은 심각한 건강 문제들을 초래하게 된다. 성별은 알코올 사용 및 알코올 남용을 이해하는 데 중요한 인자이다.

## Q86 내 남편이 해외에서 군복무를 마치고 돌아와서 거기서 있었던 일들에 대해 얘기하지 않으려고 하네요. 남편 말로는 매일 밤 악몽과 불면으로 인해서 술을 마셔야 했다는데 남편이 알코올 중독이 된 것이 아닌지 걱정이 되요. 어떻게 해야 하죠?

많은 병사들이 해외 파병 근무로부터 귀국해서 자신들의 전투 경험에 대해 이야기하길 꺼려하기 때문에 이들을 보살펴주고 위로해 주려는 아내들로써는 힘든 상황일 수 밖에 없다. 퇴역 군인들은 설령 자신의 경험에 대해 이야기해 준다 해도 집사람이 이해하지 못할 것이라고 생각한다. 고통스러운 경험을 이야기하는 것은 나쁜 기억들과 절망감, 심한 불안과 좌절을 불러일으킨다. 많은 퇴역 군인들이 자신의 동료들이 입은 부상과 죽음에 대해 이야기함으로써 이러한 고통스러운 감정을 추스르지 못하게 될까봐 걱정한다. 이들이 이러한 이야기를 할 때면 많은 사람들이 눈물을 흘리게 되며 펑펑 울게 될까봐 두려워하게 된다. 일상 업무로 돌아온 군인들에게서 가장 많이 진단 내려지는 진단명이 바로 **외상후 스트레스 장애**(PTSD)이다. 외상후 스트레스 장애는 "점점 미쳐 가는 것 같은" 것과 같은 느낌을 유발하는, 강렬한 감정이 담긴 충격적인 사건에 대한 반응으로 생기는 병이다. 기존의 연구들에 따르면 외상후 스트레스 장애를 치료하기 위해 병원을 찾은 사람들에서 약물이나 알코올 남용이 지속적으로 높은 유병률을 보이고 있으며 두 질환의 증상들이 상호 악영향을 끼치고 있는 것으로 보고되었다.

> ***외상후 스트레스 장애 (PTSD: Posttraumatic Stress Disorder) :***
> 지극히 충격적인 사건을 경험한 후 1개월 이상 고통스러운 증상들이 지속되는 특징을 지닌 정신/정서적 질환.

외상후 스트레스 장애는 멍한 느낌, 회피 및 재 경험 등을 포함하는 일련의 증상들로 이루어져 있다. 증상들은 서로에게 영향을 끼치며 상호 악화시키는 작용들을 하게 된다. 멍한 느낌은 대개 외상을 입은 직후에 나타나지만 이후로도 지속될 수 있다. 몇몇 귀국한 군인들은 멍한 느낌을 지니고 있고 설령 그들이 멍한 느낌을 경험하지 않고 있다 해도 이들은 어떤 느낌이 든지 술을 마시거나 다른 약물을 함으로써 그런 느낌을 억누르려 한다. 외상후 스트레스 장애를 앓고 있는 대부분의 퇴역 군인들은 친구가 거의 없다. 몇몇은 자신이 사람들 주변에 있을 필요가 없는 외톨이의 삶으로 생각하며 살기도 한다. 자신의 고통스러운 감정들로부터 피하기 위해서 많은 이들이 절친한 관계들은 물론 가장 가까운 관계인 부부 관계 조차도 피하게 된다. 이로 인해 가족 관계들에 있어서 심각한 문제들이 생긴다. 고통스러운 기억을 재 경험하는 것은 머리 위로 헬리콥터가 지나는 소리, 소변 냄새, 석유 냄새, 팝콘이 터지는 소리와 같은 일상생활 속의 사소한 자극에 의해서도 촉발될 수 있다. 이러한 자극들은 불안, 스트레스 반응들, 우울 및 분노 감정을 유발하게 된다. 자신의 전투 경험에 대한 생각들은 어느 순간이고 떠올라서 생각을 집중하기 어렵게 만든다. 이들은 항상 신경이 곤두서 있으며 그렇기에 북적거리는 속에서 쉬거나 즐기기 어렵게 된다. 거의 모든 외상후 스트레스 장애 환자들이 잠이 들기 어려워하며 일단 잠이 든다 해도 전투 경험과 연관된 반복적인 꿈이나 악몽으로 인해서 자다가 놀라서 깨게 된다.

외상후 스트레스 장애를 앓고 있는 사람들은 불안과 만성적인 우울에 시달리게 된다. 흔히 많은 퇴역 군인들이 이러한 증상들을 가라 앉히기 위해서 약물이나 술을 복용한다. 1988년의 연구 자료에 의하면 외상후스트레스 장애로 인해 치료 받기 위해 찾아온 베트남 참전 퇴역 군인들의 60~80%가 알코올 남용 혹은 약물 남용 진단 기준에 부합하는 것으로 보고된 바 있다. 또한 외상후 스트레스 장애 환자들이 고통스러운 증상들을 피하기 위해 술과 약물을 자가 투여한 것으로 보았다. 1996년의 결과에 따르면 알코올, 대마초, 헤로인과 벤조디아제핀계 약물의 경우 증상의 심각도를 조절하는데 도움을 줄 수 있지만 코카인의 경우 이러한 증상들을 오히려 악화시키는 것으로 보고되었다. 그러나 시간이 흐름에 따라 음주와 마약 사용이 지속되는 경우 내성이 생기게 되며 증상들이 오히려 증가하는 것은 물론 만성적인 물질 남용과 연관된 부가적인 문제들까지 더해지는 것으로 나타났다.

이 두 가지 문제들 모두 초점을 맞추어야 하는데 그렇지 않으면 치료 성공률은 미약할 수 있다. 약물 치료를 통해 불편한 증상들을 경감시키는 데 도움을 줄 수 있다. 처방되는 약물로는 대개 항우울제들이 이용된다. 때때로 강박적인 음주를 막기 위해서 알코올 의존증 치료에 이용되는 약물들이 사용될 수도 있다. 벤조디아제핀 계열의 약물들은 이 약물이 가진 중독적 성향으로 인해 사용된다고 해도 아주 드물게 사용된다. 다른 치료법들로는 인지행동치료(환자가 스트레스를 받은 경험을 재구성하고 부정적 사고들을 보다 긍정적인 사고로 변화시킬 수 있도록 도와주는 치료), 최면치료, 행동치료(보다 바람직한 행동을 하도록 격려하기 위한 치료적 개입들), 탈감작화(충격적인 사건들에 대한 노출을 증가시켜서 내성을 지니도록 하는 것), 이완 요법과 유도 영상 요법(이 두 가지 모두 불안을 조절할 수 있게 해준다.) 및 상담(개인, 집단, 가족 치료) 등이 있다. 부부 치료가 외상후 스트레스 장애 환자와 그들의 부인 사이의 긴장된 부부 관계를 회복시키는데 중요한 역할을 할 수 있다. 남편에 대한 부인의 지지와 이해가 외상후 스트레스 장애의 끔찍한 증상들을 보다 잘 이겨나가도록 돕는데 매우 큰 힘을 발휘할 수 있다.

재향군인회는 수천 명의 퇴역 군인들을 치료해 왔으며 외상후 스트레스 장애와 물질 남용과 연관된 수많은 연구들과 논문들을 발표해 왔다. 재향군인회에선 1960년대부터 외상후 스트레스 장애와 동반된 물질 남용을 앓고 있는 퇴역 군인들을 위한 특화된 치료를 제공해 오고 있다. 물질 남용 장애와 정신 질환에 대한 전통적인 치료는 물론 퇴역 군인을 위한 외래 집단치료 및 그들의 부인들을 돕기 위한 집단 치료 또한 제공하고 있다. 당신의 남편을 돕기 위해 가까운 재향군인병원이나 외래 치료 센터 혹은 합당한 치료를 제공해 줄 수 있는 지역사회의 정신보건센터를 찾아보아야 한다. 치료가 일찍 시작될수록 좋은 결과를 얻을 수 있는 법이다.

## Q87 노인들에게는 알코올이 다르게 작용하나요?

노화 과정은 모든 종류의 약물에 대한 신체의 반응을 변화시킨다. 간의 크기가 줄어들면서 대사속도가 느려지게 된다. 신장 기능의 저하는 약물 배출을 지연시키게 된다. 노화에 따른 체내 수분 함량의 감소, 지방 함량의 증가, 근육질의 감소 및 간 혈류의 감소로 인해 약물에 대한 과민반응 및 약물 상호 작용에 대한 취약성이 높아지게 된다. 노인에서는 낮은 약물 농도에서도 심한 과민반응이 나타나고 약물 상호 작용 및 독성에 대한 취약성이 크게 증가한다. 결론적으로 20대에 비하여 60대 노인의 경우 체내에서 알코올의 제거가 느리게 이루어지기에 표준 알코올 용량에서도 훨씬 높은 혈중 알코올 농도를 나타내게 되는 것이다. 노화되어 가는 뇌 또한 알코올에 대해 보다 취약하다. 약물과 알코올을 함께 사용하게 될 경우에는 약물의 작용에 심각한 변화를 유발하여 독성을 나타낼 수 있다. 병원에서 처방 받은 약이든 약국에서 살 수 있는 약이든 어떤 종류의 약이든 간에 술과 함께 복용하게 되면 부작용의 위험성이 급격히 높아진다. 표 18에 연령 증가에 따른 약물과 알코올에 대한 반응의 변화들이 기술되어 있다.

**표 18. 연령 증가에 따른 약물 및 알코올에 대한 반응의 변화**

| 생리적 변화들 | 약물에 대한 반응 |
|---|---|
| 체내 수분 함량의 감소 | 수용성 약물의 혈중 농도가 높아짐 |
| 지방 세포의 증가 | 지용성 약물(diazepam, barbiturate)의 축적 증가 |
| 위장관 내 분비의 감소 및 위내 산도의 감소 | 흡수의 감소 |
| 간 용적의 감소 및 간 대사의 감소 | 긴 반감기를 가진 약물들이 보다 느리게 대사됨 |
| 신장 기능의 저하 | 약물의 배설이 느려짐 |
| 구강내 점막의 건조화 | 알약을 삼키기 힘들어짐 |

통계적으로도 노년층에서의 알코올 및 약물 남용은 급속히 확산되어 왔

고, 아직까지도 겉으로 드러나지 않았거나, 진단이 안 내려진 상태이거나 무시된 채 남아 있다. 노년층에서 술 문제를 지니고 있을 유병률은 2~10% 사이인 것으로 보고 있다. 입원해 있는 노인 환자들을 대상으로 한 연구에서는 알코올중독의 비율이 8~70%로 더 높은 비율을 보이고 있다. 내과적 문제들로 인해 입원 중인 노인들 중 거의 절반에 가까운 사람들이 알코올 남용의 문제를 지니고 있으며 이로 인해 건강이 악화되고 있다. 알코올 중독을 지닌 남자 노인이 여자 노인보다 4배가 많으며 여성들의 경우 대개 중년 이후에 폭음을 시작하는 경우가 많다. 불법적인 약물에 중독된 경우는 적지만 그보다는 약국에서 쉽게 살 수 있는 약물들이나 병원에서 처방받은 약물들을 오남용하는 경우가 많다. 늦은 나이에 발생하는 알코올 문제들을 예측하기 위한 위험 인자들을 밝혀내기 위한 역학적 문헌들은 극히 적다. 여러 연구들을 통해서 보고된 바로는 늦은 나이에 발병하는 알코올 중독자의 경우 어린 나이에 발병하는 경우에 비해 알코올 남용의 가족력을 지닌 경우가 적으며 법적, 사회적 문제도 보다 덜 유발하는 것으로 나타났다. 늦은 나이에 발병한 알코올 중독은 사회적, 심리적, 신체적 변화가 이루어지는 노화 과정에서 흔히 나타나는 스트레스에 대한 부적응적 반응의 결과로 나타나는 경향이 있다.

## 노인 음주와 연관된 요인들

**사회적 요인들 :** 사회로부터의 소외, 불량한 거주 환경 혹은 주거 환경의 변화, 재정적 어려움, 외로움, 사회적 지지체계의 상실

**심리적 요인들 :** 우울, 배우자 및 절친한 친구의 죽음과 비통함, 무직으로 인한 자존감의 저하, 불안, 이유가 있는 혹은 이유 없는 공포, 범죄에 대한 두려움

**신체적 요인들 :** 젊음의 상실, 운동성과 힘의 상실, 청각 및 시각의 저하, 심장병, 고혈압, 당뇨병, 폐질환 혹은 관절염과 같은 만성 혹은 급성 질

환으로 인한 건강의 악화.

노년층에서의 자살은 심각한 문제이다. 자살자의 25%는 65세 이상 노인들이다. 노인의 자살률은 일반 인구의 5배에 달한다. 더군다나 노인 자살의 1/3은 음주와 연관이 있다. 어떠한 연령대의 집단도 마약, 술, 약국이나 병원에서 처방받은 약의 오용과 관련된 문제들로부터 안전할 수 없지만 노인들의 경우에는 자신의 연령대에 있어서의 독특한 문제들을 가지게 된다.

## Q88 우리 아이들이 도시에서 마약과 술을 하게 되는 것을 피하기 위해 시골로 이사를 가볼까 합니다. 시골 사람들, 특히 시골에 있는 청소년들도 비슷한 술과 마약의 문제를 가지고 있나요?

시골로 이사 간다고 해서 십대들이 술과 마약의 영향으로부터 확실히 벗어날 수 있는 것은 아니다. 실제로는 시골 청소년들 사이에서 술, 담배 및 다른 약물 남용이 보다 높은 비율로 존재한다. 또한 시골에서 음주 운전과 같은 교통사고들이 더 높은 비율로 발생한다. 시골 지역에서 음주 운전이 더 많은 것은 먼 거리를 이동해야 하는 상황 때문이거나 술 마시고 운전하는 사람들이 많기 때문인 것으로 추정한다. 북동부의 뉴 햄프셔나 버몬트 및 서부의 네바다와 캘리포니아와 같은 특정 지역들은 십대들의 알코올 및 물질 남용에 있어서 남부보다 훨씬 높은 비율을 보이고 있다. 이러한 이유로는 남부 지역 사람들이 보다 강한 기독교적 가치를 지니고 있기 때문에 알코올중독의 발생률이 낮기 때문인 것으로 추정하고 있다. 통계적으로 놀라운 몇 가지 사실을 들자면, 시골에 사는 8학년의 학생들은 다음의 항목들에 있어서 도시에 사는 또래 아이들보다 훨씬 높은 비율을 보이고 있다는 점이다.

- 대마초 흡연 (34.5%)
- 음주 (29.9%)
- 흡연 (50%)

시골에 사는 십대들이 높은 물질 남용 비율을 보이는 데는 다음의 요인들이 작용할 것으로 여겨진다.

- 높은 실업률
- 거리, 날씨 문제 등으로 인한 방과 후 활동의 제약
- 빈곤층으로 생활하는 제대로 교육받지 못한 가족들

알코올 중독 및 약물 남용의 비율이 높다는 것 이외에도 문화적 신념과 태도를 포함한 몇 가지 이유들이 적절한 치료를 받지 못하게 하는 장애물이 되고 있다. 여기에는 정신 질환 및 물질 남용 때문에 다른 사람에게 도움을 청하는 것과 연관된 편견들이 있다. 시골에 사는 미국인들은 자기는 자기 자신이 돌봐야만 하는 것이라고 믿고 있다. "자수성가"해야 한다는 식의 사상이 존재하는 것이다. 작은 동네에는 비밀이란 것이 없기 때문에 익명성을 유지한 다는 것 또한 어려운 일이다. 치료를 가로 막는 또 다른 장애물들로는 자격을 갖춘 보건 및 물질남용 전문가들이 드물고, 1평방 마일 당 AA 모임들 및 기타 물질남용 치료 프로그램들이 적은 점, 정신 건강 프로그램에 참석하기에는 거리가 멀다는 점, 프로그램하는 곳까지 가기 위한 교통수단의 부재 등을 들 수 있다.

만약 당신이 자녀가 다니고 있는 도시 학교의 약물을 하는 분위기로 인해 아이가 영향을 받게 될까봐 걱정하고 있다면 그러한 염려에 대하여 선생님

들, 교장 선생님, 다른 부모들 및 당신의 자녀와 상의를 하도록 하자. 당신의 자녀가 약물 교육 프로그램에 참여하도록 종용해야 한다. 시골로 이사를 하는 것이 평화롭고 조용하여 가족들에게는 이로울지 모르지만 당신의 자녀를 술과 약물로부터 안전하게 만들지는 못한다. 지역을 옮김으로써 좋아질 것이라는 식의 그런 "지역적 치료"와 같은 것은 없다. 당신이 언제 어디로 이동을 하든지 간에 당신의 여행 가방에는 옷가지와 다른 소지품들과 함께 여러 가지 문제들이 같이 담겨서 따라 다닐 뿐이다.

## Q89 "중독 문제가 있는 전문가"들에 대해 들어본 적이 있습니다. 전문가들도 다른 사람들처럼 술과 마약에 있어서 비슷한 문제를 가지고 있나요? 만약에 어떤 전문가가 문제가 있다고 의심이 간다면 어떻게 해야 하나요?

지난 몇 년간 알코올 혹은 약물 남용의 문제를 지닌 의사들과 보건 의료 전문가들에 관한 문헌들이 증가해 왔는데 여기에는 의사와 간호사들 뿐 만이 아닌 대학 교수들, 법률가들은 물론 심지어는 국회의원들까지도 포함이 될 수 있다. 이러한 문제가 있는 보건 의료 전문가들을 이런 논의의 모델로 삼는 이유는 의사들 및 간호사들이 약물에 누구보다 쉽게 접근할 수 있기 때문에 문제가 될 위험성이 훨씬 높기 때문이다. 빈번하게 이야기되고 있는 것처럼 알코올 중독 및 약물 남용자의 비율에 있어서 의사들이 중독이 될 위험성은 일반 인구 집단에 비해 30~100배나 높다. 몇몇 연구자들은 이러한 사실에 대해 반박하지만 그러나 이를 반박할 만한 신뢰할 만한 근거들은 가지고 있지 않다. 또 다른 연구자들은 보건 의료 전문가들 중 중독자의 비율은 일반 인구와 동일하다고 생각하고 있다. 일반 인구 집단과 동일한 점은 과음과 마약을 하는 것이 남성이 여성보다 많다는 점이다. 마치 치료적 개입이 전문가들이라고 해서 일반인들과 별로 다를 것이 없듯이 몇몇 위험 인자들에 있어서도 일반인들과 동일하다. 약물에 쉽게 접근할 수 있다는 점 이외의 요인들로는 다른 사람을 돌보는 치료행위로 인한 스트레스들을 들 수 있는데 이로 인해 전문가가 중독의 문제를 지니게 될 위험성이 증가하게 된다. 하지만 모든 전문가로서의 역할은 그 직업과 연관된 나름의 독특한 스트레스들을 갖게 마련이다. 모든 전문가들은 자신의 운명을 스스로 제어할 수 있는 능력을 지니고 있기 때문에 자기는 끄떡없을 것이라는 과장된 자신감을 지니고 있다. 정확히 말하자면 전문가들은 독립적으로 활동하는 사람들이다 보니, 자신의 업무 수행에 대해 감시하고 감독하거나 통제해 줄 사람이 없기에 더욱 취약할 수 있다.

1970년대 후반부터 약물 및 술 문제를 지닌 전문가들을 돕기 위한 프로그램들이 개발되기 시작했다. 미국 의학 협회는 의사, 간호사, 사회복지사 및 법률가들을 포함하는 물질 남용의 문제가 있는 전문가들에 대한 일련의 논문들을 발표해 왔으며 AA는 특정 전문 직업군을 대상으로 하는 자조 모임 집단들을 개발해 왔다. 미국 의학 협회와 미국 간호 협회는 약물 문제가 있는 보건 의료 전문가들을 위한 AA 원칙에 기반을 둔 프로그램을 개발하였다. 국립중독간호협회(National Nurses Society on Addiction)는 간호사들의 권리 옹호와 교육이라는 두 가지 목적을 가진 단체이다. 1980년대와 1990년대 그리고 오늘날에 이르기까지 병원을 포함한 많은 회사들에서 종사자들에 대한 조기 발견과 조기 개입을 가능토록 해주는 종사자 지원 프로그램들을 만들었으며 이를 통해서 재활 치료가 가능하게 함은 물론 물질 남용 프로그램을 수료한 후에는 자신들의 직업을 유지할 수 있도록 하였다.

중독과 관련한 문제를 지닌 전문가들을 위한 프로그램들은 다음의 서비

스들을 제공하게 된다:

- 병원, 전문가 기관, 자격증 심의 위원회간의 연계
- 전문가들 중에 문제가 있는 사람에 대한 교육자
- 회복 중인 전문가들을 위한 등록 프로그램
- 중독 문제에 대한 보고서와 관련된 감독자
- 치료기간 동안 직장으로부터 떠나 있는 사이의 재정적 지원에 대한 조언을 해주는 조언가

주(州) 전문가 자격 심의 위원회는 어떤 전문가가 중독 문제가 있을 가능성에 대한 일반인들의 염려에 대해 답변을 해 줄 수 있다. 이 위원회는 조사를 시행하고, 만약 이러한 염려들이 타당하다면 재활을 위한 조치들을 시작할 수 있다. 주(州) 전문가 자격 심의 위원회가 시행하게 되는 조사에 있어서 유일한 단점이라 한다면 몇몇 심의 위원들이 너무 열정적인 나머지 문제가 있는 것으로 여겨지는 용의자를 고발하는 심판관처럼 행동하거나 정당한 법적 절차 없이 유죄라고 속단하는 것이다. 그러나 일반적으로 심의 위원회는 자신들의 임무를 일반 대중들을 보호하기 위한 것으로 여기고 있으며 이러한 임무를 매우 신중하게 처리해 나가고 있다.

전문가 집단의 회복과 관련한 예후는 특히 치료적 개입이 이러한 질환의 초기에 시행이 된다면 좋은 결과를 얻을 수 있다. 이들에 대한 치료는 직장 내에서 치료 팀이나 자격심의 위원회에 의해 위촉된 동료들에 의한 면밀한 관찰, 전문가들에 의한 건강 증진 활동의 유지, 불시의 소변 검사, 물질 남용 전문가들에 의한 정규적인 확인, 12단계 프로그램의 참석 등이 포함된다. 마지막으로 간호사들의 경우 적어도 회복 첫 해 동안만큼은 감독이 부실할 수 있는 야간 근무는 하지 않도록 하며 마약류 약물을 환자들에게 나

눠 주지 못하도록 하거나 약이 보관된 약장의 키에 접근할 수 없도록 할 수 있다. 성공적인 회복을 위해서는 동료 직원들, 가족 및 12단계 프로그램의 도움이 필수적이다.

# 제 7 부

# 알코올 중독으로부터 벗어나기

- 내가 다시 술을 마실 수 있게 될까요?
- 음주 운전으로 체포되었는데 앞으로 어떻게 해야 할까요?
- 내 사적인 비밀에 대해 보장받을 권한이란 무엇인가요?

그리고...

## Q90 *내가 다시 술을 마실 수 있게 될까요?*

이러한 질문은 특히 **절주 관리 운동(MM: Moderation Management)**의 성장과 이 단체의 설립자가 음주 운전 사고를 일으켜 두 사람을 사망하게 한 후 결국에는 다시 AA로 돌아간 사실과 함께 앞으로도 영원히 지속될 가장 큰 논쟁거리일 것이다. MM의 교과서격인 '조절 음주(Moderate Drinking)'는 AA의 '빅 북(Big Book)'과 중요한 몇몇 관점들을 공유한다. 주목해야할 점은 이 책에서 문제성 음주자와 알코올 중독자를 명백히 구분하고 있다는 점이다: 문제성 음주자는 자신의 음주를 조절할 수 있는데 반해 알코올 중독자는 그러한 조절능력이 상실된 상태이기에 단주를 유지해야만 하는 것이다(질문 44 참조). 이는 Big Book에서 뚜렷하게 주장하고 있는 바이기도 하다. 이 두 단체의 차이점은 어떤 사람이 문제성 음주자인지 알코올 중독자인지를 누가 결정하는가 하는 점이다. AA의 입장에서 보자면 알코올 중독자의 중요한 문제로써 자신의 문제를 부정(denial)하는 것에 초점을 맞추고 있기에 자신이 문제성 음주자인지 알코올 중독자인지에 대해 당사자인 본인 스스로가 판난을 내린다는 것은 명백하게 불가능한 일이다. 오직 내가 아닌 외부의 관찰자만이 이러한 결정을 내릴 수 있다. 이에 반해 MM에서는 멤버 스스로가 자신을 규정짓도록 한다. 따라서 AA가 보기에 MM의 멤버들은 단순히 아직도 자기 자신의 문제에 대해 부정하고 있는 알코올 중독자에 불과할 수 있다. AA의 목표는 남은 여생 동안 완벽한 단주를 이어나가는 것이며 중간에 어떠한 재발이나 단 한 잔의 술도 허용되지 않는다. MM은 이에 비해 각 개인 스스로가 단주를 유지할 것인지 단지 술을 줄여서 마실 것인지를 결정하도

> ***절주 관리 운동(MM: Moderation Management) :*** 1993년에 창설된 단체로써 전통적인 AA 12단계 프로그램에 대한 대안으로 개발된 알코올 치료 프로그램.

록 허용한다.

MM의 멤버들은 AA 멤버들에 비해 여성이거나, 보다 젊거나, 직업을 가진 경우가 더 많다. 또한 대부분의 MM 멤버들은 절대로 자신의 술 문제를 해결하기 위한 치료를 원하지 않는다. 이들은 AA에 대해 적대적이며 AA와 같은 프로그램에 참여하지 않는다. 하지만 상당수의 MM 멤버들이 여전히 알코올 의존증을 앓고 있고, 이들 중 조절 음주가 불가능한 많은 사람들이 몇몇 성공적인 방법들을 통해 단주를 목표로 나아가고 있다. 이 프로그램이 비난받는 이유는 알코올 중독자에게 지속적인 음주를 부추기는 부적절함은 차치하고라도 이런 형태의 프로그램들로 인해서 사망률이 증가할 수 있다는 점이다. 이러한 비난에도 불구하고 정작 AA 멤버들 안에서도 지속되고 있는 사망률과 이환율은 여전히 남아 있는 문제이기도 하다. 재발은 AA 집단 안에서도 역시 높은 것이다. MM의 창시자조차도 그녀의 비극적인 사고 이후에 단주를 성취하기 위해서 MM에서 나와서 AA로 되돌아갔다는 사실을 기억할 필요가 있다.

다양한 집단들이 주장하고 있는 논쟁적인 미사여구들로부터 빠져나오는 것은 한 가지 단순한 질문에 달려있다: 술이 어떤 식으로든 당신의 삶을 망치고 있는가? 술이 당신 개인과 직업적 관계들은 물론 건강을 해치고 있는 명백한 증거가 있음에도 불구하고 당신은 계속 술을 마시고 있는가? 만약에 그렇다면 당신은 알코올 중독자인 것이다. 만약에 당신이 알코올 중독자라면 당신은 술을 끊어야만 하며 그렇지 않으면 당신의 삶은 물론 다른 사람들의 삶까지도 위험에 빠뜨리게 된다. 만약에 그런 당신이 단순히 술을 줄이려고만 한다면 그로 인한 명백한 결과가 당신과 당신이 영향을 끼치는 사람들에게 곧바로 나타나게 될 것이다. 당신은 술이 당신을 파괴한다는 명백한 사실을 부인할 수는 있을지 몰라도 그러한 명백한 사실이 당신을 모른 체하고 피해가지는 않을 것이다!

## 91 음주 운전으로 체포되었는데 앞으로 어떻게 해야 할까요?

모든 사람들이 음주 교통사고로 인한 사망이 엄청난 분노와 적개심 그리고 응분의 대가를 치러야만 하는 끔찍한 비극이라는 데 동의한다. 2005년도에 **음주운전에 반대하는 엄마들의 모임(MADD: Mothers Against Drunk Driving)**의 적극적인 로비 활동으로 인해 의회는 미국 내 모든 주에서 혈중 알코올 농도를 0.08로 법적 한도를 규정하도록 하는 연방 법안을 통과시켰다. 이러한 노력은 성공적이었고, 교통사고로 인한 사망률을 감소시킬 수 있었다. 음주 운전에 대한 구체적인 처벌 규정은 아직 각 주(州)의 소관으로 남아있다. 이러한 제재들에는 구속, 구금, 보호 관찰, 차량 몰수, 면허 정지, 자동차 번호판 몰수, 음주 측정기를 불어야지만 시동이 걸리는 장치는 물론 교육 수강에서 입원 치료까지 다양한 재활 치료를 받도록 하는 것 등이 포함되어 있다. 주 정부는 음주 운전 습관을 변화시키기 위해 자신들의 법령을 종종 수정하기도 한다. 예를 들면, 미네소타 주의 경우 음주 운전에 걸려서 면허를 잃은 운전자의 80%가 면허 취소에도 불구하고 계속 운전을 하고 다닌다는 사실을 발견하게 되었다. 이 법령이 별다른 효력을 발휘하지 못한 셈이다. 그래서 주 정부는 음주 운전 적발자의 자동차 번호판들을 몰수하기 시작했고 이로 인해 술 마신 차들이 도로에서 사라지는 큰 성공을 거두었다. 18개 주에서는 처음 음주 운전으로 걸린 사람들이라 할지라도 강제로 구속시키고 있다. 또 몇 몇 주에서는 설령 혈중 알코올 농도가 0.08이하라 할지라도 도로상에서의 테스트에서 문제가 발견되거나 운전 능력에 영향을 줄 수 있는 다른 약물이 발견되면 음주 운전으로 처벌할 수 있도록 법 규정상의 여지를 두고 있다.

> ***음주운전에 반대하는 엄마들의 모임(MADD: Mothers Against Drunk Driving) :***
> 음주 운전으로 인해 아이를 잃은 엄마들이 결성한 시민 단체.

당신이 어떻게 해야만 하냐고? 먼저 사고가 난 주(州)의 실력 좋은 변호사를 구하라. 왜냐하면 각각의 주(州)마다 법이 다르기 때문에 그 지역의 법령에 대해서 잘 알고 있는 신뢰할 만한 변호사를 선임해야만 한다. 다음으로 술을 끊고 당장 재활 프로그램에 참여해야 한다. 법정에서 당신이 술이나 약물 문제를 가지고 있다는 사실을 부인하는 것보다는 만약 당신이 재활 프로그램에 대한 필요성을 인정하고 그 프로그램에 이미 등록했다는 것을 판사에게 보여줄 수 있다면 보다 낮은 형량을 언도 받을 수 있을 것이다.

## Q92 내 사적인 비밀에 대해 보장받을 권한이란 무엇인가요?

***미국 병원 협회(American Hospital Association) :*** 모든 형태의 병원들, 보건 의료 네트워크 및 그 곳의 환자들과 지역 사회들을 대변하고 돕기 위해 1898년 설립된 단체.

모든 환자들은 자신의 사생활을 보장받을 권리를 지니고 있다. 이러한 권리는 1973년 **미국 병원 협회(American Hospital Association)**가 채택하여 1992년에 개정한 환자의 권리 12가지 중 하나이다. 사생활 보호에 대한 환자의 권리는 전문가들이 반드시 보호해야할 권리로써 비밀 유지를 의미한다. 보건 의료 전문가들은 항상 비밀 유지의 윤리적 원칙을 존중해 왔기에 환자들은 자신의 개인적인 정보들이 다른 사람 혹은 다른 전문가들에게 알려 질 것이라는 두려움 없이 자신에 대한 정보들을 보건의료 전문가들에게 노출시킬 수 있는 것이다. 전통적으로 정신 보건 종사자들은 물론 알코올이나 마약 중독의 치료에 관여하는 사람들도 환자가 자신의 비밀을 보장받을 권리를 철저하게 지켜왔다. 개인의 사생활 보호가 지켜지는 것은 윤리적이고도 법적인 의무 사항이다.

미국 내 모든 주(州)들과 연방 정부는 오랜 시간 존속되어 온 법률을 통하여 환자의 비밀을 보장받을 권리를 보호하고 보건 의료 종사자들이 환자의 비밀 유지 원칙을 준수하도록 해왔다. 환자의 건강 상태 및 치료에 대한 정보를 환자 본인의 허락 없이 다른 사람들과 공유하는 것은 비밀 유지의 원칙을 어긴 것으로써 법적 처벌을 받게 된다. 1980년대에 정신건강에 대한 대통령 자문위원회는 환자의 비밀 유지에 대한 권리를 보호하도록(특히 정신질환을 지니고 있거나, 약물 남용 및 정신 지체 등으로 인해 취약할 수 있는 환자들에 대해서) 의회에 연방법이 제정 되어야만 한다고 권고하였다. 공공에 관한 법률 99-319는 환자의 사생활 보호에 대한 권리를 법적으로 보장하고 있다. 어떠한 환자에 관한 정보도 환자의 서면으로 작성된 허락 없이는 새어나갈 수 없도록 되어 있다. 환자의 동의하에 외부에 환자의 정신질환 치료에 관한 정보 및 약물과 알코올에 관한 정보가 제공될 경우, 그러한 정보가 외부에 제공되기전에 환자는 정확히 자신의 어떤 정보가 제공되는지에 대해 분명히 알고 있어야만 한다.

1997년에 정신질환자를 치료하는 9개 단체의 전문가들이 모여서 환자의 사생활 보호 및 비밀 유지에 대해 보다 상세히 규정한 정신건강 권리장전을 만들었다. 환자의 사생활 보장에 대한 권리의 범위에는 법원의 명령이 있지 않은 한 자신의 개인적 정보뿐만 아니라 자신을 치료하고 있는 정신 건강 및 물질 남용 치료 전문가들에 대한 정보까지도 포함이 된다. 개인적인 정보가 공개될 수 있는 예외 상황으로는 다음의 경우들이 포함된다: (1) 타인에게 위해를 가하는 경우, (2) 전염성 질환들, 음주 혹은 약물을 한 상태에서의 운전, 아동 학대 및 방임 혹은 사법부로부터 명령받은 기타 다른 요건들처럼 반드시 보고해야만 하는 문제들이 있는 경우, (3) 몇몇 주에서처럼 법원에 제출토록 법원 명령이나 법원에서 요청한 경우에는 환자의 동의서 없이도 가능할 수 있다. (4) 특히 응급 상황에서는 병원 및 의료 기관들은 환자의 서면 동의 없이도 최소한의 한도에서 진단, 예후, 치료 형태, 시간, 치료 기간, 비용 등에 대한 건강 관련 정보를 제공할 수 있다. 부가적인 예외로는 최근의 애국 법안(Patriot Act)을 반드시 따라야만 하는데 안전과 관련된 조사를 진행할 권한을 가지고 있는 공무원에게는 환자의 동의 없이도 개인 정보를 제공해야만 한다.

*의료정보보호법 (HIPAA: Health Insurance Portability and Accountability Act) :* 이 법안은 1996년 미 의회를 통과하였고 2003년 4월 14일부터 효력을 발휘하였다.

사생활 보호에 대한 권리를 다루는 최근의 법안은 **의료정보보호법 (HIPAA: Health Insurance Portability and Accountability Act)**이다. 2003년 4월 14일부터 발효된 이 법안에 의해 의료 기관이나 전문가들이 환자의 비밀을 유출한 경우 엄격한 법적 처벌을 받게 된다. 애초에 이 법안이 도입된 의도는 사람들이 직장에서 나온 이후에도 의료 보험 혜택을 유지할 수 있도록 해주기 위해서 그리고 이전에 받고 있던 의료 보험 혜택들에서 탈락하는 경우를 줄이기 위해서이다. 의료정보보호법은 환자가 자신의 치료에 대하여 충분한 정보를 얻고 결정을 내릴 권리를 의무화하였는데 이것이 새로운 윤리적 기준이 된 동의서이다. 이 법은 노인의료보험 사기 및 남용을 보다 집중적으로 통제하고 의료 공급자와 보험회사간의 전자 청구 시스템을 표준화하였다. 환자 또한 서면 요청서를 제출하면 자신의 의료 정보를 열람하거나 수정할 수 있는 권리가 있다. 환자는 자신의 의료 기록들을 열람할 수 있는 권리가 있을 뿐 아니라 다른 누가 자신의 의료 기록을 열람했는지 알 권리를 가진다. 시간이 지나면서 의료정보보호법은 환자의 사생활권을 보호하기 위한 법으로 알려지게 되었다. 의료인이 환자의 기록을 열람하려 할 때마다 그 전에 그러한 사실이 환자에게 알려지고 환자가 읽고 서명을 하도록 되어 있다.

만약 당신의 사생활에 대한 권리가 침범되었다면 당신의 권리가 침해당한 기관의 사생활 보호 담당자를 만날 수 있다. 당신은 또한 정신보건센터에 연락하면 당신이 살고 있는 주(州)의 관련 기관에 대한 정보를 제공받을 수 있다.

## Q93 회사에서 내가 치료 받은 사실을 알게 될까봐 걱정이 되요. 그들이 알지 못하게 막으려면 어떻게 해야 하죠?

모든 고용되어 일하는 사람들은 그들이 최근에 입사를 했건 아니면 현재 구직 활동 중이건 간에 자신에 대한 의학적 정보를 회사에 알려주어야만 할 의무가 있는 것은 아니라는 사실을 알고 있어야 한다. 많은 구직 지원 서류들은 구직자가 지닌 정신 질환에 대한 정보를 요구한다. 많은 고용주들이 직원들의 의료 보험료를 내주어야 하기에 자신이 고용한 사람의 건강 상태에 대해 당연히 알 권리가 있다고 생각하며 그렇기에 구직 서류의 빈 칸을 채우라고 당신에게 요구할 수도 있다. 만약 근무 시간에 치료를 위해서 자리를 비워야 할 상황이라면 몇 가지 의료 정보들은 병가를 쓴 것을 입증하기 위해서 불가피하게 노출될 수도 있다.

고용주에게 제공해야 할 정보는 엄격하게 말하자면 피고용인의 재량권에 따른 문제이다. 만약에 의료 기관이나 의료 전문가들이 피고용인의 동의 없이 그에 대한 정보를 고용주에게 제공하게 되면 법적 처벌을 받게 된다. 이러한 법적 처벌 조항들이 고용주가 당신의 건강 상태를 알아내는 것을 방지해 줄 수 있다. 법적 처벌에 대해서는 질문 92에 기술되어 있다.

많은 환자들이 자신이 알코올이나 약물 중독이었다는 사실을 고용주가

***미국 장애인법* *(American Disabilities Act)*** : 장애를 지닌 미국인을 위한 이 법은 1990년 제정되어 1992년 7월 26일 발효되었다. 이 법은 개인 사업자, 연방 정부 및 주 정부, 고용 회사, 노동조합 등이 신체적 혹은 정신적 장애를 지닌 사람들의 구직 활동, 고용, 해고, 승진, 급여, 직업 훈련을 비롯한 고용과 관련한 다른 사항들에 있어서 차별을 하지 못하도록 막는 법안이다.

알게 된다면 자신을 해고할지 모른다는 불안감을 가지고 있다. **미국 장애인법(American Disabilities Act)**은 장애를 지닌 환자들이 특정 장애를 지녔다는 이유만으로 해고되는 것을 막기 위해서 통과된 연방 법안이다. 1990년의 미국 장애인법은 피고용인이 장애를 가졌지만 자격을 갖춘 사람이라면 차별을 하는 것을 불법으로 규정하고 있다. 장애는 "하나 이상의 중요한 일상 활동들에서 실질적인 제한을 초래하는 신체 혹은 정신적 장애를 지닌 사람으로서 이러한 장애에 대한 기록을 지녔거나 그러한 장애를 가진 것으로 여겨지는 사람"으로 정의된다(미국 평등고용기회 위원회, 1991). 이 법은 중독을 포함한 정신 질환을 지닌 환자들에게도 적용된다. 만약 지원자들 중 장애인이 가장 적합한 사람이라면 장애인에 대한 업무 편성, 근무 시간 조정, 필요한 집기들의 구입과 같은 조정이 이루어져야만 한다. 미국 장애인법에 따르면 고용주는 피고용인을 고용하거나 해고하는 데 있어서 의학적 정보를 근거로 차별하지 못하도록 하고 있다. 또한 이 법은 고용주가 그 질문이 직접적으로 직업에서 요구하는 것들과 연관이 없는 한 피고용인을 면접할 때 피고용인의 장애에 대해 묻지 못하도록 하고 있다. 이러한 원칙은 유망한 피고용인을 고용한 이후에도 지속된다.

최근의 법령들은 피고용인이 고용주에게 자신의 비밀이 노출되지 않도록 보호해 주고 있으며 이로 인해 당신이 알코올중독이었거나 약물 중독이었던 사실을 고용주가 알 수 없도록 막아주고 있다. 이 질문의 경우에서도 법은 당신의 고용주가 당신의 의학적 상태를 알아내는 것을 방지해준다고 이해하면 된다.

## Q94 내 고용주가 나더러 치료를 받던지 회사를 나가든지 하라는데 내겐 어떤 권리가 있는 걸까요?

피고용인이라면 만약 자신이 알코올 혹은 약물 남용으로 인해 업무에 차질이 빚어질 경우 해고를 포함한 징계를 받을 수 있음을 알고 있어야 한다. 고용주는 치료를 받도록 시간을 빼주거나 치료 후 직장복귀에 대한 계약을 할 수 있다. **가족 및 의료휴가법**(FMLA: Family Medical Leave Act)은 피고용인이 알코올 및 약물 중독 치료를 위해서 일시적으로 직장을 쉴 수 있도록 해줄 수 있다. 당신은 다음의 상황에 해당한다면 치료를 받기 위한 무급 휴가를 받을 수 있다.

> ***가족 및 의료휴가법(FMLA: Family Medical Leave Act) :*** 미 의회는 이 법안을 1993년 통과시켰는데 피고용인이 가족과 일 사이에서 균형 잡힌 삶을 누릴 수 있도록 하는데 목적이 있다.

1. 당신의 고용주가 50인 이상의 직원을 고용하고 있을 때
2. 당신이 그 직장에서 12개월 이상 근무했거나 1,250시간 이상 일했을 때
3. 당신의 고용주가 지속적으로 당신의 건강 보험료를 부담해 주어야 하지만 당신도 당신 몫의 보험료를 내고 있어야만 한다.
4. 당신이 똑같은 직종으로 돌아가건 그렇지 않건 직장에서의 지위에는 변동이 없어야 한다.
5. 당신의 결정을 치료를 받기 위해 직장을 떠나기 30일 전에는 반드시 알려야만 한다.
6. 자신의 건강상의 비밀 정보에 대해 많은 것을 밝힐 필요는 없지만 당신의 고용주는 FMLA에서 당신을 커버해 주는 이유에 대해 정확한 사실을 알 권리를 가지고 있다.
7. 건강상태가 병원, 호스피스 혹은 거주 의료시설에서 입원 치료를 받아야 할 정도이거나 의료인에 의해 지속적인 치료를 요할 정도로 심각한

상태이어야만 한다.

8. 당신은 당신에게 지속적인 치료가 필요한 이유에 대해 담당 의사가 발행한 질환이 발생한 날짜, 예상 치료 기간, 적절한 의학적 사항들이 명기된 증명서를 요청받을 수 있다.

서면 통지문이 피고용인에게 발송이 되면 고용주는 당신이 업무에 복귀하기 전에 당신에게 업무적합성과 관련한 시험을 보도록 할 권리를 가진다.

만약 당신의 고용주가 당신이 치료를 받도록 해 주거나 해고를 하든지 간에 당신은 다음의 권리들을 가진다:

- 부당하게 해고당하지 않을 권리
- 치료를 거부할 권리
- 사생활 보호에 대한 권리
- FMLA 지침 상 당신 및 고용주가 자격이 된다면 치료할 곳을 찾는 동안 휴직을 할 권리

당신이 치료를 받을지 계속 일을 할지를 당신의 고용주에게 이야기 하지 않을 권리 또한 있다. 그러나 당신의 업무 수행능력은 반드시 요구되는 기준에 부합되어야만 한다.

만약 중독 문제로 인해서 당신의 업무 수행에 방해를 받고 있다면 해고당하기 보다는 치료를 받으라는 고용주의 제안을 받아들이는 것이 낫다. 고용주는 자신이 고용한 사람이 알코올이나 약물 남용으로 인해 업무 수행에 문제를 초래할 경우 그에게 징계처분을 내릴 권리를 가지고 있다. 당신의 고용주와 당신이 치료를 받기 위해서 필요한 시간에 대해 협상을 해야 한다.

고용주가 당신에게 기대하는 업무 수행 수준을 맞추기 위해서 당신이 어떤 점들을 변화시켜야만 하는지를 확실히 해야 한다. 고용주의 제안을 받아들여라. 당신의 직장을 구하고 당신의 삶을 구해야 한다!

## Q95 공동 의존이란 무엇인가요? 내가 공동 의존자가 되었는지 어떻게 알죠? 그리고 내가 어떻게 해야 하나요?

**공동 의존(Co-dependence) :** 물질 남용 환자와 가까운 관계이거나 알코올 혹은 약물 의존 환자의 행동에 오랫동안 노출되어 온 가족 구성원에서 보이는 부적응적인 대처 방식을 의미한다.

**공동 의존**은 1960년대에 알코올 중독의 질병 모델이 뿌리를 내린 후에 만들어진 개념이다. 이전까지는 치료의 초점은 알코올 환자에게만 맞춰져 있었으며 가족들은 제외되어 있었다. 이 시기에 배우자는 알코올 중독자의 행동을 통제하려 하거나 중독자가 일으킨 문제들의 뒤치다꺼리를 하고 혹은 알코올 중독자를 나쁜 결과들로부터 구원해 주는 역할을 하는, 일견 도와주는 것 같지만 실제로는 중독자를 망치는 주모자라는 딱지가 붙어 있었다. 공동 의존의 개념은 중독 치료 센터를 통해서 만들어지게 되었는데 중독을 앓고 있음으로 인해 치료를 필요로 하는 중독자 자신뿐만 아니라 그들의 가족 구성원들 또한 치료를 필요로 한다는 사실을 알게 된 것이다. 알코올 및 약물 중독 환자들을 치료함에 있어서 임상가는 가족 구성원들이 일반적으로 특이한 성격들과 행동 패턴을 지니고 있음을 명심해야 한다.

공동 의존은 알코올 중독자의 행동으로 인해 병이 든 것이 아니라 그 가족이 알코올 중독자에게 빠져 있기 때문이다. 이런 몰입은 공동 의존자가 지니고 있는 어릴 적부터 형성되어 온 방어기제로 인한 것이다. 이러한 행동들은 수동적이거나 반대로 공격적인 것일 수 있으며 어릴 시절에 입은 상처에 대한 반응이기도 하다. 공동 의존자의 특징에는 낮은 자존감, 자해적 행동, 왜곡된 사고, 감정을 드러내는 것에 있어서의 문제, 대인 관계의 어려움, 다른 사람의 요구에 맞추기 위해서 자신의 욕구를 부정하는 것(순교자가 되는 것) 등이 포함된다. 공동 의존이 되기 쉬운 사람들로는 중독자의 배우자, 회복 중인 중독자, 성인 아이, 중독자의 손자, 간호사와 같이 중독자를 돌보는 역할을 하는 전문가들, 비밀을 털어 놓는 가족 및 공동 의존 상태의 가족에서 자란 사람 등을 들 수 있다. 공동 의존이 된 가족들은 자기기만과 교묘하게 조종하는 것을 부추기게 되는 암묵적인 규칙을 지니게 된다. 이러한 규칙들은 다음과 같다.

- 느끼지 말고 그저 웃을 것
- 항상 완벽해야 한다.
- 우리 가족을 창피하게 만들어서는 안 된다.
- 절대적으로 복종해야 한다.
- 즐겁게 지내서는 안 된다
- 다른 사람들에게 도움을 청해서는 안 된다.
- 가족의 비밀을 이야기해서는 안 된다.

당신이 중독자의 배우자이거나 알코올 중독이 있는 가정에서 자랐거나 환자를 담당하는 전문가이거나 혹은 가족끼리 서로에게는 문제를 숨기지만 실상은 다들 그 문제에 대해 알고 있는 공공연한 비밀을 지닌 가족에서 자랐다면 당신은 공동 의존이 될 위험성을 지니고 있다. 공동 의존을 치료하는 것은 공동 의존자로 하여금 다음의 사항들을 시행하도록 돕는 것이다:

- 자신의 감정을 표현하고 자신의 현실에 대해 솔직히 이야기 할 것

- 당신이 무엇을 바라고 원하는 지 알려줄 것
- 지나간 일에 대해서는 슬퍼하고 가족들의 장점도 봐야 하지만 당신의 가족들이 지닌 역기능적인 행동들을 받아들일 것
- 당신의 강한 면들을 발견하고 그 위에 자존감을 높이 쌓아갈 것
- 건강한 대인 관계들을 만들 것
- 자신을 희생시켜서 다른 사람을 구하는 일을 그만 둘 것
- 명확하고 직접적으로 의사소통하는 법을 배울 것

공동 의존자를 위한 많은 프로그램들 또한 AA의 12단계를 따르고 있다. 공동 의존에 관한 많은 책들은 시중에서도 구할 수 있다. 공동 의존으로부터 회복하기 위해서는 자존감의 향상은 물론 자신의 감정을 보다 솔직하고 있는 그대로 표현하는 것, 자신을 돌보는 데 초점을 맞추어서 자신이 원하는 것이 무엇인지를 깨닫는 것, 자기 자신을 키워가는 것 등이 필요하다. 개인 정신치료와 상담이 공동 의존자가 이러한 것들을 이루어 나갈 수 있도록 도움을 줄 수 있다. 12단계 프로그램에 참여하는 것도 물론 도움이 된다. 타인들과 건강한 관계를 맺는 것과 모든 12단계 프로그램에서 그렇듯이 위대한 힘이 회복의 과정 동안 자신에 대한 보다 큰 통찰을 가져다 줄 것이다. 만약 당신이 공동 의존자라면, 당신은 자신을 희생해가며 다른 사람을 구하려 하고, 자기 자신의 감정과 생각을 부인하는 경향이 있는 것이며 당신과 연관된 사람과의 건강하지 못한 관계로 인해서 당신의 삶이 점점 통제 불능상태로 변해간다는 것을 느끼게 될 것이다. 그런 경우 익명의 알코올 중독자 가족모임(Al-Anon), 알코올 중독자 자녀 모임(Alateen), 익명의 공동 의존자 모임(CoDA: Co-Dependent Anonymous), 알코올 중독자의 성인 아이 협회(ACoA: Adult Children of Alcoholics Organization)과 같은 지지 집단을 찾아야 한다. 이들 집단은 전통적인 AA의 12단계 프로그램으로 구성되어 있지만 알코올 중독자의 가족 및 친구들을 위한 프로그램들이다.

이들 모임들은 이들 가족들이 사랑하고 있는 알코올 중독자가 자신의 문제에 대해 알고 있는지 혹은 치료에 참여하고 있는지 여부와는 상관없이 알코올 중독자와 살아가는 가족들에게 필요한 지지를 제공한다. 사실 이러한 프로그램들은 특히 가족 중의 중독자가 여전히 자기 문제를 부정하고 있는 상황인 경우에 더욱 도움이 될 수 있는 데 이들이 이러한 치료적 개입의 초기 단계에 지지와 지도를 필요로 하기 때문이다. AA와 CoDA, ACoA, Alateen 및 Al-Anon 간에는 분명히 겹치는 점들이 있다. 당신이 사는 지역의 어느 자조 집단이 가장 강한 결속력을 가지고 있고 자주 모이는지 따지기 전에 그러한 모임들에 최선을 다해서 모두 참여해보는 것이 필요하다.

## Q96 내 가족이 알코올 중독자인데 치료 받기를 거부합니다. 어떻게 해야 할까요?

지지집단에 참여하는 것은 둘째치고라도 당신은 일련의 과정을 거쳐서라도 당신이 사랑하는 사람을 돕고자 할 것이다. 술이나 마약을 하는 사람에게 위협적이거나 비판적이지 않은 방식으로 이야기를 꺼낸다는 것은 실상 하나의 도전이라 할 수 있을 것이다. 첫째로 당신은 중독 문제에 대해 대화를 나누는 대안적 방식을 고려해 볼 수 있다. 둘째로 당신의 가족과 어린 시절을 포함한 과거의 술과 관련한 경험들에 대해 이야기를 나누는 것이다. 이전의 술 먹는 습관은 어떠했던가? 스트레스를 받는 상황에 대처하기 위한 과거와 현재의 다양한 방법들에 대해 설명한다. 술이 이러한 힘든 상황들에 대처하기 위한 한 방법으로 처음에는 나름의 역할을 했었지만 최근에는 받아들일 수 없는 행동들을 유발하고 있는 점에 대해 이야기해야 한다. 그의 음주와 잘못된 대처 행동들 간의 연관성을 이야기할 때는 당신이 비난하거나 위협하는 것으로 비치지 않도록 개방형 질문을 사용토록 한다. 이러한 개방형 질문은 그렇다 혹은 아니다로 끝나버리지 않고 대화가 지속되도록 해 준다. 만약 그가 자신이 우울증과 같은 정서적 문제들을 해결하기 위한 수단으로 음주를 한다는 사실을 인정한다면 그에게 그런 문제를 해결하기 위해서라도 상담을 받아보거나 정신과 전문의를 만나보도록 권유한다. 세 번째, 만약 그가 자신의 문제에 대해 인정하지 않는다면 그가 정보를 얻을 수 있도록 다양한 알코올 치료 기관들에 대한 정보가 담긴 팜플렛들을 얻어다가 집에 두도록 한다. 그 후에 그가 여전히 치료 받기를 거부한다면 당신은 강압적으로 비칠 수 있는 별거를 제안하거나 기타 다른 강력한 방법들을 제시할 수 있다. 이러한 방법은 설령 두 사람 모두에게 어떤 결과를 초래하게 될 지라도 당신이 상대방에게 선택권을 준 이상 강압적이라 할 수 있는 것은 아니다.

문제는 당신과 당신이 사랑하는 사람의 건강과 안녕이냐 아니면 만성적인 질병과 다가올 죽음이냐의 문제이다. **협박하지 말 것!** 일련의 결과들에 대한 대책들을 준비해 놓고 준비해둔 데로 따라갈 것. 당신이 상대방의 문제들에 대해서 나열할 때 "나는"이라는 메시지를 써야만 한다. 그렇게 하는 것이 당신의 말이 상대방에게 덜 비판적으로 전달될 수 있다. 다음의 예들이 "나는"이라는 메시지를 사용한 예들이다: 당신이 술을 마시고 나한테 폭언을 했을 때(행동), 난 절망스러웠고 상처 받았어요 그래서 내가 우울해 신거에요(당신의 감정). 만약 당신이 계속 술을 마시고 나한테 폭언을 하며 치료도 받지 않으려고 한다면 난 나 자신을 위해서 당신을 떠 날 수밖에 없어요(결과).

다음은 "나는"으로 시작하는 메시지의 형식이다:

당신이 ________ 했을 때 (행동을 이야기)
나는__________ 감정을 느낀다(당신이 어떻게 느끼는지를 표현).

결과적으로___________ 할 수 밖에 없다(어떠한 결과가 벌어질지를 이야기).

만약에 그에게 술 문제에 대해서 수차례 이야기를 시도했지만 실패했다면 이제는 행동에 나설 시간인 것이다. 궁극적으로는 어떤 한사람이 다른 사람의 행동을 통제한다는 것은 어렵다는 것을 명심해야 한다. 알코올 중독을 앓고 있는 사람을 강제로 치료에 집어넣는 것은 어렵다. 그런 의미에서 집을 나오는 것은 지속적인 음주로 인한 위험으로부터 당신 자신을 지키는 적절한 방법이다. 환자가 일으킨 알코올과 연관된 문제들을 가족들이 해결해 주지 않는 것이 제일 중요하다. 그런 식의 뒤치다꺼리는 환자로 하여금 자신이 술이나 마약이 초래한 문제들에 대해서 절대로 이해 못하도록 만들며 환자가 자기 문제를 부정하는 것을 오히려 강화하고 그러한 문제들을 지속시킬 뿐이다.

많은 의사들은 중독이 모든 가족 구성원들에게 영향을 끼치는 가족 병이라고 생각한다. 그렇기에 개인 및 가족 치료가 집단 치료에 참여하는 것만큼이나 회복에 있어서 가장 중요한 요소이다. 회복은 개인과 가족의 일부로써 일생을 통해서 이루어지는 것이다. 가족 구성원들이 치료에 참여하게 된다면 환자의 예후는 더욱 좋아질 수 있다. 마지막으로 치료적 중재를 고려해야 한다. 많은 단체들이 당신이 집단 중재를 시행하는 것을 도울 수 있는 자원들을 지니고 있다. 당신의 가족들이 환자가 자신의 문제를 부정하는 것에 맞서는 것을 지도해 주고 지지해 주기 위해서 전문적인 중재 전문가의 도움을 얻는 것이 최선이다. 가족 구성원들, 친구들, 직장 동료들과 중재 전문가가 함께 하는 사적인 모임을 통해서 환자가 음주 및 약물을 함으로써 가정과 직장은 물론 자신의 신체에 어떤 문제를 유발하는지를 직면하도록 해야 한다. 일어난 사실들과 객관적인 증거들이 차분하고 감정적이지 않은 방식으로 표현되어야 한다. 중재가 진행되는 동안 가족들과 다른 사람들 또한 만약 그러한 행동들이 지속되고 중독자가 치료를 거부하는 한 결국에는 일어나게 될 결과들에 대해 파악하게 된다(질문 46에 보다 많은 정보들이 있다).

## Q97 알코올 중독이 아이들에게 어떤 영향을 끼치게 될까요?

대부분의 공동 의존자들은 알코올 중독자를 부모로 둔 가정에서 자란 경우가 많지만 알코올 중독자가 있는 가정에서 컸다고 해서 모두 공동 의존이 되는 것이 아니다. 어떤 사람들은 빈곤이나 정신적 혹은 신체적 질환과 같은 다른 문제들을 지닌 역기능적 가정에서 자라났을 수 있다. 알코올 중독자의 성인 아이는 신체적으로는 자랐을지 몰라도 정서적, 심리적 그리고 영적인 많은 기능들은 어린 아이의 수준에 해당하는 발달 단계에 여전히 머물러 있다. 성인 아이는 사고하고 느끼고 반응하는 정상적인 방식을 배워 본 적이 없다. 그들의 부모들은 아이를 책임감 있고 통합된 성인으로 길러내지 않은 것이다. 결론적으로 성인 아이는 닮을 만한 적절한 역할 모델을 가져본 적이 없는 것이다. 종종 어릴 적 외상이 그들의 성인기 대인관계나 직업 궤도 및 결혼에 문제를 유발한다. 예를 들어 이들은 실제로 기능적으로 협력해 나가는 부모들의 모습을 본적이 없기 때문에 그들이 커서 잘못된 양육 방식을 갖게 될 수 있으며 적절한 치료적 중재를 통해서 이러한 고리가 깨어지지 않는 한 이러한 알코올 중독의 악순환의 고리는 다음 세대로 이어지게 된다.

## 알코올 중독 가정의 특징들

- 가족 간의 결속력이 낮다.
- 사랑의 표현과 서로에 대한 돌봄이 부족하다.
- 의사소통이 잘 되지 않는다.
- 심각한 갈등을 지니고 있다.
- 일관성 없는 양육태도
- 불규칙한 생활, 예를 들면 식사 및 취침 시간이 마음대로이다.
- 가족 내 전통과 의식을 찾아보기 힘들다. 부활절이나 독립 기념일과 같은.
- 아이가 오히려 술꾼인 부모를 돌보는 것처럼 역할이 역전되는 등 가족 구성원들간 역할의 경계가 불분명한 혼란스러운 가족 체계를 지니고 있다.
- 가족과 지역 사회 사이의 두꺼운 벽이 있어서 가족 내에 알코올 중독자가 있다는 사실을 숨기고 겉으로는 아무 일 없는 것처럼 꾸미게 된다.

## 알코올 중독자의 어린 자녀들

알코올 중독자의 어린 자녀들은 부모가 술 마시는 것에 대해서 오히려 자기 자신을 비난하고 죄책감을 느끼는 경향을 지니게 된다. 아이들은 부모에 대해 걱정하며 부모들이 싸울 때 자신이 병이 들거나 다칠지 모른다는 공포감을 느끼거나 불안해지게 된다. 아이들은 자신들의 가정생활이 정상적이라고 지속적으로 거짓말을 하거나 자신들의 부모에 대해 수치스러워하고 그렇기에 친구들이 자기 집에 와서 노는 것을 피하게 된다. 일관성 없는 양육태도로 인해 수많은 약속이 깨져 왔기 때문에 아이들은 다른 사람을 잘 믿지 못한다. 다른 특징들에는 다음의 것들이 포함될 수 있다:

- 학업 실패, 무단결석, 낮은 고교 졸업율.
- 친구가 없고 같은 반 친구들로부터 왕따 당함.
- 잘 놀지 못함.
- 자기 자신을 무가치하다고 판단, 낮은 자존심.
- 절도, 폭행과 같은 비행 행동.
- 두통, 복통 등과 같은 신체적 고통을 자주 호소함.
- 알코올 혹은 약물 남용.
- 다른 아이들을 향한 분노와 공격성.
- 충동성, 위험한 행동들, 자기 통제 능력의 결여.
- 어른들 및 권위자를 불신함.
- 지나치게 책임감을 느끼거나 심하게 무책임함.
- 우울, 자살 사고나 자살 시도.

## 알코올 중독자의 어른 아이

알코올 중독 가족 체계 안에서 살아가는 아이의 역할은 일견 정상적으로 보일 수 있지만 위험한 점은 바로 그런 성인 아이가 똑같은 행동 패턴을 나이를 먹어서까지도 지속해 나갈 수 있으며 성인으로서는 그러한 가장된 역할은 더 이상 정상적이지 않다는 점이다. 성인 아이들은 흔히 자신들의 낮은 자존감, 혼란 속에서의 안정감, 버려질 것에 대한 공포, 복종해야만 될 것 같은 느낌 등으로 인해 학대받는 관계들에 머물러 있게 된다. 이들은 그러한 복종이 부당하다는 증거에 직면했을 때 조차도 복종을 지속한다. 왜냐하면 이들이 과거에 자신을 실망시키고 상처주고 함부로 했던 부모들에 대한 경험을 가지고 있기 때문이다. 성인 아이들은 종종 자신을 희생자로 인식하고 있으며 많은 이들이 성인이 되어서도 순교자나 희생자의 역할을 지속하게 된다. 성인 아이들은 혼란스러운 가족 패턴에 적응하기 위해 다른 역할들을 배우게 된다. 다음은 알코올 중독에 대한 논문을 통해서 밝혀진 이러한 역할들이다. 각각의 역할과 연관된 행동들은 성인기에까지 지속될 수 있다. 표 19에는 알코올 중독 가족 내에서 대처하기 위해서 아이가 취해야 했던 역할들이 나열되어 있다.

**표 19. 알코올 중독자 가정에서 대처하기 위해 채택하게 된 역할들**

1. **능력자.** 중독자가 저지른 일들로부터 그를 "구해줌"으로써 의도한 것은 아니지만 결과적으로는 그가 계속 술을 마시도록 돕고, 지지하며 허락해 주는 역할을 하게 되는 가족 구성원. 그로 인해서 중독자가 저지른 잘못들이 덮어지게 됨. 이러한 능력자는 알코올 중독을 부인 할 수 있지만 그 자녀나 배우자는 분노감을 느끼고 상황을 통제할 수 없다고 느낄 수 있다. 그는 알코올 중독자의 행동들에 대해 변명을 해주게 된다. 능력자는 구원자가 되는 것을 학습해 왔다.
2. **영웅.** 무능하다는 느낌과 죄책감을 감소시키고 성공적인 가족이라는 착각을 만들기 위해서 학업이나 운동에서 뛰어난 모습을 보이는 형제. 이 영웅은 부모와 다른 자녀들을 돌봄으로써 어른인 부모의 역할을 하는 것처럼 여겨지는 대단한 책임감을 가지는 가족 구성원일 수 있다.
3. **희생양.** 자신의 분노를 잘못된 나쁜 행동들을 함으로써 표출하는 형제. 이러한 잘못된 행동들에는 비행이나 물질 남용이 포함될 수 있다. 이 인물은 나머지 가족들로 하여금 우리 가족의 문제는 바로 이 녀석이 저지른 일들 때문이라고 믿게 만든다. 이 희생양은 가족들이 이 아이를 돕기 위해서 학교에 불려가게 만들고 법적인 문제를 불러일으킴으로써 가족들의 관심을 끌게 된다. 이로 인해 우연치 않게 알코올 중독자 가족임이 밝혀지기도 한다.
4. **마스코트.** 이 아이는 중독자로부터의 가족들의 관심을 분산시켜 자신에게 관심이 향하도록 하는 코미디언이다. 이 아이의 주의를 딴 데로 돌리는 행동들은 코믹한 해방감을

---

역주) '능력자'는 예를 들자면 임상현장에서 종종 마주치게 되는 알코올중독자인 아들이 저지른 문제들을 덮어주고 해결해주는 일부 시어머니들이 될 수 있다. 중독자인 아들을 아끼는 마음이 지나치다보니 아들이 저지른 금전적 문제들을 시댁에서 대신 갚아주는 것처럼 아들의 문제들을 감싸고 무조건적으로 이해해주려 하고, 아들 비위 하나를 못 맞춰줘서 애가 술을 먹게 만드냐는 식으로 오히려 며느리를 혼내며 자신의 아들이 알코올중독자라는 사실을 받아들이지 못하고 부정함으로써 오히려 치료에 역행하는 행동을 하게 되는 경우를 간혹 볼 수 있다.

제공함으로써 가족들 모두가 느끼는 분노를 분산시킨다.

5. **잊혀진 아이**. 이러한 아이는 절대로 문제를 유발시키지 않으며 상대적으로 눈에 띄지 않는 아이이다. 이 아이는 그가 다른 이들의 요구에 민감하기 때문에 진정시키는 사람의 역할을 하게 되며 흔히 알코올 중독인 부모에게도 동정적이다. 잊혀진 아이는 달래는 사람의 역할을 할 뿐만 아니라 부모의 지시에 쉽게 따르는 중재자 역할을 하면서 관심을 받지 않는다. 이 잊혀진 아이는 가족들의 분노와 비난으로부터도 보호받게 되는 데 그 이유는 이 아이가 가족들의 적개심을 피해가는, 주목받지 않는 아이이기 때문이다.

---

모든 가족들이 그렇듯이 각각의 가족 구성원은 가족 체계의 균형을 유지하기 위해 나름의 역할을 하게 된다. 정상적인 가족과 알코올 중독 가족 간의 차이가 있다면 알코올 중독 가족과 같은 역기능적 가족에서의 역할들은 견고하며, 서로의 역할을 서로 교환하지 않는 경향이 있다는 점이다. 따라서 역기능적 행동 문제들은 성인기까지 지속되며 마치 제대로 자기 역할을 하는 것처럼 보이는 가족 구성원이 다른 가족 구성원을 구해주는 일을 지속해 나간다. 영웅은 자신이 어떤 희생을 치르더라도 뛰어난 면들을 유지해나간다. 희생양은 학대의 희생자로서의 역할을 지속해 나가며 음주나 약물을 함으로써 부모의 뒤를 따르게 된다. 마스코트는 가족 내에서 코미디언 역할을 하며 잃어버린 아이는 다른 사람들의 관심에서 벗어나 소외된 채로 지내게 된다. 알코올 중독자 부모를 둔 충격은 아이에게 지속적인 영향을 끼치게 되며 이들은 가족 내에서 배정받은 역할을 지속해 나가게 된다. 한 가지 좋은 소식이라면 만약 당신이 알코올 중독자의 자녀라면 앞선 질문에서 언급했던 것처럼 도움을 받을 수 있는 많은 자조 모임들이 있다는 점이다. 때때로 우울증은 호전을 막는다. 만약 그런 경우라면 정신치료와 항우울제 약물치료가 성인 아이에게 자신의 인생을 통해 지속되는 문제를 해결하기 위한 에너지를 불어 넣어줄 수 있다.

## 98 알코올 중독인 남편으로부터 학대받는 부인들에게 도움이 될 수 있는 것들이 있나요?

배우자 학대는 아동 학대와 마찬가지로 알코올 중독과 높은 연관성을 지니고 있다. 가정 폭력은 모든 문화, 인종, 종교 및 사회경제적 계층들에서 일어난다. 많은 임상가들과 연구자들은 폭력은 부모의 역할 모델을 통해서 학습된 행동이며 다음 세대로 이어져 지속된다고 믿고 있다. 신체적 학대가 이루어진 가정에서 자란 아이는 성인이 되어서 배우자를 학대하게 되거나 혹은 반대로 자신이 학대받는 배우자가 될 가능성이 매우 높다. 여성은 남성보다도 희생자가 될 가능성이 높으며 남성으로부터 공격받았을 때의 상처도 훨씬 심각하다. 남성 또한 배우자의 학대로 인해 희생자가 될 수 있지만 이에 대해 도움을 구하거나 학대를 당한 사실을 밝히는 경우는 매우 드물다. 놀랄만한 사실은 약 50%의 남성들이 자신의 부인에게 폭력을 가하는 것은 물론 아이들에게도 폭력을 행사한다는 사실이다. 보고된 배우자 학대 중 75%는 가해자가 술을 마신 상태였다고 한다. 미 육군의 남자 군인에 의한 배우자 학대 조사 결과 가정 폭력은 남자 군인이 과음을 하는 가정에서 훨씬 빈번했다고 보고하였다. 술이나 약물을 남용하는 여성들 중 많은 수가 어릴 적부터 신체적 혹은 성적 학대를 받아왔다고 주장하고 있다. 초기 아동기에 학대를 당하게 되면 부적절하고도 나쁜 대처 방식들을 지니게 되며 만성 불안, 우울 혹은 외상후 스트레스장애와 같은 심한 정신과적 문제를 겪게 된다. 왜 학대 받는 여성들이 가해자인 남편과 헤어지지 못하고 있는가에 대해서는 여러 가지 설명이 있다. 대개 이들의 관계는 사랑으로 시작하지만 시간이 흘러 폭력을 사용하는 일이 벌어지고, 놀란 여자는 떠나려 하며 남자는 후회하고, 그러나 이런 악순환이 자주 반복되게 되면 여자는 수치스러워 하며 오히려 자기 자신을 비난하기 시작하고 붙들린 것 같은 느낌이 들게 된다. 만약 당신이 이러한 폭력의 악순환 속에 있는 당신을 발견하게 된다면 할 수 있는 몇 가지 일이 있다. 당신이 그렇게 하던 하지 않던 간에 먼저 그러한 악순환으로부터 벗어날 계획을 짜라. 짐을 싸서 당신 남편 모르게 감춰 놓을 것. 짐 가방에는 갈아입을 옷들, 자동차 및 집 열쇠, 은행 계좌 번호, 출생증명서, 결혼 증명서, 값나가는 보석들, 중요한 전화번호들과 돈 등을 챙겨 놓아야 한다. 계획을 실행에 옮기기 전에 도움을 받을 수 있는 기관과 연락을 취해 놓도록 한다. 알코올 중독자의 부인들을 위한 12단계 프로그램으로부터 도움을 구하라. 여러 다른 곳들, Al-Anon, 위기 개입 센터, 성직자 및 기타 지역사회 기관들로부터 도움을 얻어야 한다. 이들은 당신이 당신과 당신의 아이들을 위한 최선의 일을 결행하는데 힘을 실어 줄 것이다.

## Q99 내가 치료를 거부할 권리에 대해 알고 싶습니다.

알코올이나 약물에 대한 해독 치료가 대개 병원에서 이루어지는 데 반해 알코올 중독 및 약물 남용에 대한 치료는 대부분 지역사회에서 이루어진다. 입원은 금단 증상으로 인해 환자의 생명이 위협받을 때나 아동 학대나 배우자 학대처럼 타인에게 위해를 가할 위험성이 높을 때 이루어진다. 거의 대부분의 입원치료가 안전에 관한 문제를 환자의 자기 결정권(환자 스스로가 치료에 대해 결정할 권리)보다 우선시하는 것과는 달리 환자가 치료를 거부할 권리는 모든 의료 현장에서 신성불가침한 것이다. 일반적으로 환자는 안전을 위한 응급 입원이 아니라면 의학적 혹은 정신과적 치료를 거부할 권리를 가진다.

### 환자 동의서

환자가 치료에 동의하게 되면 환자는 반드시 치료를 받아야 하는 이유와

의료진으로부터 제안받은 치료 계획에 대해 이해하고 있다는 내용이 적힌 동의서 양식에 서명을 해야만 한다. 환자로부터 동의서를 받기 위해서는 다음의 과정을 거치게 된다:

- 환자가 의학적 결정을 내릴 수 있는 능력이 있는지에 대한 평가가 이루어져야 한다.
- 강요가 없어야 한다.
- 환자는 진단, 예후, 위험성 및 치료로 얻게 되는 이득에 대한 충분한 설명을 들어야하며 치료를 받지 않았을 경우의 위험성과 이득은 물론 다른 대안이 될 수 있는 치료법들에 대해서도 설명을 들어야 한다.

의료인은 환자가 분명히 그러한 사실들을 이해했는지 확실히 하기 위해서 자신이 한 설명에 대해 환자가 이해하고 있는지를 점검해야만 한다. 드러난 문제들, 환자의 자격, 치료에 대한 동의 및 동의서 양식을 포함한 모든 적절한 요인들이 환자의 진료 기록에 보관되어져야만 한다. 동의서가 필요 없는 예외는 다음과 같다.

- 알코올 금단 증후군이나 임박한 알코올 금단 섬망과 같은 응급상황들
- 법원 명령에 의한 평가들
- 치료포기각서
- 환자가 무의식인 상태로 생존을 위한 치료를 필요로 하는 경우
- 금치산자인 환자
- 아동 학대에 대한 조치들

치료적 특권(Therapeutic privilege)은 의사가 환자에게 특정 정보를 알려주었을 경우 그 정보가 제공됨으로써 환자가 얻는 것보다는 잃는 것이 더

많다고 생각될 때 그러한 정보를 공개하지 않는 것이다. 종종 환자들은 자신들의 알 권리를 보류한다. 환자가 자신의 건강을 위한 결정에 참여하기를 거부하는 경우 의사 결정을 도와줄 수 있는 가족들의 명단을 작성하는 것은 좋은 생각이다. 동의라는 것은 환자가 치료에 적극적으로 참여하고 있을 때를 의미하는 것이다. 예를 들면 환자가 채혈을 하도록 팔을 내미는 것과 같다(Albrecht & Herrick, 2006). 환자가 치료나 투약을 거부할 때는 환자가 치료 거부로 인해 자신에게 발생할 수 있는 결과를 이해하고 있는 상태에서 내려진 결정이어야 한다는 점이 중요하다.

## 치료를 거부하기 위해 필요한 요소들

만약 당신의 생명을 살리는 치료를 거부하려 한다면 당신의 의사는 당신이 그러한 거부에 대해 분명하게 이해하고 있는지를 확인해야 할 책임이 있다. 의사는 당신이 의사 결정 능력이 있는지에 대해 조사할 필요성이 있다. 여기에는 당신의 의사 결정 능력에 대한 정신과 의사의 공식적인 평가가 포함된다. 치료를 거부할 능력은 다음의 4가지 요소들을 필요로 한다.

- 자신의 선택을 상대방에게 밝힐 수 있는 능력
- 선택가능 한 치료 방식들과 그 결과들에 대해 이해할 수 있는 능력
- 그러한 정보들을 자신이 처한 상황에 적용해서 이해할 수 있는 능력
- 그러한 정보에 대해서 합리적인 판단을 할 수 있는 능력

의학적 혹은 정신과적 치료를 결정하거나 거부하는 능력을 갖추는 데 있어서 이러한 4가지 요소들이 모두 환자에게 해당되어야만 한다. 의료인의 입장에서는 이러한 요인들을 가려내는 것이 중요하다. 환자가 자신의 건강 혹은 재정적인 문제에 관해서 결정을 내릴 능력이 모자란다고 판단되었을 때 환자의 생명을 구하기 위한 결정을 내리는 것을 돕기 위해 응급 후견인

제도가 필요할 수 있다. 대개는 가족 구성원이 후견인의 역할을 하도록 지목된다.

## 생명에 위협을 주는 상황들

알코올 혹은 약물 남용의 치료 도중 종종 생명을 위협하는 상황들이 발생한다. 약물이나 알코올로 인한 갑작스럽고 치료하지 않은 금단 증상으로 인한 심각한 증상들과 알코올 금단 섬망은 생명을 위협할 수 있다. 또 다른 위급한 상황은 행동이 통제가 되지 않거나 환자가 자해나 타해의 위험성이 있는 공격성을 보일 때이다. 만약 환자 혹은 다른 사람 혹은 사회의 안전이 위험에 처한 상황이라면 환자의 동의와는 상관없이 입원 및 치료가 이루어질 수 있다.

이러한 점에서 환자는 특히 그가 문제를 가지고 있음으로 인해 자신이나 타인을 해치려하고 있는데도 스스로 그러한 사실을 부정하고 있다면, 만취 상태라면 혹은 알코올 금단 섬망 상태라면 그에게는 의사로부터 자세한 정보를 제공받고 스스로 결정을 내릴 수 있도록 하는 일련의 과정이 허용되지 않을 수 있다. 이러한 상황에서라면 이 물질 남용자를 치료하고 입원시키는 것이 환자 본인과 가족, 사회를 위해서 가장 큰 이득이 되는 결정이 될 것이다. 만약 환자가 술이 깬 후 일지라도 안전이 염려된다거나 뚜렷한 알코올 금단 기간에 있는 중이라면 보건의료 종사자나 의사는 법원에 보호를 요청할 수 있다. 그러면 법원에서 환자에게 지속적으로 입원이나 치료를 받도록 명령할 수 있다. 이러한 법적 절차들은 주(州)마다 다른 절차를 지니고 있다. 대부분의 주에서는 환자가 자신이나 타인에게 잠재적인 위협을 가할 상태가 지속될 때만 환자의 동의 없이도 치료를 강제할 수 있도록 하고 있다. 이러한 위협이 사라진 후에는 오직 법원만이 환자가 재활 치료에 참여하도록 명령할 수 있으며 일반적으로는 환자가 법을 어겼을 경우 이에 대한 형량을 선고 받는 대신 재활 치료를 받도록 명령하고 있다. 그런 경우들이 아니라면 어떤 주에서도 공적으로 환자를 마약이나 알코올 사회복귀 프로그램에 참여시키지 않는다.

정리하자면 당신은 치료를 거부할 모든 권리를 가지고 있다. 치료를 거부할 권리는 모든 보건 전문가들이 존중하는 소중한 윤리적 원칙이다. 치료를 거부할 권리는 미국 병원 협회의 환자 권리 장전 목록에 담긴 여러 가지 권리들 중 하나이다. 정신 질환자들 및 물질 남용 환자들의 권리들은 대부분의 치료 현장에 적용된다. 만약 당신이 치료를 거부할 것이라면 당신과 당신의 가족에게 닥칠 결과에 대해 반드시 생각해 보아야 한다. 결정을 내리기 전에 치료를 거부함으로써 초래될 위험과 이득 중 어떤 것이 더 많을 지에 대해 심사숙고해야 한다. 또한 당신의 행동이나 의학적 상태가 생명을 위협하는 것이라면 의사는 당신을 관찰하고 치료하기 위해, 더구나 그 치료가 당신의 생명을 구하는 것이라면 당신을 입원시켜야 할 의무를 가지고 있다.

---

역주) 대부분의 알코올중독 환자들은 자신의 문제들을 부정하기에 정신과를 방문하여 '중독' 문제에 대한 치료를 받기 보다는 술로 인한 여러 가지 내,외과적 질환들로 인해서 일반 병원들을 전전하게 되는 경우가 많다. 소화기 내과나 내분비 내과의 많은 환자늘이 간염, 위염, 당뇨병 등으로 수차례 입원을 하고 응급실을 드나들게 되지만 이들 환자들 중 상당수는 알코올중독으로 인해 내과적 합병증을 지닌 환자들이라는 점은 내과 전문의들도 동의하는 점이다. 문제는 알코올중독에 대한 근본적인 치료가 이루어지지 않는 한 지속적인 음주로 인해서 반복되는 내과적 치료들은 임시방편적인 치료가 될 뿐이며 결국에는 이러한 문제들로 인해 일반 병원들에 입원하게 된다 해도 술 마실 체력만 회복해서 퇴원하게 되는 악순환을 경험하게 된다. 국내에서 알코올중독 환자들이 정신과에 입원하게 되는 경로는 정신보건법상에 4가지 형태로 규정되어 있다. 첫째는 '자의 입원'으로써 환자 스스로가 자신의 문제를 인식하고 정신과에 입원 치료를 원하는 경우이다. 하지만 앞서 이 책을 통해서도 기술되었듯이 알코올중독 환자의 가장 근본적인 문제 중 하나는 자신의 문제를 '부정'하는 것이기에 알코올중

독 환자가 스스로 입원을 원하는 경우는 드물다. 두 번째는 '보호의무자에 의한 입원'이 있다. 이 경우가 흔히 이야기하는 강제 입원의 형태를 띠게 되는데 보호자 2인 이상에 의해서 정신과에 의뢰된 후 정신과 전문의의 진료를 통해서 입원의 필요성이 확인될 경우 환자가 입원을 거부할 지라도 입원 조치가 가능하도록 되어 있다. 대부분의 알코올중독 환자들의 경우 이러한 '보호의무자에 의한 입원'의 형태로 입원하게 된다. 세 번째는 '시장,군수,구청장에 의한 입원'이 있다. 쉽게 이야기하면 나라에서 보호자의 역할을 하는 형태의 입원이다. 네 번째로는 '응급 입원'이 있다. 이 경우는 자해나 타해의 위험성이 높은 환자가 발견되었으나 적절한 보호자 파악이 되지 않는 경우 경찰관이나 구급대원에 의해 응급으로 입원시킬 수 있는 경우이다. 이 경우 72시간 동안 입원이 가능하며 일반적으로 그 이상의 지속 입원이 필요할 경우 보호자에게 연락을 취하여 보호의무자에 의한 입원으로 전환하게 된다. 이러한 4가지의 입원 형태 모두 입원을 결정함에 있어서 반드시 정신과전문의의 진단을 거치도록 되어 있으며 입원을 한 이후에 환자가 입원을 받아들이지 못하고 퇴원을 요구하는 경우 환자가 각 지역에 설치된 기초정신보건심의위원회에 퇴원 및 처우개선에 대한 심사청구를 할 수 있도록 되어 있으며 이 위원회에서 심사를 통해서 퇴원 판정이 내려지게 되면 지체없이 환자를 퇴원시키도록 되어 있다.

국내의 정신과 입원과 관련한 제도들은 나름대로 여러 가지 문제점들이 지적되고 있다. 일부에서는 정신과 입원을 결정하는데 있어서 정신과전문의에게 너무 절대적인 권한을 줌으로써 인권 침해의 소지가 있다고 주장하고 있기도 하다. 환자가 치료를 거부할 권리 및 입원 제도 상의 문제점들을 논의하기에 앞서 먼저 지적되어야 할 중요한 부분은, 특히 알코올중독의 입원 및 치료에 있어서 짚고 넘어가야 할 부분은 자신의 문제를 부정하고 치료를 거부하는 알코올중독 환자의 특성을 감안할 때 국가가 알코올중독의 조기 발견 및 조기 치료에 대한 시스템을 구축하기 보다는 알코올중독의 문제를 한 개인 및 한 가정의 문제로 국한시키고 결국 가족들에 의한 입원('보호의무자에 의한 입원')에 의존하도록 방관하고 있다는 점이다. 국내에도 정신보건법상에 '시도지사에 의한 입원'이나 '응급입원'과 같은 국가가 나서서 입원을 시키는 비슷한 형태의 제도가 존재하기는 하지만 제도 자체가 가진 문제점들 및 복잡한 행정 절차들로 인해서 사실상 유명 무실한 제도에 불과한 실정이다.

미국의 경우만 해도 알코올중독 환자에 대한 조기 발견 및 조기 치료에 있어서 국가와 사회가 직접적으로 관여하여 치료를 받도록 하는 시스템들이 잘 갖춰져 있다. 가장 대표적인 예로 음주운전에 대한 치료 명령 프로그램과 같이 법원의 명령에 의해 치료를 강제하도록 하는 시스템을 들 수 있다. 대부분의 알코올중독자들이 조절되지 않는 음주로 인해서 음주운전에 적발되게 되는데 이렇게 적발된 음주운전자들에 대해 국내의 경우 단순히 교통안전교육을 통해서 음주 운전 정지 기간을 감해주는 식의 치료와는 무관한 대처를 하고 있을 뿐이다. 미국의 경우에는 일정 기준에 해당하는 경우 법원의 명령을 통해서 지역사회 내의 알코올중독관련 센터에서 치료를 받도록 강제하고 있다. 또한 미국 정부는 해마다 막대한 예산을 들여서 지역사회에 다양한 형태의 재활센터, 주거시설, 치료공동체 등을 설립하여 알코올중독자들이 지역사회에서 자신에게 적합한 재활 치료를 받고 사회에 복귀할 수 있도록 돕고 있다. 알코올중독의 치료와 관련해서는 정신과 병동에 입원하는 것 말고는 다른 대안 없이 지역사회 재활 시설이 전무하다시피한 국내의 현실과는 큰 차이를 보이고 있는 것이다. 또한 알코올중독자의 가족들이 견디고 견디다가 중독자가 이미 심각한 상황에 이르러서야 억지로 입원시키게 되는 현재 국내의 치료현실을 감안할 때 정부와 사회가 나서서 조기에 중독자를 발견하고 치료명령제 등을 통해서 이들이 치료에 참여할 수 있도록 하는 법과 제도의 보완이 시급한 현실이다.

결론적으로 중독문제에 있어서는 중독문제가 한 가정을 파괴하고 지역사회에 심각한 영향을 끼치는 만큼 단순히 중독자와 함께 사는 일개 가족이 아닌, 우리 사회와 국가가 중독문제에 대한 책임을 지고 조기에 발견하여 조기에 치료를 받도록 유도할 수 있는 제도와 지역사회 재활을 위한 재활치료 시설의 보완이 가장 시급한 문제라 할 수 있다.

## Q100 보다 많은 정보를 어디서 얻을 수 있을까요?

여러 기관들, 웹 사이트들 및 출판물들을 통해서 많은 자료들을 얻을 수 있다. 그 중 일부는 부록에 포함시켜 놓았다.

# 부 록

## 국내 알코올 중독 관련 기관들의 홈페이지

한국 A.A.(익명의 알코올중독자들) www.aakorea.co.kr
한국 Al-anon (알코올중독자 가족모임) www.alanon.co.kr
한국마약퇴치운동본부 www.drugfree.or.kr
한국도박중독예방치유센터 www.gamblerclinic.or.kr
한국음주문화연구센터 www.karf.or.kr
알코올상담센터 기술지원단 http://www.alcoholcsc.or.kr/
보건복지가족부 www.mw.go.kr
대한신경정신의학회 www.knpa.or.kr
한국중독정신의학회 www.addictionacademy.org
한국정신보건사회복지학회 www.kamhsw.com/
한국임상심리학회 www.kcp.or.kr
한국여성의전화 www.hotline.or.kr
여성부 운영 가정폭력상담소 위민넷 http://women.go.kr
한국중독전문가협회 http://yakmul119.com
대한정신보건가족협회 www.kfamh.or.kr
대한의료사회복지사협회 www.kpha.or.kr
대한보건협회 www.kamsw.or.kr
한국정신보건전문요원협회 www.kamhp.or.kr
한국대학생알코올문제예방협회 www.bacchus.or.kr
한국사회복귀시설협회 www.kpr.or.kr
한국정신사회재활협회 www.kapr.or.kr
정신간호사회 www.kpmhna.or.kr
한국보건사회연구원 www.kihasa.re.kr/html/jsp/

서진의학연구소 www.seojininstitute.or.kr

## 국외 중독관련 기관들의 홈페이지

World Health Organization www.who.int
National Institute on Alcohol Abuse and Alcoholism www.niaaa.nih.gov
AAAP(American Academy of Addiction Psychiatry) www2.aaap.org/
ASAM(American Society on Addiction Medicine) www.asam.org/
NIDA(National Institute on Drug Abuse) www.nida.nih.gov/
PREVLINE www.health.org
Substance Abuse and Mental Health Services Administration www.samhsa.gov
Alcoholics Anonymous www.aa.org
Association for Medical Education and Research in Substance Abuse www.amersa.org
미국정신장애가족협회 www.nami.org
미국정신보건협회 www.nimh.org
Mental Help net http://mentalhelp.net
NIAAA Alcohol and Alcohol Problems Science Database http://etoh.niaaa.nih.gov
Clare Foundation www.clarefoundation.org
PROMISES http://promises.com
Hospital Soup www.hospitalsoup.com
Drug Abuse Yield TO Persuasion(DAYTOP) www.daytop.org
Seafield Center www.seafieldcenter.com
Phoenix House www.phoenixhouse.com
ArmsAcres Alcohol & Drug Treatment Center www.armsacres.com

St. Joseph Medical Center Positive Direction Asian American Drug Abuse Program www.aadapinc.org
Sober Living by the sea www.drugaddictioncenter.org

## 전국알코올상담센터

### 서울

- 도봉알코올상담센터
  서울 도봉구 쌍문2동 662번지 4층(우 132-893)
  T. 02-6082-6793,6794 F. 02-6082-6784
  dbalcohol@hanmail.net www.dbalcohol.or.kr
- 카프마포알코올상담센터
  서울 마포구 대흥동 298 신동BD 5층 (우 121-809)
  T.02-719-0393~4 F.02-719-8189 aenapark@karf.or.kr
  www.karf.or.kr
- 서울까리따스알코올상담센터
  서울 서초구 방배2동 3274 (우 137-062)
  T.02-521-2364 F.02-521-2365 caritas-a@hanmail.net
  cacc.or.kr
- 구로알코올상담센터
  서울특별시 구로구 구로동 612-12 창무빌딩 403호 (우152-020)
  T.02-2679-9353 F.02-2679-9354 hopeople21@yahoo.co.kr
  hopeople.or.kr

## 부산

- 부산알코올상담센터
  부산 서구 부민동 3가 33–5 남경빌딩 2층(우 602–842)
  T.051–246–7574 F.051–246–7578 busanacc@yahoo.co.kr
  www.busanacc.org

## 대구

- 대구가톨릭알코올상담센터
  대구 달서구 월성동 366 월성문화관내 (우 704–400)
  T.053–638–8778 F.053–638–8767 119alcohol@hanmail.net
  www.alcoholcenter.or.kr
- 달구벌알코올상담센터
  대구 동구 신암2동 1332–48번지 2층 (우 701–817)
  T.053–957–8817 F.053–957–8816 sooinone@naver.com
  www.alcohol21.net

## 인천

- 인천알코올상담센터
  인천 연수구 동춘동 920 연수수도사업소 2층 (우 406–130)
  T.032–236–9477 F. 032–236–9479 ickosacc@hanmail.net
  www.ickosacc.com
- 부평구 알코올상담센터
  인천 부평구 산곡동 99–15
  T.032–507–3404/5 F. 032–507–3406
  www.bpalcohol.or.kr
- 계양구 알코올상담센터
  인천시 계양구 작전동 708–2 1층

T. 032-555-8765,556-8767 F. 032-555-8766
goacc@hanmail.net www.goacc.kr

## 광주

- 광주인광알코올상담센터
  광주 동구 금남로5가 62-2 (우 501-025)
  T.062-222-5666 F. 062-222-6446 inalcohol@hanmail.net
  www.inalcohol.com
- 광주요한알코올상담센터
  광주 북구 유동 93-1 대건약국 2층 (우 500-862)
  T.062-526-3370 F.062-527-3370
  nryoungsimi@hanmail.net

## 대전

- 대전알코올상담센터
  대전 서구 갈마1동 305-11 (우 302-805)
  T.042-527-9125 F.042-527-9126 djalcohol@hanmail.net
  www.djalcohol.or.kr
- 라이프라인알코올상담센터
  대전 동구 대동 202-15번지 (우 300-070)
  T.042-286-8275,6 F.042-286-8277
  lifeline-al@hanmail.net

## 울산

- 울산알코올상담센터
  울산 남구 달동 1311-11번지 로하스 빌딩 4층(우 680-805)
  T.052-275-1117 F. 052-275-1107 alcoholsol@hanmail.net

www.ulsanalcohol.or.kr

## 경기

- 경기수원알코올상담센터
  경기 수원시 팔달구 매산로3가 43–1 구중구소방서 2층
  (우 422–851)
  T.031–256–9478 F.031–256–2294
  alcoholcenter@hanmail.net www.kosacc.or.kr
- 성남시알코올상담센터
  경기 성남시 수정구 수진1동 2193번지 금성빌딩4층(우 461–805)
  T.031–751–2768~9 F.031–751–2767
  omndam@hanmail.net www.snac.or.kr
- 파주알코올상담센터
  경기 파주시 금촌동 986–1번지 청원센트럴타워 607호
  (우 813–800)
  T.031–948–8004,8044 F.031–948–0068
  pacc8044@hanmail.net www.alcoholcenter.org
- 안양시알코올상담센터
  안양시 만안구 안양7동 194–55 다목적복지관3층
  T.031–464–0175 F.031–464–0165 alcohol0175@naver.com
  http://telepsy.co.kr

## 강원

- 강원알코올상담센터
  강원 원주시 일산동 230–2 청원빌딩 2층 (우 220–957)
  T.033–748–5119 F.033–748–0192 ygaccp@kornet.net
  www.alja.or.kr

- 강릉시(영동)알코올상담센터
  강원 강릉시 포남동 1171-14번지 A동 2-3층 310호
  (우 210-943)
  T.033-653-9668 F.033-651-9665
  acohol9669@hanmail.net

- 춘천알코올상담센터
  춘천시 교동 4-77 수인빌딩 3층 (우 200-060)
  T.033-240-5732,4 F.033-240-5748
  ccalcoholcenter@gmail.com
  www.alcoholfree.or.kr

## 충북

- 청주알코올상담센터
  충북 청주시 흥덕구 사직1동 554-6번지 충북소프트웨어지원센터 4층
  T.043-272-0067 F.043-272-0068 cjacc6091@hanmail.net
  www.cjacc.or.kr

## 충남

- 아산시알코올상담센터
  충남 아산시 모종동 573-2 (우 336-040)
  T.041-537-3454 F.041-537-3469 social77@naver.com
  www.asanmind.net

- 천안시알코올상담센터
  충남 천안시 성정 2동 684-1 (구보건소 2층)(우 330- 936)
  T.041-577-8097-8 F.041-577-8097
  cac8098@hanmail.net
  cms.kornu.ac.kr/alcoholcenter

## 전북

- 전북알코올상담센터
  전북 전주시 중화산동 2가 648-9 (우 560-833)
  T.063-223-4567,8 F.063-223-0266
  j-alcohol@hanmail.net
  www.jalcohol.org

## 전남

- 목포알코올상담센터
  전남 목포시 상동 855번지 하당보건지소 2층 (우 530-822)
  T.061-284-9694 F.061-270-8481
  gamsa1004@hanmail.net
  www.matc.wo.ro

## 경북

- 포항알코올상담센터
  경북 포항시 북구 죽도동 53-9 3층 (우 791-841)
  T.054-277-4024 F.054-277-4026 pohangac@hotmail.com
- 구미알코올상담센터
  경북 구미시 황상동 110 구미종합사회복지관 2층(우 730-784)
  T.054-474-9791~2 F.054-474-9793
  gmalcohol@hanmail.net

## 경남

- 진주알코올상담센터
  경남 진주시 칠암동 381-3 3층(우 660-040)
  T.055-758-7801 F.055-758-7802 jinjuacc@hanmail.net

www.jinjuacc.org

- 마산알코올상담센터

경남 마산시 월남동 2가 3-3번지 2층 (우 631-392)

T.055-247-6994 F.055-247-6995

masanacc@hanmail.net

www.masanacc.or.kr

### 제주

- 제주알코올상담센터

제주 제주시 용담1동 2829-14 아세아빌딩 5층(우 690-041) ₩

T.064-759-0911 F. 064-759-0912 catcjeju@hanmail.net

www.jejualcohol.org

## 국내 알코올중독 재활시설

- 알코올중독자 치료 공동체

감나무집(남성거주시설)

서울특별시 마포구 연남동 565-37 T) 02-3143-6692 ~ 3

www.karf.or.kr/rehabilitation/facilities/gam_message.asp

향나무집(여성거주시설)

서울시 마포구 성산동 T) 02-325-4107

www.karf.or.kr/rehabilitation/facilities/hyang_message.asp

내동화세상(남성거주시설)

서울시 도봉구 도봉1동 558-10 T) 02-954-2727

http://ndhworld.com/

늘푸른 자활의 집
경기도 파주시 문산읍 이천리 485-1 T) 031-953-3492,3499
www.green1004.or.kr

회정 치료공동체
경기도 안양시 동안구 범계동 1044-1 에스프라자 502-1
T) 031-384-8512
www.alcohol119.co.kr

• 중간집(Halfway House)

카프 중간집
서울시 은평구 불광3동 443-66번지 201호
T) 031-810-9248(직통), 02-356-5414

## 국내 알코올중독 전문병원

* 국내 알코올중독 치료와 관련한 전문병원에 대한 정보는 2010년 5월 현재 한국중독정신의학회 홈페이지(www.addictionacademy.org)에 등재된 중독치료전문병원 리스트에 근거한 것임을 밝힙니다.

### 서울

- 마인드힐 클리닉 www.mindheal.co.kr 02) 720-1566
- 한양대병원 http://smc.hanyang.ac.kr 02)2290-8419
- 연세대 강남세브란스병원 http://gs.iseverance.com 02)3497-2380
- 중앙대병원 http://ch.caumc.or.kr 02)6299-1505(흑석동) 02)748-9572(용산)
- 한림대 한강성심병원 http://hangang.hallym.or.kr 02)2639-5460

- 성균관대 강북삼성병원 www.kbsmc.co.kr 02)2001-2541
- 서울대학교병원 www.snuh.org 02)760-2451
- 국립서울병원 www.snmh.go.kr/snmh 02)2204-0215
- 가톨릭대 성바오로병원 www.cmcbaoro.or.kr 02)958-2153
- 가톨릭대 서울성모병원 www.cmcseoul.or.kr 02)590-1531
- 을지병원 www.eulji.or.kr 02) 970-8801
- 시립서북병원 http://sbhosp.seoul.go.kr 02)3156-3000
- 세화신경정신과의원 02)439-5522
- 성지병원 www.isungjee.com 02-867-7057
- 르네스 병원 www.renaiss.or.kr 02-2246-9100
- 세이페 병원 http://www.seife.or.kr 02-2214-5100

## 인천권

- 인천참사랑병원 www.clh.co.kr 032)571-9111
- 가톨릭대 부천성모병원 www.cmcbucheon.or.kr 032)340-2140
- 글로리병원(인천) www.gloryhospital.com 032)262-9001
- 가톨릭대 성모자애병원 www.cmcism.or.kr 032)510-5500
- 인천희망의원 www.ichope.co.kr 032)434-1675

## 경기남부

- 가톨릭대 성빈센트병원(수원) www.cmcvincent.or.kr 031)249-7150
- 계요병원(의왕) www.keyo.co.kr 031)455-3333
- 다사랑중앙병원(의왕) http://dsrh.co.kr 031)340-5000
- 성상경 신경정신과의원(수원) http://dralcohol.co.kr 031)267-1675,1575
- 성안드레아병원(이천) http://standrew.co.kr 031)639-3824
- 용인정신병원(용인) www.yonginmh.co.kr 031)288-0114
- 안산休의원 www.hueclinic.net 031)475-4116
- 광주세브란스 정신건강병원 http://mh.iseverance.com 031) 760-9501

## 경기북부

- 가톨릭대 의정부성모병원 http://cmc.cuk.ac.kr/ujb 031)820-3052
- 동국대학교병원(일산) www.dumc.or.kr 031)900-0480
- KARF 병원(일산) http://hospital.karf.or.kr 031)810-9200
- 국민건강보험공단 일산병원 www.nhimc.or.kr 031) 1577-0013
- 의정부 힐링스병원 www.healingsui.com 031) 853-9222

## 강원

- 연세대 원주의대 원주기독병원 http://psychiatry.yonsei.ac.kr 033)741-1260

## 대전 충청

- 건국대 충주병원 www.kuh.co.kr 043)840-8990
- 건양대병원(대전) www.kyuh.co.kr 042)600-9160
- 한마음정신병원(대전) http://hanmental.co.kr 042)582-9700,585-0782
- 대전한일병원 http://hanilhospital.kr 042-620-8114
- 참다남병원 ww.charmdanam.co.kr 042-222-0122
- 예사랑병원(청주) http://yehospital.com 043)265-7337
- 새로남병원(청주) www.seronam.co.kr 043) 286-0692
- 청주의료원 www.cjmc.or.kr 043) 279-0114

## 광주 전라

- 광주시립인광병원 www.gcmh.or.kr 062)949-5206
- 국립나주병원 www.najumh.go.kr/naju 061)330-4141
- 다사랑광주병원 www.gjdsr.co.kr/dsrkj 062)380-3800
- 필요한 신경정신과(광주) www.stresswellbeingclinic.com 062)384-7572
- 전북대학교병원(전주) www.cuh.co.kr 063)250-1114
- 원광대학교병원(익산) http://wmc.wonkwang.ac.kr 063) 859-1110

- 마음사랑병원(전주) www.maeumsarang.co.kr 063) 240-2100
- 신세계병원(김제) www.newworldhospital.com 063) 545-8700
- 새미래 병원 062-652-4511
- 창평우리병원 www.woorihospi.com/2009 061) 380-7000

## 대구 경북

- 마야병원(영천) http://bestmaya.com 054)336-3311
- 김준홍정신과의원(대구) 053)763-7588
- 열린마음열린병원(대구) www.open-hospital.com 053)522-1275
- 대구정신병원 www.open-hospital.com 053)630-3000,1

## 부산 경남

- 양산병원 http://how2care.co.kr 055)389-1234
- 국립부곡병원 www.bgnmh.go.kr 055)520-2573
- 양산 부산대병원 www.pnuyh.co.kr 1577-7512
- 성균관대 마산삼성병원 http://smcmasan.co.kr 055)290-6051
- 마더스병원(울산) http://motherth.co.kr 052)270-7000
- 한 정신과의원(부산) http://hanmind.mbcmedi.com 051)441-5071
- 울산대학교병원 www.uuh.ulsan.kr 052)250-7070
- 동서병원(마산) www.dshosp.co.kr 055)230-1800
- 나눔과 행복병원(부산) www.shmh.co.kr 051)507-7011

## 제주

- 연강신경정신과의원 064)759-9641

# A.A. 전국 그룹 모임

## ■ 서울지역

| 요일 | 시간 | 그룹명 | 장 소 | 위 치 | 공개 | 비공개 |
|---|---|---|---|---|---|---|
| 월 | 19:00 | 강 서 | 강서보건소 지하 회의실 | 등촌동 | ● | ● |
| | 15:00 | 밝은마음 | 중곡역 1번 출구 국립서울병원 본관 지하매점 옆 | 중곡동 | | ● |
| | 19:30 | 럭 키 | 강동성심병원 4층 교육실 | 길1동 | | ● |
| | 19:30 | 번 동 | 강북구 번동3단지 종합사회복지관 1층 | 번 동 | ● | ● |
| | 19:30 | 한마음 | 지하철3호선 약수역 신당 종합사회복지관 1층 도서실 | 약수동 | ● | |
| 화 | 16:00 | 건대 초심 | 지하철2, 7호선 건대입구역 5번 출구 늘푸른가게 지하 | 노유동 | ● | |
| | 16:30 | 한 길 | 영등포 성 요셉의원 4층 별실(옥상) | 영등포 | | ● |
| | 19:30 | 겨자씨 | 지하철2,6호선 신당역 3번출구 유락종합복지센터 9층 강당 | 신당동 | | ● |
| | 19:30 | 구 로 | 구로역 2번출구 제일은행 옆 창무빌딩 402호 | 구로동 | ● | ● |
| | 19:30 | 면목 한울 | 지하철 7호선 면목역 2번 출구 중랑신협 3층 | 면목동 | ● | ● |
| | 19:30 | 정 동 | 중구 정동제일교회 사회교육관 2층 은명홀 | 정 동 | ● | |
| 수 | 15:00 | 첫마음 | 명동 성당 범우관 701호 | 명 동 | ● | ● |
| | 19:30 | 열 망 | 지하철4호선 쌍문역 1번 출구 도봉구민회관 3층 | 쌍문동 | | ● |
| | 19:30 | 영등포 | 영등포 천주교회 1층 | 영등포 | ● | |
| | 19:30 | 평온함 | 동대문종합사회복지관 4층 샛별방 | 제기동 | | ● |
| | 19:30 | 한 울 | 지하철3호선 양재역 3번출구 양재동 천주교회 지하 | 도곡동 | | ● |
| 목 | 15:00 | 밝은마음 | 중곡역 1번 출구 국립서울병원 본관 지하매점 옆 | 중곡동 | ● | |
| | 19:30 | 고마움 | 지하철 4호선 상계동 천주교회 문화관 204호 | 상계동 | | ● |
| | 19:30 | 교본연구 | 반포 성당 지하 1층 시몬 방 | 반 포 | ● | |
| | 19:30 | 럭 키 | 강동성심병원 4층 교육실 | 길1동 | ● | |
| | 19:30 | 마 포 | 지하철6호선 대흥역 4번출구 하나산부인과 5층 | 대흥동 | ● | |
| | 19:30 | 샛 별 | 지하철6호선 보문역 7번 출구 노동사목회관 6층 | 보문동 | | ● |
| | 19:30 | 한마음 | 지하철3호선 약수역 신당종합사회복지관 1층 도서실 | 약수동 | ● | |
| 금 | 13:00 | 중 계 | 지하철4호선 상계역 중계동 종합사회복지관 2층 | 중계동 | ● | ● |
| | 15:00 | 민들레 (여성) | 중곡역 1번 출구 국립서울병원 본관 지하매점 옆 (여성만 참석 가능) | 중곡동 | | ● |
| | 19:00 | 햇 빛 | 강남구 삼성동 광동한방병원 지하1층 직원식당 | 삼성동 | ● | |

| | | | | | | |
|---|---|---|---|---|---|---|
| | 19:30 | 강남봉은 | 강남구 삼성동 봉은사 내 무료식당 | 삼 성 동 | ● | |
| | 19:30 | 같은마음 | 쌍문역 방학사거리 도봉구민회관 부근 다나병원 지하 | 창 동 | | ● |
| | 19:30 | 겨 자 씨 | 지하철2,6호선 신당역 3번출구 유락종합복지센터 9층 강당 | 신 당 동 | ● | |
| | 19:30 | 한 길 | 영등포 성 요셉의원 4층 별실(옥상) | 영 등 포 | ● | |
| 토 | 12:00 | 우 리 | 지하철 2호선 신천역 4번출구 잠실종합사회복지관 2층 | 잠 실 | ● | ● |
| | 13:00 | 같은마음 | 쌍문역 방학사거리 도봉구민회관 부근 다나병원 지하 | 창 동 | ● | |
| | 15:00 | 첫 마 음 | 명동 성당 범우관 701호 | 명 동 | ● | ● |
| | 17:00 | 두 레 | 신당역 3번 출구 유락종합복지센터 8층 해미실 | 신 당 동 | ● | |
| | 17:00 | 신림동행 | 지하철 2호선 신림역 7번 출구 신림 성모 성당 | 신 림 동 | ● | |
| | 17:00 | 양재명상 | 양재역 5번출구 서초종합사회복지관 4층 3강의실 | 양 재 동 | ● | ● |
| | 19:30 | 고 마 움 | 지하철 4호선 상계동 천주교회 문화관 204호 | 상 계 동 | ● | |
| 일 | 13:30 | 명 상 | 지하철3호선 홍제역 1번출구 홍제성당 제1교리실 | 홍 제 동 | | ● |
| | 15:00 | 평 온 함 | 동대문종합사회복지관 4층 샛별방 | 제 기 동 | ● | |
| | 17:00 | 한 울 | 지하철3호선 양재역 3번출구 양재동 천주교회 지하 | 도 곡 동 | ● | |
| | 17:30 | 온 유 | 지하철2호선 신당역 3번출구 예수마을교회 3층 식당 | 신 당 동 | ● | ● |
| | 18:00 | 열 망 | 지하철4호선 쌍문역 1번 출구 도봉구민회관 3층 | 쌍 문 동 | ● | |
| | 19:30 | 교본연구 | 반포 성당 지하 1층 시몬 방 | 반 포 | | ● |

## ■ 경기 인천

| 요일 | 시간 | 그룹명 | 장 소 | 위 치 | 공개 | 비공개 |
|---|---|---|---|---|---|---|
| 월 | 13:15 | 이천 밀알 | 이천 성안드레아병원 사회사업실 | 이 천 | ● | |
| | 19:00 | 평 촌 | 평촌한림대성심병원 제2별관 5층 회의실 | 평 촌 | ● | |
| | 19:30 | 성 남 | 성남시 수정구 보건소 별관 2층(구 성남시청) | 성 남 | ● | |
| | 19:30 | 부 천 | 부천 성모병원 성 요셉관 5층 | 소 사 동 | | ● |
| | 19:30 | 새 생 명 | 인천성모병원 별관 5층 | 부평6동 | | ● |
| 화 | 14:00 | 징검다리 | 여성의광장 옆 연수수도사업소 2층 인천알코올상담센터 내 | 동 춘 동 | ● | |
| | 19:00 | 일산백석 | 지하철 3호선 백석역 7번 출구 카프병원 2층 | 일 산 | ● | |
| | 19:30 | 의정부겨자씨 | 의정부의료원 정신과병동 3층 다사랑실 | 의 정 부 | | ● |
| | 19:30 | 강 화 | 강화 보건소 정신보건센터 행정실 | 강 화 도 | ● | ● |
| | 19:30 | 새 길 | 간석오거리역 7번 출구 50m 새희망병원 지하1층 식당 | 간 석 동 | ● | |

| | | | | | | |
|---|---|---|---|---|---|---|
| 수 | 12:00 | 철산낙타 | 지하철 7호선 철산역 2번출구 광명평생학습원 2층 | 광 명 | | ● |
| | 14:00 | 희 망 | 백마장 사거리 국민은행 3층 부평알코올상담센터 | 산곡동 | ● | |
| | 19:00 | 안 산 | 안산시 단원구 보건소 내 안산정신보건센터 1층 | 안 산 | ● | |
| | 19:30 | 사 랑 | 의왕시 오전육교 앞 다사랑중앙병원 2층 대강당 | 의 왕 | ● | |
| | 19:30 | 소 망 | 만수1동 성당 지하 104호 | 만수1동 | ● | |
| 목 | 11:00 | 부 천 | 부천 성모병원 성 요셉관 5층 | 소사동 | ● | |
| | 14:00 | 새 싹 | 세브란스 정신건강병원 1층 집단치료실 | 광 주 | ● | |
| | 15:00 | 해돋이 | 지하철1호선 의정부역 앞 태영프라자 2층 멘토르병원 | 의정부 | ● | |
| | 19:30 | 김 포 | 김포성당 지하 교리실 | 김 포 | ● | ● |
| | 19:30 | 분당청솔 | 야탑역 3번 출구 분당차병원 지하 2층 교수회의실 | 분 당 | | ● |
| | 19:30 | 수 원 | 수원 화서성당 교육관 201호 | 화서동 | ● | ● |
| | 19:30 | 철산낙타 | 지하철 7호선 철산역 2번출구 광명평생학습원 2층 | 광 명 | ● | |
| | 19:30 | 새생명 | 인천성모병원 별관 5층 | 부평6동 | ● | |
| 금 | 14:00 | 인천 새마음 | 인천 은혜신경정신병원 1층 사회사업실 | 심곡동 | ● | |
| | 16:00 | 일산백석 | 지하철 3호선 백석역 7번 출구 카프병원 2층 | 일 산 | ● | |
| | 19:00 | 평 촌 | 평촌한림대성심병원 제2별관 5층 회의실 | 평 촌 | | ● |
| | 19:30 | 의정부 겨자씨 | 의정부의료원 정신과병동 3층 다사랑실 | 의정부 | ● | |
| | 19:30 | 문 산 | 문산읍 문산성당 | 문 산 | ● | |
| | 19:30 | 새 길 | 간석오거리역 7번 출구 50m 새희망병원 지하1층 식당 | 간석동 | ● | |
| 토 | 14:00 | 희 망 | 백마장 사거리 국민은행 3층 부평알코올상담센터 | 산곡동 | ● | |
| | 19:00 | 김 포 | 김포성당 지하 교리실 | 김 포 | ● | ● |
| | 19:30 | 분당청솔 | 야탑역 3번 출구 분당차병원 지하 2층 교수회의실 | 분 당 | ● | |
| | 19:30 | 정직한 | 안산제일교회 제2교육관 3층 | 고잔동 | ● | |
| | 19:30 | 소 망 | 만수 1동 성당 지하 104호 | 만수1동 | | ● |
| 일 | 13:00 | 계산동 | 계산역 4번 출구 극동아파트 상가 2층 기쁨교회 내 | 계산동 | ● | ● |
| | 19:30 | 대 야 | 지하철 1호선 주안역 8번 출구 주안1동 성당 1층 | 인 천 | | ● |

## ■ 부산 경남

| 요일 | 시간 | 그룹명 | 장 소 | 위 치 | 공개 | 비공개 |
|---|---|---|---|---|---|---|
| 월 | 19:00 | 진주남강 | 진주남중학교 옆 진주알코올상담센터 | 칠 암 동 | ● | |
| | 19:30 | 울산반석 | 신정시장 동문 건너편 골목 아씨 가마솥 곰탕 3층 | 신 정 동 | | ● |
| | 19:30 | 김해 디딤돌 | 김해시 내동 보건복지센터 210호 | 김 해 | | ● |
| | 19:30 | 포도나무 | 지하철 1호선 장전동역 금정성당 교리실 209호 | 장 전 동 | | ● |
| | 19:30 | 제주탐라 | 시외버스터미널 앞 제주알코올상담센터 내 | 오라일동 | ● | |
| | 20:00 | 부산등대 | 서면 쥬디스 태화 뒷길 티켓나라 4층 | 서 면 | | ● |
| 화 | 19:30 | 울산 편안한 | 병영사거리 만우주유소 옆 3층 건물 지하 | 남 외 동 | | ● |
| | 19:30 | 구 포 | 숙등역 1번출구 덕천주공2단지 종합사회복지관 1층 | 구 포 | ● | ● |
| | 19:30 | 반 송 | 해운대구 반송동 반송성당 교리실 3-2 내 3교리실 | 반 송 동 | ● | ● |
| | 19:30 | 해 운 대 | 해운대역 1번 출구 해운대 제일교회 102호 | 중 1 동 | ● | |
| | 20:00 | 마산 새출발 | 마산시 경남전자고등학교 근처 | 회원1동 | | ● |
| | 20:00 | 부산새길 | 부민초등학교 앞 청백결혼상담소 건물 3층 | 부 용 동 | | ● |
| 수 | 11:00 | 부산등대 | 서면 쥬디스 태화 뒷길 티켓나라 4층 | 서 면 | ● | |
| | 19:30 | 울산 하늘소리 | 구)남운 스포렉스 건너편 금아빌딩 222호 | 신 정 동 | ● | ● |
| | 19:30 | 신 대 연 | 지하철 부경대역 5번 출구 현대오피스텔 뒤 대연성당 | 대 연 동 | ● | |
| | 19:30 | 참 살 이 | 동래지하철 3번 출구 맞은편 숭인의원 3층 | 동 래 | | ● |
| | 20:00 | 한 그 루 | 동구청 위 사거리 경남개발 | 수 정 동 | ● | ● |
| 목 | 19:00 | 진주남강 | 진주남중학교 옆 진주알코올상담센터 | 칠 암 동 | | ● |
| | 19:30 | 울산반석 | 신정시장 동문 건너편 골목 아씨 가마솥 곰탕 3층 | 신 정 동 | | ● |
| | 19:30 | 김해 디딤돌 | 김해시 내동 보건복지센터 210호 | 김 해 | | ● |
| | 19:30 | 제주탐라 | 시외버스터미널 앞 제주알코올상담센터 내 | 오라일동 | | ● |
| | 19:30 | 해 운 대 | 해운대역 1번 출구 해운대 제일교회 102호 | 중 1 동 | | ● |
| | 20:00 | 부산등대 | 서면 쥬디스 태화 뒷길 티켓나라 4층 | 서 면 | | ● |
| | 20:00 | 큰 빛 | 지하철1호선 괴정역 8번 출구 사하성당 내 | 괴 정 동 | ● | |
| 금 | 19:30 | 울산 편안한 | 병영사거리 만우주유소 옆 3층 건물 지하 | 남 외 동 | | ● |
| | 19:30 | 반 송 | 해운대구 반송동 반송성당 교리실 3-2 내 3교리실 | 반 송 동 | ● | ● |
| | 19:30 | 포도나무 | 지하철 1호선 장전동역 금정성당 교리실 209호 | 장 전 동 | ● | |

| | | | | | | |
|---|---|---|---|---|---|---|
| | 20:00 | 마산 새출발 | 마산시 경남전자고등학교 근처 | 회원1동 | ● | |
| | 20:00 | 부산새길 | 부민초등학교 앞 청백결혼상담소 건물 3층 | 부 용 동 | | ● |
| 토 | 19:00 | 한 그 루 | 동구청 위 사거리 경남개발 | 수 정 동 | ● | ● |
| | 19:30 | 울산하늘 소리 | 구)남운 스포렉스 건너편 금아빌딩 222호 | 학 성 동 | ● | ● |
| | 19:30 | 참 살 이 | 동래지하철 3번 출구 맞은편 승인의원 3층 | 동 래 | | ● |
| | 20:00 | 부산등대 | 서면 쥬디스 태화 뒷길 티켓나라 4층 | 서 면 | ● | |
| 일 | 14:00 | 울산편안 한 | 병영사거리 만우주유소 옆 3층 건물 지하 | 남 외 동 | ● | |
| | 15:00 | 부산새길 | 부민초등학교 앞 청백결혼상담소 건물 3층 | 부 용 동 | | ● |
| | 19:30 | 울산반석 | 신정시장 동문 건너편 골목 아씨 가마솥 곰탕 3층 | 신 정 동 | | ● |

## ■ 대구 경북

| 요일 | 시간 | 그룹명 | 장 소 | 위 치 | 공개 | 비공개 |
|---|---|---|---|---|---|---|
| 월 | 19:00 | 대구솔잎 | 지하철 2호선 강창역 6번 출구 대호원룸 003호 | 호 산 동 | | ● |
| 화 | 19:30 | 대구 새희망 | 대구공고사거리 강남아파트 맞은편 달구벌알코올 상담센터 | 신암2동 | ● | ● |
| | 19:30 | 영일만 무지개 | 포항 한동대학 선린병원 5층 회의실 | 포 항 | | ● |
| 수 | 19:00 | 대구 새마음 | 지하철 2호선 반월당역 옆 카톨릭 근로자회관 101호 | 남 산 동 | | ● |
| 목 | 18:30 | 대구 오아시스 | 지하철 2호선 고산역 3번 출구 고산성당 | 시지동 | ● | ● |
| | 19:00 | 대구솔잎 | 지하철 2호선 강창역 6번 출구 대호원룸 003호 | 호 산 동 | ● | |
| | 19:30 | 영일만 무지개 | 포항 한동대학 선린병원 5층 회의실 | 포 항 | | ● |
| | 19:30 | 영 주 | 영주공공도서관 | 영 주 | ● | |
| 금 | 19:00 | 대구 겨자씨 | 달서구 본동 종합 사회복지관 2층 | 본 동 | ● | |
| | 19:00 | 문경세재 | 문경읍 문희도서관 1층 문예강좌실 | 문 경 읍 | | ● |
| 토 | 19:30 | 대구 새희망 | 대구공고사거리 강남아파트 맞은편 달구벌알코올 상담센터 | 신암2동 | ● | ● |
| 일 | 15:00 | 영일만 무지개 | 포항 한동대학 선린병원 5층 회의실 | 포 항 | ● | |
| | 19:00 | 대구 새마음 | 지하철 2호선 반월당역 옆 카톨릭 근로자회관 101호 | 남 산 동 | ● | |

## ■ 광주 전남

| 요일 | 시간 | 그룹명 | 장 소 | 위 치 | 공개 | 비공개 |
|---|---|---|---|---|---|---|
| 월 | 19:00 | 광주 금남로 | 동부화재 건너편 대화빌딩 4층 인광알코올상담센터 | 금남로 5가 | | ● |
| | 19:00 | 광주빛 고을 | 광주 서구 다사랑병원 내 | 벽 진 동 | | ● |
| | 19:00 | 영광열망 | 영광군 영광읍 영광신하병원 별관 1층 교육실 | 영 광 | | ● |
| 화 | 19:00 | 목포축복 | 대성동 천주교회 사무실 2층 휴게실 | 목 포 | | ● |
| | 19:00 | 광주빛 고을여성 | 광주 다사랑 알코올 상담 내(여성만 참석 가능) | 금 호 동 | | ● |
| | 19:00 | 광주 평온함 | 성 요한 병원 신경정신과 지하 | 유 동 | ● | |
| | 19:00 | 순 천 | 순천 성 가롤로병원 4층 세미나실 | 순 천 | ● | |
| 수 | 14:00 | 등 불 | 성 요한 병원 옆 2층 광주요한알코올상담센터 내 | 유 동 | ● | ● |
| | 19:00 | 광주빛 고을 | 광주 서구 다사랑병원 내 | 벽 진 동 | | ● |
| | 19:30 | 광주희망 | 광주은행 본점 건너편 유선생 신체교정원 2F | 대 인 동 | ● | ● |
| 목 | 19:00 | 광주평온함 | 성 요한 병원 신경정신과 지하 | 유 동 | | ● |
| | 19:00 | 순 천 | 순천 성 가롤로병원 4층 세미나실 | 순 천 | | ● |
| | 19:00 | 영광열망 | 영광군 영광읍 영광신하병원 별관 1층 교육실 | 영 광 | ● | |
| 금 | 13:30 | 여성 평온함 | 성 요한 병원 옆 2층 광주요한알코올상담센터 내 (여성만 참석 가능) | 유 동 | | ● |
| | 19:00 | 목포축복 | 대성동 천주교회 사무실 2층 휴게실 | 목 포 | | ● |
| | 19:00 | 광주 금남로 | 동부화재 건너편 대화빌딩 4층 인광알코올상담센터 | 금남로 5가 | ● | |
| | 19:00 | 광주빛 고을 | 광주 서구 다사랑병원 내 | 벽 진 동 | ● | |
| 토 | 19:00 | 광주 평온함 | 성 요한 병원 신경정신과 지하 | 유 동 | | ● |
| | 19:00 | 순 천 | 순천 성 가롤로병원 4층 세미나실 | 순 천 | | ● |
| 일 | 17:00 | 등 불 | 성 요한 병원 옆 2층 광주요한알코올상담센터 내 | 유 동 | ● | ● |
| | 17:00 | 목포축복 | 대성동 천주교회 사무실 2층 휴게실 | 목 포 | ● | |

## ■ 전주 전북

| 요일 | 시간 | 그룹명 | 장 소 | 위 치 | 공개 | 비공개 |
|---|---|---|---|---|---|---|
| 화 | 19:30 | 익산 한울타리 | 원광대 제2병원 2층 사회사업실 | 동 산 동 | ● | |
| 목 | 19:30 | 전주 나누리 | 완산구 마음건강복지센터 3층 프로그램실 | 중노송동 | | ● |
| 금 | 19:30 | 익산 한울타리 | 원광대 제2병원 2층 사회사업실 | 동 산 동 | | ● |
| 일 | 19:30 | 전주 나누리 | 완산구 마음건강복지센터 3층 프로그램실 | 중노송동 | ● | |

## ■ 대전 충청

| 요일 | 시간 | 그룹명 | 장 소 | 위 치 | 공개 | 비공개 |
|---|---|---|---|---|---|---|
| 월 | 19:00 | 대전 징검다리 | 대전역 오른쪽 100m 약손한의원 2층 | 정 동 | ● | |
| | 19:30 | 천안 새하늘 | 천안시 오룡동 성당 별관 | 오 룡 동 | ● | |
| | 19:30 | 청주푸른 | 청주의료원 옆 4층 청주알코올상담센터 | 사 직 동 | | ● |
| 화 | 19:00 | 대전한빛 | 대덕구 대화동 공단 입구 한일병원 3층 | 대 화 동 | ● | |
| 수 | 19:30 | 청주무심 | 무심천 꽃다리 대전방면 좌측 청주정신건강센터 | 모 충 동 | ● | ● |
| 목 | 18:30 | 대전 한울타리 | 대흥동 천주교회 본관 사무실 2층 | 대 흥 동 | ● | |
| | 19:30 | 청주푸른 | 청주의료원 옆 4층 청주알코올상담센터 | 사 직 동 | ● | |
| 금 | 16:15 | 천안 삼거리 | 성정동 롯데마트 옆 충무사랑병원 4층 회의실 | 성 정 동 | ● | |
| | 19:00 | 대전한밭 | 대전 지하철 중앙로역 선화동 성당 별관 1층 | 선 화 동 | ● | |
| | 19:00 | 충주다솜 | 숭덕교회 1층 충주지역정신건강센터 | 지 현 동 | ● | ● |
| 토 | 19:30 | 청주무심 | 무심천 꽃다리 대전방면 좌측 청주정신건강센터 | 모 충 동 | ● | ● |
| 일 | 15:00 | 청주서운 | 청주시 서운동 천주교회 교리실 | 서 운 동 | ● | |
| | 17:00 | 해바라기 | 유천동 성당 정류장 앞 최헌진신경정신과 1층 | 유 천 동 | ● | |

## ■ 강원지역

| 요일 | 시간 | 그룹명 | 장소 | 위치 | 공개 | 비공개 |
|---|---|---|---|---|---|---|
| 월 | 20:00 | 시나브로 | 속초의료원 맞은편 YWCA 2층 | 속초 | ● | |
| 화 | 15:00 | 홍천 희망 | 강원도 홍천군 보건소 내 구내식당 | 홍천 | ● | |
| | 19:30 | 새 춘 천 | 춘천시 석사동 시온교회 4층 두란노실 | 춘천 | ● | |
| 수 | 19:30 | 강 릉 | 강맥빌딩 2, 3층 강릉시알코올상담센터 | 포남동 | ● | |
| 목 | 13:15 | 춘천 한울타리 | 국립춘천정신병원 2층 회의실 | 춘천 | ● | |
| | 20:00 | 동해 해맞이 | 천곡동 주공4차아파트 부근 동의감리교회 2층 | 동해 | ● | |
| | 20:00 | 시나브로 | 속초의료원 맞은편 YWCA 2층 | 속초 | ● | |
| 금 | 20:00 | 춘천 참사랑 | 중앙시장 버스정류장 앞 3층 강원여성포럼 사무실 | 춘천 | ● | |
| 일 | 20:00 | 원주 밀알 | 학성동 원주중앙장로교회 지하 휴게실 | 원주 | ● | |

# 용어집

**가성구마비(pseudobulbar palsy)** : 뇌신경 경로의 손상으로 인해 이유 없이 웃음이 터지거나 우는 증상과 함께 기타 신경학적 문제들을 유발하는 상태

**가족 및 의료휴가법(FMLA: Family Medical Leave Act)** : 미 의회는 이 법안을 1993년 통과시켰는데 피고용인이 가족과 일 사이에서 균형 잡힌 삶을 누릴 수 있도록 하는데 목적이 있다. 이 법은 50인 이상을 고용한 사업장에만 적용된다. 피고용인은 그 직장에서 적어도 1년 이상 근무한 사람이어야 한다. 이 법은 출산이나 입장 혹은 가족 구성원의 질병과 같은 의학적 응급 상황들에 대해 최대 12주간의 휴직이 가능하도록 강제하고 있다. 피고용인이 다시 업무에 복귀했을 때는 반드시 이전의 업무 혹은 그에 상응하는 위치에 복귀시키도록 하고 있다.

**각기병(Beriberi)** : 스리랑카 말로써 "난 할 수 없어, 난 할 수 없어"를 의미한다. thiamine의 결핍으로 인해 중추신경계의 손상을 입게 되고 이로 인해서 기억력 손상 및 정서장애는 물론 사지의 근력 저하와 통증, 불규칙한 심장 박동이 뛰는 증상이 나타난다. 부종이 흔하며 심한 경우에는 심장 마비로 사망에 이르게 된다.

**간염(Hepatitis)** : 바이러스 감염에 의한 간 질환. 약물 중독자들은 약물을 투여할 때 쓰는 주사기를 다른 사람과 같이 쓰거나 면역이 저하되어 있거나, 혹은 불량한 위생 상태로 인해서 간염에 걸릴 위험성이 매우 높다.

간염을 유발하는 바이러스는 몇 가지 종류로 나뉜다: A형은 대개 항문–구강의 접촉 경로를 통해서 전파된다; B형은 종종 성관계를 통해서 전파될 수 있으며 약물 남용자들에서도 많이 발견된다; C형은 주사기를 사용하는 약물 중독자들 사이에서 전파된다; D형 또한 약물중독자들을 통해서 전파되거나 이들과의 성관계를 통해서 감염될 수 있다.

**간헐적 강화(intermittent reinforcement)** : 매번 행동이 일어날 때마다 보상을 주는 지속적 강화가 아닌 가끔씩 불규칙하게 보상을 제공함으로써 행동을 강화시키는 것. 이러한 행동은 긍정적 강화(시험에서 좋은 성적을 받았을 때)에 의해 다시 일어나거나 부정적 강화(체벌)에 의해 소실될 수 있다.

**감각 피질(sensory cortex)** : 뇌의 바깥 부분에 위치한 영역으로써 외부로부터 유입된 감각을 의식의 수준에 맞춰 적절한 지각이 될 수 있도록 만들어주는 역할을 한다.

**강화인자(reinforcers)** : 조작적 조건화에서 행동과 짝을 이룬, 원하는 반응을 유발하기 위해서 가해지거나 혹은 제거되는 자극

**개방형 연구(open–labe study)** : 연구자와 연구 참여자 모두가 연구 참여자에게 시행될 약물이나 치료법에 대해 알고 있는 상태에서 진행되는 형태의 연구를 의미한다. 개방형 연구는 이중 맹검 연구의 반대 개념이기도 하다. 이중 맹검 연구에서는 피험자는 물론 연구자도 그 피험자가 진짜 실험 약물을 투여 받는지 아니면 위약을 투여 받는지 알 수 없도록 설계되어 있다.

**고전적 조건화(classical conditioning)** : 조건 자극과 무조건 자극이 짝을 이루게 되면 두 가지 자극 모두에 대해서 비슷한 반응이 일어나도록 학습되는 것. 파블로프는 벨 소리와 개에게 음식을 주는 것을 짝을 이루도록 하여 학습 모형을 개발하였다. 시간이 흐를수록 음식에 대한 반응인 침 분비(무조건 자극)는 벨 소리(조건 자극)와 연관성을 가지게 되어 나중

에는 음식물 없이 단지 벨 소리만 들려주어도 침 분비가 유발되게 된다.

**고혈압** : 혈압이 높은 상태로써 명백한 원인이 없이도 나타날 수 있다. 고혈압은 여러 장기에 손상을 끼치게 되며 뇌졸중의 흔한 원인이 되기도 하다.

**관상동맥질환** : 심장 혈관 내에 죽상반(plaque: 심혈관에 쌓이게 되는 찌꺼기, 역주)이 쌓임으로 인해 심장 근육으로 가는 혈류를 감소시켜 흉통(협심증)과 심장 근육의 파괴(심근경색)를 유발하게 되는 것.

**공동 의존(Co-dependence)** : 물질 남용 환자와 가까운 관계이거나 알코올 혹은 약물 의존 환자의 행동에 오랫동안 노출되어온 가족 구성원에서 보이는 부적응적인 대처 방식을 의미한다. 이는 꼭 알코올 중독자 가족의 경우가 아니더라도 빈곤 혹은 정신 질환을 포함한 어떤 이유에서건 간에 비기능적인 가족이라면 나타날 수 있다.

**궁극적 원인(ultimate cause)** : 진화론에서 생존하기 위한 진화론적 목적을 달성하기 위해 왜 어떤 특별한 행동이 결부되게 되었는가에 대한 궁극적인 이유를 의미한다. 예를 들어 반사 회로(reflex arc)는 불에 손이 닿기 전에 그것을 의식하기 전에 반사적으로 손을 치우게 함으로써 생존 가능성을 높이는 보다 효과적인 체계라 할 수 있다.

**근병증(myopathy)** : 근육 세포의 질환으로써 근육의 위축과 약화를 초래한다.

**근이영양증(muscular dystrophy)** : 진행성 근육 소실을 특징으로 하는 일군의 유전질환들을 지칭.

**글루타메이트(glutamate)** : 뇌 안의 주요 흥분성 신경전달물질. 뇌를 자극함으로써 모든 뇌의 활동을 활발하게 만든다.

**기형유발물질(teratogen)** : 바이러스, 약물, 알코올, 방사선과 같은 태아나 배아에 기형을 유발하는 인자들을 지칭한다.

**나르칸(Narcan)** : 아편계 길항제이며 아편 과다복용에 대한 해독제

**날록손(naloxone)** : Narcan의 성분명. 아편계 수용체에 대한 길항제이며 이 수용체에서 아편계 물질들과 수용체를 차지하기 위해 경쟁하게 된다. 아편에 의한 독성으로 인해 호흡 마비가 온 경우 해독제로써 사용된다.

**낭포성섬유증(cystic fibrosis)** : 백인들에서 초기 아동기부터 나타나기 시작하는 유전 질환. 내분비계의 기능의 이상을 초래한다. 췌장 효소의 결핍으로 인한 소화 장애, 폐 내의 점액 축적으로 인한 호흡 장애, 땀으로 과다한 염분이 배출되는 증상들을 보이게 된다. 예전에는 아이들이 4,5세 정도까지 밖에 살지 못했었지만 지금은 성인기까지 생명을 유지할 수 있다.

**내인성(endogenously)** : 정신 혹은 신체 내부의 내적 요인들에서 기인한 기능적 원인들을 의미한다. 예를 들면 특별한 외부적 사건이 없이도 우울증이 유발되는 경우를 들 수 있다.

**내인성 아편계(endogenous opiates)** : 체내에서 생성되고 분비되는 아편계 물질.

**노르에피네프린(norepinephrine)** : 부신에서 분비되는 스트레스 호르몬인 노르아드레날린 및 아드레날린과 같은, 뇌 내에 존재하는 신경전달물질. 스트레스 호르몬으로써 이러한 물질은 "싸울 것인지 혹은 도망갈 것인지"에 영향을 끼쳐서 교감신경계로 알려진 비의도적 신경체계를 활성화시켜 심장 박동을 증가시키고, 지방으로부터의 에너지를 뽑아내고, 근육의 준비성을 증가시킨다. 신경전달물질로써 기분이 들뜨도록 하고, 각성을 증가시키지만 반면 불안 및 떨림을 증가시킬 수도 있다.

**뇌부종(cerebral edema)** : 뇌 내에 체액이 비정상적으로 축적되면서 뇌가 부어오르는 것

**뉴런(neuron)** : 세포체와 여기서 뻗어 나온 수상돌기(dendrite) 및 축삭(axon)으로 구성된 신경세포의 최소 단위

**대적혈구성(macrocytic)**: "macro"는 크다는 뜻이며 "cytic"은 세포라는 뜻이

다. thiamine 결핍으로 인한 거대 적혈구 세포와 관련이 있으며 영양이 불량한 만성 알코올중독자들에게서 흔히 나타난다.

**도파민(dopamine)** : 뇌의 중요한 신경전달물질 중 하나로써 집중, 각성, 결단력, 보상, 쾌감 및 정서를 담당한다.

**동기강화면담(Motivational interviewing)** : 중독적 행동 및 다른 문제 행동들로부터 변화할 수 있는 내적 동기를 빠르게 형성하기 위한 기본적인 치료적 접근 방법이다. 핵심이 되는 원칙은 (1) 공감을 표현할 것, (2) 문제점이 드러나도록 할 것, (3) 논쟁을 피할 것, (4) 저항을 타고 넘을 것, (5) 자기 효율감을 북돋울 것. 동기강화면담에서는 약물 남용으로부터 회복되는 동안 양가 감정과 함께 치료동기의 변화가 일어날 수 있음을 전제로 하고 있다. 동기강화치료와 동기강화면담은 서로 비슷한 가정을 기반으로 하고 있는데, 특히 한 개인이 변화하려는 동기를 가지지 않는 이상은 어떠한 변화도 일어나지 않는다는 믿음을 기반으로 하고 있다.

**동기강화치료(Motivational enhancement therapy)** : 인지적 개입들은 약물 중독자가 단약을 하려는 열망을 높이기 위해 사용되어 왔다. 이 치료는 인도주의적 치료와 강화된 인지-행동적 전략들을 결합시킨 것이다. 동기강화치료는 특히 쾌감을 증가시키는 약물들을 사용하는 아편 중독자와 같은 약물 남용자들을 치료하기 위해 특별히 고안되었다. 치료의 초점은 각각의 개인들이 약물 남용에 대해 지닌 부정적 의미들에 맞춰져 있으며 환자로 하여금 변화를 위한 자신만의 욕구를 결합시키도록 하고 있다. 알코올중독자들에게도 이 치료법이 사용되어 왔으나 아편 중독자들에 비해서는 덜 효과적이었다. 종종 동기강화치료는 methadone과 같은 약리학적 치료와 함께 사용되어 왔다. 기저의 메시지는 약물을 잘못 사용하는 것은 하나의 선택이며 자신의 행동을 변화시키는 것도 하나의 선택이라는 점이다. 이 치료법은 집단 프로그램보다는 숙련된 치료자에 의해 진행되는 개별화된 프로그램이다. 따라서 당연히 비싸다.

**렘수면**(rapid eye movement: REM) : 수면 중 EEG상에서 마치 깨어있는 상태처럼 나타나는, 빠른 안구 운동이 있는 상태. 이 상태에서 깨우게 되면 꿈을 꾸고 있었던 중으로 보고하기에 꿈 수면이라고도 부름.

**마약성 진통제**(narcotic analgesics) : 통증을 조절하기 사용되는 아편계 약물

**멘델의 법칙** : Gregor Mendel에 의해 밝혀진 유전적 발생에 대한 중심적 원리. 부모로부터 자손에게 전해지는 유전적 형질의 전달과 연관이 있으며 유전되는 많은 경우들이 이 법칙을 따른다.

**면역억제** : 면역 체계의 효과나 활동성을 저하시키는 것을 의미한다. 면역이 억제된 경우를 면역결핍증이라 하며 감염과 암에 보다 취약하게 된다.

**모노아민 산화효소 억제제**(monoamine oxidase inhibitor) : 모노아민 산화효소를 저해하는 효과를 지닌 항우울제로써 타이라민(tyramine)이 많이 든 음식(오래된 치즈, 조리한 치즈, 피자, 마른 소시지, 페페로니, 맥주나 적포도주와 같은 알코올성 음료)을 먹게 되면 위험할 정도로 혈압이 오르고 또한 입이 마르는 등의 항콜린성 부작용을 가지고 있기 때문에 다른 계열의 항우울제만큼 많이 사용되지는 않는다. 따라서 이 약을 복용하고 있는 환자들은 반드시 타이라민이 적게 든 음식만을 먹어야 하는 데 이를 따르기가 쉽지 않다. 이러한 부작용은 이 약을 끊은 지 2주가 지난 후에도 나타날 수 있다.

**모델링**(modeling) : 전반적인 모방을 통한 학습. 사람들은 자신이 존경하는, 역할 모델이 되는 다른 사람을 닮아 가려고 노력한다. 모델링은 새로운 행동을 만들고, 새로운 방식들을 배우거나 혹은 기존의 방식들을 강화시키기 위해 사용되어지는 전략이다. 모델링에 관한 이론은 Bandura에 의해 "사회학습 이론"으로 이름 붙여지기도 하였다.

**미국 병원 협회**(American Hospital Association) : 모든 형태의 병원들, 보건

의료 네트워크 및 그 곳의 환자들과 지역 사회들을 대변하고 돕기 위해 1898년 설립된 단체이다. 미국 병원 협회는 보건의료 전문가들을 위한 교육을 제공함과 동시에 보건의료의 여러 문제들과 경향들에 대한 정보 제공처가 되기도 한다. 5,000여개에 달하는 병원, 보건의료 시스템, 네트워크 및 37,000여명의 보건의료 전문가들이 미국 병원협회의 회원으로 있으며 시카고에 위치하고 있다.

**미국 장애인법(American Disabilities Act)** : 장애를 지닌 미국인을 위한 이 법은 1990년 제정되어 1992년 7월 26일 발효되었다. 이 법은 개인 사업자, 연방 정부 및 주 정부, 고용 회사, 노동조합 등이 신체적 혹은 정신적 장애를 지닌 사람들의 구직 활동, 고용, 해고, 승진, 급여, 직업 훈련을 비롯한 고용과 관련한 다른 사항들에 있어서 차별을 하지 못하도록 막는 법안이다. 비록 알코올 중독이 이러한 장애의 범주에 포함되어 있지만 이 법이 알코올 중독인 피고용인이 근무시간에 음주를 하거나 직장에서 요구하는 수준의 기본적인 직업 수행을 못하는 것까지 보호해주지는 않는다.

**미국중독의학협회(American Society of Addiction Medicine: ASAM)** : 1989년에 설립된 단체로써 마약 및 알코올에 초점을 맞춘 미국 최초의 의학협회. 이 협회는 의과대학생, 단체, 및 레지던트들이 보다 나은 치료와 재활을 제공할 수 있도록 교육하고 알코올 중독의 예방에 대한 전략을 수립하는 임무를 지니고 있다. 이 기관은 중독질환분야의 시험을 통해 정신과 전문의 및 다른 의사들이 자신의 전문성을 입증하기 위한 일관된 자격수여 과정을 수립해 오고 있다.

**미국 질병통제센터(Centers for Disease Control)** : 미국 연방정부의 명령에 의해서 1973년에 설치된 프로그램으로써 미국인의 건강을 조사하는 역할을 수행한다. 이 기관의 가장 중요한 목표는 미국 시민들의 건강과 안전을 지켜내는 것이다.

**미세혈관** : 혈액 순환계의 일부로서 직경 0.3 밀리미터 미만의 아주 작은 혈관이나 모세혈관을 의미한다.

**민감도(sensitivity)** : 특정 질환을 지닌 환자들 중에서 검사 상 질환이 있는 것으로 나올 확률을 의미한다. 민감도가 높은 검사일수록 그 질환의 존재여부를 보다 잘 찾아낸다.

**반감기(half-life)** : 어떤 약물이 체내로부터 제거되는데 있어서 그 약물의 혈중 농도가 반으로 떨어지기까지 걸리는 시간을 의미한다. 반감기는 약물이 혈중에서 평형을 이루기까지의 시간을 결정하게 되고 따라서 약물이 체내에 일정 농도로 유지되도록 하기 위해 하루 몇 차례 투약을 해야 하는지를 결정하는 요인이 된다.

**반사회적 인격장애(ASPD: antisocial personality disorder)** : 인격장애는 내적 경험과 행동이 사회 일반적인 기대치로부터 다분히 편향된 양상으로 지속되어 온 것을 의미하며 대부분 청소년기 후반기에 나타난다. 반사회적 인격장애의 진단이 내려지기 전에 아동기에 품행 장애의 진단이 먼저 내려질 수도 있다. 반사회적 인격장애는 타인의 권리를 경시하고 침해하는 양상을 보이며 타인의 아픔에 대한 공감의 결여, 죄책감의 결여, 사회적 규범을 무시함으로써 범죄에 가담하거나 위험한 행동을 일삼고, 거짓말, 사기, 충동–공격성을 나타낸다. 이 질환을 지닌 부모 아래서 자란 청소년들 역시 동일한 인격장애를 보이는 경우가 많다.

**백질(white matter)** : 긴 신경 섬유를 둘러싸고 있는 마이엘린(myelin)이라 불리는 신경막으로 구성된 뇌 내에 존재하는 트랙.

**백혈구 감소증(leukopenia)** : 혈액을 순환하는 백혈구의 수가 줄어든 상태를 의미하며 다양한 감염성 질환들, 약물 작용, 기타 화학 물질의 작용, 방사선 치료 등으로 인해 새로운 백혈구의 생산이 감소하면서 나타날 수 있다.

**부갑상선 호르몬** : 갑상선 옆에 있는 부갑상선에서 분비되는 호르몬으로써

칼슘과 인의 대사를 조절한다.

**부분병원프로그램(PHPs: partial hospital program)** : 입원한 환자에 대한 퇴원 계획의 일부로써 입원 병동 치료 팀에 의해 운영되는 프로그램이다. 환자는 일주일에 2,3일을 프로그램에 참여하게 된다. 부분병원 프로그램에는 흔히 AA 모임들을 포함하고 있으며 AA의 12단계를 기반으로 하고 있다. 이 프로그램은 개인 정신치료 보다는 집단 치료에 초점이 맞춰져 있다. 프로그램을 통해서 환자의 발전을 관찰할 수 있는 기회를 제공하게 되며 병원과 지역사회간의 가교 역할을 하게 된다.

**부분항진제(partial agonist)** : 수용체 간극에 존재하는 신경전달물질의 상대적 양에 따라서 수용체를 차단할 수도 자극할 수도 있는 물질. 만약에 신경전달물질의 양이 많다면 이 물질은 길항제로 작용하게 되며 반대로 신경전달물질의 양이 적은 상황에서는 항진제로 작용하게 된다.

**부신피질자극호르몬(ACTH, adrenocorticotropic hormone)** : 뇌하수체에서 분비되는 호르몬으로써 부신(adrenal gland)을 자극하여 아드레날린을 분비하도록 한다. 아드레날린은 스트레스에 반응하는 호르몬으로써 비의도적인 반응인 자율신경계의 "투쟁-도주(fight or flight)" 반응에 관여하는 혈압, 심장 박동 및 근육 대사에 영향을 끼치는 것은 물론 다양한 대사 효과를 지니고 있다.

**비스테로이드성 소염제(NSAID: non-steroidal anti-inflammatory drugs)** : cyclooxygenase를 저해하여, 통증을 일으키는 물질인 프로스타글란딘의 합성을 감소시킴으로써 항염증작용 및 진통 작용을 하는 종류의 약물들을 지칭한다. 아스피린과 아이부프로펜(ibuprofen)이 여기에 해당된다.

**빈혈** : 적혈구들이 모자란 상태를 의미한다.

**상품명(trade name)** : 제약회사가 직접 개발하거나 다른 제약회사로부터 사서 약물에 대한 특허를 취득하여 제약회사가 붙인 약물의 이름.

**상향 조정(up-regulation)** : 세포에서 특정 호르몬이나 신경전달물질에 대한 민감성을 증가시키기 위해 해당 수용체의 수가 늘어나는 과정.

**서파수면(slow-wave sleep)** : 정상 수면 시간 동안 렘수면에 의해 방해받게 되는 깊은 수면 상태. 이 상태에서는 자율신경계의 생리학적 활동들이 저하된다.

**선택적 세로토닌 재흡수 억제제(selective serotonin reuptake inhibitors)** : 세로토닌 수송체를 차단하여 시냅스 간극에서 세로토닌의 양을 증가시키는 역할을 하는 항우울/항불안제의 한 종류이다. 여기에 해당되는 약물들로는 fluoxetine(Prozac), sertraline(Zoloft), paroxetine(Paxil), fluvoxamine(Luvox), citalopram(Celexa), escitalopram(Lexapro) 등이 있다.

**성장호르몬** : 뇌하수체에서 분비되며 성장을 조절하는 역할을 한다.

**세로토닌(serotonin)** : 뇌의 중요한 신경전달물질 중 하나로써 수면, 식욕, 성욕, 불안 및 정서와 같은 "자율기능(vegetative function)"에 관여한다.

**소거(제거, extinction)** : 무조건 자극을 동반하지 않은 채 조건 자극을 반복하여 제공함으로써 고전적으로 조작화된 반응을 제거하는 것. 반응에 대하여 즉각적으로 주어지던 보상을 더 이상 제공하지 않음으로써 조작적으로 조건화된 반응 또한 제거할 수 있다.

**소뇌** : 신경계의 일부로써 근육의 협조 운동과 평형 유지를 담당한다.

**소두증(小頭症: microcephaly)** : 비정상적으로 작은 머리, 정신지체와 연관이 있다.

**수면 구조(Sleep architecture)** : 야간 수면 중 렘수면과 비-렘수면의 시간, 양 및 분포를 포함하는 예측 가능한 수면 양상을 의미한다. 렘수면과 비-렘수면은 8시간의 야간 수면 기간 중 약 90분에서 110분의 사이클을 보인다. 수면 구조는 4단계로 나뉜다.

**수송체(transporter)** : 수송 펌프(transporter pump)라고도 알려져 있다. 수

송체는 단백질로 구성되어 있으며 진공청소기 역할을 한다. 시냅스 틈새에 남아있는 신경전달물질들을 잡아서 원래 분비되었던 신경 세포로 다시 집어 넣어준다.

**수용체(receptor)** : 신경원 상에 존재하는 단백질로 이루어진 특정 지역으로써 특정 신경전달물질에만 반응하도록 모양을 갖추고 있다. 수용체들은 자물쇠와 같은 역할을 하는데 그 자물쇠에만 맞는 열쇠 역할을 하는 특정 신경전달물질에 의해서만 열리게 된다.

**술꾼 원숭이 가설(drunken monkey hypothesis)** : 왜 알코올에 대한 미각을 지니고 있는 것이 동물들로 하여금 잘 익은 과일을 고를 수 있도록 해주는 생존상의 이득을 가져다 주는가에 대한 진화론적 가설

**시냅스 틈새(synaptic cleft)** : 신경들 사이에 존재하는 틈. 여기로 신경전달물질이 분비됨으로써 신경들이 연락을 주고받을 수 있게 된다.

**신경보호(Neuroprotective)** : 독성 물질들로부터 신경계를 보호하는 것

**신경전달물질(neurotransmitter)** : 신경 말단으로부터 분비되는 화학물질로써 인접한 다른 신경에 전기 화학적 변화를 일으켜서 신경 세포들 사이에 신호가 전달될 수 있도록 해준다.

**신뢰도(reliability)** : 같은 검사를 반복할 때마다 동일한 결과가 나오는 정도

**실어증(dysphasia)** : 뇌 손상 혹은 질환으로 인해 언어를 이해하거나 사용하는 능력이 상실된 상태

**실행기능(executive function)** : 계획을 세우고 결정을 내리는 데 관여하는 뇌 기능. 이와 같은 기능은 사고력과 즉각적인 만족을 참을 수 있는, 즉 충동을 억제할 수 있는 능력을 필요로 한다. 실행 기능은 뇌의 전두엽에서 담당하고 있다.

**심리사회적 이론(psychosocial theory)** : 1900년대 초에 만들어진 이론으로써 환경적 요인들이 개인의 심리적 건강에 영향을 끼침으로 인해 정신 질환과 관련 있다는 이론. 정신 질환은 환경 및 사회적 요인들에 기인한

다고 본다.

**아세틸콜린(acetylcholine)** : 최초로 발견된 신경전달물질이다. 이 물질은 말초신경계와 중추신경계 모두에 존재한다. 말초신경계에서 이 물질은 근육의 수축에 관여하는 것은 물론 "휴식 및 충전"과 연관이 있는 불수의적 신경계에도 일부 관여한다. 중추신경계에서는 기억력에 관여한다.

**안타부스(Antabuse)** : 술을 마시게 되면 미식거림, 구토, 어지러움, 안면 홍조, 맥박이 빨리 뛰는 증상이 생기도록 함으로 인해 술을 못 마시게 하는 약물로써 부정적 강화물에 해당한다(국내에서는 알코올빙, 알코올스탑 등의 상품명으로 소개되었었다. 생명을 위협할 수 있는 부작용으로 인해 현재 국내에서는 사용되지 않고 있다:역주).

**알데하이드 탈수소효소(aldehyde dehydrogenase)** : 알데하이드를 쉽게 몸밖으로 배출 될 수 있는 비독성 물질인 아세트산으로 분해시키는 것을 가속시키는 생물학적 촉매 역할을 하는 효소.

**알코올 금단섬망(Alcohol withdrawal delirium)** : 대개 10년 이상 과량의 음주를 해 온 알코올중독자들이 술을 줄이거나 끊었을 때 나타나게 되는 급성 금단 증후군이다. DTs 혹은 delirium tremors로 알려져 있으며 과량의 음주를 지속적으로 해오다가 음주량이 줄어들게 되면 나타나게 되는 일련의 증상들을 일컫는 증후군으로써 다음의 증상들이 나타난다. : 생명 징후의 변화(고혈압, 빈맥), 발한, 떨림, 지남력의 상실과 환각(특히 선명한 환시)들을 동반한 소화기계 및 중추신경계의 부작용.

**알코올성 신경발달장애(ARND: alcohol-related neurodevelopmental disorder)** : 태아의 신경계의 발달에 이상을 초래하는 질환으로써 태아가 알코올에 노출된 것과 연관 있다.

**알코올 탈수소효소(alcohol dehydrogenase)** : 알코올을 알데하이드로 분해시키는 것을 가속시키는, 생물학적 촉매 역할을 하는 효소로써 알코올로 인한 많은 부정적 효과들과 연관이 있다.

**양극성 정동장애(Bipolar disorder)** : 조증 혹은 경조증이 우울증과 함께 주기를 이루어 나타나는 정신질환. 그러나 이러한 상태는 다양한 형태로도 나타날 수 있는데 조증만 반복적으로 나타나거나 조증만 한차례 나타나고 우울증만 반복되는 경우, 또는 조증과 심한 우울증이 급속히 순환하며 나타나는 경우 등이 있을 수 있다.

**엔돌핀(endorphins)** : 내인성 몰핀의 단축어. 엔케팔린이나 내인성 아편을 찾아 볼 것.

**엔케팔린(enkephalins)** : 뇌를 의미하는 그리스어. 아미노산으로 구성된 내인성 아편 물질. 뇌에서 형성되며 아편계 수용체에 부착하는 능력이 있어 진통제나 아편계 약물처럼 통증을 완화시키고 쾌감을 유발하는 기능을 가지고 있다.

**역항진작용(reverse agonism)** : 수용체에 작용하여 단순히 수용체의 기능을 가로막는 것이 아닌 반대로 작용하도록 하는 것을 의미한다.

**오프-라벨(off-label)** : FDA에서 규정한 적응증이 아닌 다른 상태에 대해 약물을 처방하는 것

**외상후 스트레스 장애(PTSD: Posttraumatic Stress Disorder)** : 지극히 충격적인 사건을 경험한 후 1개월 이상 고통스러운 증상들이 지속되는 특징을 지닌 정신/정서적 질환.

**운동 피질(motor cortex)** : 뇌의 바깥 부분에 위치한 영역으로써 의도적인 운동 조절을 담당하고 있다.

**울혈성 심부전(congestive heart failure)** : 심장이 체내 세포들로 적절한 혈액 순환을 해주지 못하는 상태로써 정맥 순환계를 통한 정맥혈의 순환이 어려워진다.

**위약(placebo)** : 실험약물 혹은 실험하려는 치료법과 똑같이 생긴 약물 혹은 똑같아 보이는 치료법을 의미하며 이 위약은 참여자의 건강이나 질환에 어떤 영향도 끼치지 않는다.

**유발된 충동**(Eliciting stimuli) : 비자발적이거나 자동적인 반응을 일으키는 유발인자(trigger)를 의미한다. 전통적으로 파블로프의 조건화에서 음식과 함께 짝지워진 벨 소리는 개의 침 분비를 자극한다. 반복되는 짝짓기가 이루어진 후에는 벨소리 만으로도 개의 침 분비를 유발할 수 있다. 이때의 벨 소리가 유발되는 충동이 되는 것이다. 이와 같은 반복되는 짝짓기들은 중독자들이 약물을 갈망하고 사용하는 경우에도 흔히 일어난다. 따라서 술집, 술친구, 심지어 흔히 내뱉는 별뜻 없는 말 조차도 음주 충동을 유발시켜서 즉각적이고도 강력한 음주 갈망이나 금단 상태의 느낌들을 유발할 수 있다.

**음주광**(dipsomania) : 술에 대한 조절 불가능한 충동이나 갈망을 의미함. 알코올중독자에 대한 오래 전에 사용되던 표현임.

**음주운전에 반대하는 엄마들의 모임**(MADD: Mothers Against Drunk Driving) : 음주 운전으로 인해 아이를 잃은 엄마들이 결성한 시민 단체. 이 단체는 알코올 및 약물 중독 상태에서의 운전의 위험성을 대중들에게 교육하고 도로에서 술 취한 운전자들이 사라지도록 정부를 움직여서 관련 법규들을 통과시키도록 압력을 행사하는 역할을 하고 있다.

**의료정보보호법**(HIPAA: Health Insurance Portability and Accountability Act) : 이 법안은 1996년 미 의회를 통과하였고 2003년 4월 14일부터 효력을 발휘하였다.

**이중-맹검 연구**(double-blind study) : 이 연구는 실험군으로 자원한 환자군에게는 실험하려는 약물, 의료 기구, 혹은 치료법을 투여하고 이에 반대되는 대조군에게는 위약이나 최근의 표준화된 약물 혹은 치료법을 시행하는 연구이다. 환자로 자원한 이들은 물론 연구자조차도 누가 실험용 약물이나 실험용 의료기구 혹은 실험용 치료를 받고 있는지 알 수 없다.

**인지행동치료**(Cognitive behavior therapy) : 긍정적 사고를 증진시키고 부정적 사고를 배제하기 위한 치료적 개입.

**일치율(concordance rates)** : 유전적으로 연관된 개인들 간에 서로 특별한 특성을 공유하는 비율. 예를 들어 일란성 쌍둥이는 일반적으로 100% 유전자를 공유하게 되며 이에 반해 이란성 쌍둥이는 50%만을 공유하게 된다.

**자가-처방(self-medication)** : 정서적 고통을 해결하기 위해 의사나 간호사를 통해서 처방 받은 약물이 아닌 알코올이나 다른 약물들을 스스로 복용하는 것.(예를 들면 너무 불안한 느낌이 들 때 술을 마시거나 대마초를 피우는 것)

**작화증(confabulation)** : 이야기를 꾸며내서 기억 못하는 부분을 채워 넣는 것. 거짓말의 경우 어떤 이득을 위한 목적으로 실제 일어난 일을 숨기고 꾸며내는 데 비해 작화증은 단지 기억이 나지 않는 부분을 단순히 채워 넣는다는 점에서 차이가 있다.

**재흡수(reuptake)** : 신경전달물질이 시냅스 간격으로 분비된 후 시냅스후 세포의 수용체에 붙고 난 후 붙지 않고 남아있는 신경전달물질들이 다시 원래 분비되었던 시냅스전 세포로 재흡수되는 과정을 의미한다.

**적혈구용적률(hematocrit)** : 전체 혈액 양에서 적혈구 세포들이 차지하는 비율을 의미한다. 이 수치가 낮은 경우를 일반적으로 빈혈이라 한다.

**전구 증상(aura)** : 경련이 시작되기 전에 나타나는 소리 혹은 색깔이 보이는 등의 경고 증상

**전기화학적(electrochemically)** : 신경체로부터 끝부분에 있는 축색돌기까지 신호가 전달되는 방식. 이러한 전기화학적 전달을 통해서 축색돌기에서 화학물질이 분비되게 된다.

**전행성 기억상실(anterograde amnesia)** : 새로이 경험되는 사실들이 장기 기억으로 저장되지 못하는 형태의 기억상실. 우리가 흔히 이야기하는 기억상실증은 이전에 일어난 일들을 기억하지 못하는 것을 의미한다.

**절주 관리 운동(MM: Moderation Management)** : 1993년에 창설된 단체로써

전통적인 AA 12단계 프로그램에 대한 대안으로 개발된 알코올 치료 프로그램이다. MM은 완벽한 단주보다는 각 개인이 자신의 음주를 어느 한계까지만 제한하도록 한다. MM은 첫 30일간의 단주를 포함한 9개의 단계를 포함하고 있다. 반드시 자신의 음주 행동을 줄이기 위한 열망을 가지고 있어야 하며 자신의 행동에 대해 책임지려는 태도를 필요로 한다. MM 모임에 참석하는 것 또한 요구된다. 이 단체는 알코올 중독이 발병하는 시기의 사람들을 돕고 알코올 중독이 발병하는 것을 막기 위한 목적을 지니고 있다.

**점적효과(kindling)** : 반복적인 전기적 자극 혹은 화학적 자극이 결국에는 경련을 유발하는 현상. 이 효과를 통해서 전에는 간질을 유발하지 않았던 코카인이나 알코올이 반복적으로 사용하게 되면 나중에 간질을 유발하게 되는 것을 설명할 수 있다.

**정신자극제(Psychostimulant)** : "psycho"는 뇌와 뇌의 인지기능들을 의미한다. 자극제(stimulant)는 특정 기관의 효율이나 기능적 활성을 증가시켜주는 약물을 의미한다. 정신자극제는 일시적으로는 짧은 시간 동안 뇌기능의 효율과 인지 기능을 높여줄 수 있다.

**정신증(psychosis)** : 환청, 망상, 혼란된 사고나 언어, 행동 등을 보이는 상태. 환상과 현실을 구별할 수 있는 능력이 소실된 상태이다.

**조작적 조건화(operant conditioning)** : 의도적 행동과 환경 사이의 관계에 대한 학습 이론. 만약 특정 행동 뒤에 보상이 주어진다면 그러한 행동이 다시 반복되게 된다. B. F. Skinner가 개발하였다.

**주의력결핍-과잉행동장애(ADHD: Attention deficit hyperactivity disorder)** : 아이의 정상적인 발달 수준에 비추어 보았을 때 산만함과 과잉행동, 충동성이 지속적인 양상으로 나타나는 질환이다. 또 다른 증상들로는 좌절에 대한 인내심의 결여, 분노 발작, 고집스러움, 자신의 요구에 대한 과도하고도 잦은 주장, 심한 감정 변화, 불쾌감, 따돌림, 낮은 자존심 등이 있다. 아이들이 산만함으로 인해 학업 성취도가 낮은 경우가 많다. 부모나 학교 관계자들과 같은 권위자들과의 갈등이 빈번하다. 이 질환을 지닌 많은 아이들이 적대성 반항 장애 또한 가지고 있다. 이러한 아이들은 출생 전에 약물이나 알코올에 노출된 적이 있을 수 있다. 많은 경우에서 출생시 저체중을 보인다. 이 질환을 지닌 몇몇 청소년들은 마약이나 술을 하게 된다.

**중심성 교탈수초증(central pontine myelinolysis)** : 뇌교(pons)의 수초(myelin sheath)들이 망가지게 되는 것. 영양 부족과 연관이 있으며 알코올중독에 의해 가장 많이 발생한다.

**지속성 간질(status epilepticus)** : 의식의 회복 없이 간질이 빠르게 연달아 지속되는 상태.

**직접적인 원인(proximate cause)** : 진화론에서 생물학적 체계의 행동상의 변화를 초래하는 첫 원인. 신경계의 반사 경로를 통해서 불에 손을 가져갔을 때 손을 치우게 되는 것이 한 예가 될 수 있다.

**집중외래치료 프로그램(Intensive outpatient treatment program: IOP)** : 입원했던 환자가 퇴원한 후에 지속적인 추적 치료를 가능하기 위한 퇴원 계획의 일부로써 입원치료병동의 치료 팀에 의해 운영되는 프로그램이다. 병원 애에서 혹은 지역사회에서 이루어질 수 있다. 이 프로그램에는 인지행동치료, 동기강화 치료, 12단계 AA 프로그램과 같은 일반적인 치료법들이 어떤 것이든 포함될 수 있다. 치료적 개입은 개인화된 프로그램보다는 대개 집단 프로그램의 형태로 진행된다.

**초파리(drosophila)** : 다양한 신체상 및 행동상의 경향에 미치는 유전적 영향을 연구하는데 흔히 쓰이는 과일 파리의 한 종류

**축색돌기(axon)** : 신경 세포 즉 뉴런의 일부로서 세포체로부터 신경 신호가 전달되는 긴 튜브이다.

**치료 공동체(therapeutic community)** : 거주 시설에 만들어진 치료적 환경으

로써 치료 팀과 환자를 위한 건강한 환경을 만들고 치료의 발전과 성취를 촉진시키기 위한 목적을 지니고 있다. 치료 공동체는 일련의 환자들과 전문가들이 행동에 대한 문화적 규범을 지켜나가고 환자들에게 건강한 대인관계를 위한 기술들을 배울 수 있도록 하며 일상생활을 영위해 나가기 위한 활동들을 제공하게 된다.

**코티솔** : 하이드로코티손(hydrocortisone)이라고도 부른다. 코티손(cortisone)으로부터 만들어진 물질로써 관절염을 포함한 염증성 질환에 치료제로 쓰인다.

**타당도(validity)** : 검사나 도구가 지닌 결과의 정확도(예를 들면 어떤 검사나 도구가 얼마나 측정하고자 하는 것을 잘 측정하는가 하는 것).

**태아 알코올 증후군(FAS: fetal alcohol syndrome)** : 임신 중 음주를 한 산모의 아기에서 발견되는 증후군으로써 특징적인 외모와 함께 정신 지체를 동반한다.

**태아알코올증후군 국립의료기구(National Organization of Fetal Alcohol Syndrome)** : 태아알코올증후군의 발생을 줄이고 예방하기 위해서 젊은 여성들에게 임신 중 음주의 위험성에 대해 교육하기 위해 설립된 기관.

**특이도(specificity)** : 특정 질환을 가지고 있지 않은 환자들 중에서 검사 상 질환이 없는 것으로 나올 확률. 매우 특이도가 높은 검사에서 양성이 나왔다면 질환이 있는 것으로 여긴다.

**페노바비탈(Phenobarbital)** : 최근에 항경련제로 사용되는 barbiturate계 약물.

**페닐케톤뇨증(Phenylketonuria)** : 대사성 유전 질환으로써 페닐아민의 대사물을 산화시키는 능력이 없음으로 인해 정신지체를 유발하게 되는 유전성 대사질환.

**편도체(Amygdala)** : 뇌 내 변연계(limbic system)의 일부인 미상핵 구조물의 꼬리 부분에 붙어 있다.

**평균적혈구용적(MCV: mean corpuscular volume)** : 적혈구 세포들의 크기를 측정한 것이다. 이 수치가 높은 경우 적혈구용적률(hematocrit)은 낮아지게 되며 이러한 경우를 대적혈구성 빈혈(macrocytic anemia)이라 한다.

**프로락틴** : 뇌하수체의 앞쪽에서 분비되는 호르몬으로써 여성에서 산후에 유즙 분비를 유도하여 수유를 지속해 나갈 수 있도록 해준다.

**프로작(Prozac)** : 플루옥세틴(fluoxetine)을 찾아볼 것.

**하향 조정(down-regulation)** : 세포에서 특정 호르몬이나 신경전달물질에 대한 민감성을 줄이기 위해 해당 수용체의 수가 줄어드는 과정.

**학습 이론(learning theory)** : 새로운 행동을 배우기 위해서 행동을 변화시키기 위한 개입(긍정적/부정적 강화, 소거)과 인지행동치료를 통해서 지식과 기술을 습득하고 행동을 변화시키는 것과 관련된 이론.

**항경련제** : 간질 발작이 일어나지 않도록 막아주는 약물.

**항진작용(antagonism)** : 약물이나 화학물질에 의해 특정 수용체가 가로막힘으로 인해 수용체의 생물학적 반응이 차단되는 과정을 의미.

**항진제(agonist)** : 세포에 있는 수용체와 결합하여 반응이나 활동을 유발할 수 있는 약물. 이러한 약물은 그 수용체에 작용하는 신경전달물질과 똑같은 생물학적 효과를 만들어내게 된다.

**향정신성(Psychotropic)** : 뇌, 행동 혹은 경험의 정신적 기능에 영향을 끼치는 약물.

**혈관성 치매** : 정신적, 정서적 장애와 함께 신경학적 증상과 징후들을 동반한 인지기능 장애. 다수의 혈관성 병변에 의해 발생한다. 혈관성 치매는 섬망, 망상, 우울증 및 행동상의 문제를 동반할 수도 있다. 대부분의 다른 치매들처럼 기억력의 상실과 다른 인지기능의 저하를 보인다.

**혈소판** : 혈액 응고에 관여하는 혈액 세포이다. 이 세포의 수가 적어지거나 기능을 잃어버리게 되면 쉽게 출혈이 발생하게 되며 반면 너무 수가 많

아질 경우 대부분은 증상이 없지만 혈관을 막는 혈전의 발생 가능성이 높아지게 된다.

**혈소판 감소증**(thrombocytopenia) : 혈액 속에 상대적으로 혈소판의 수가 감소한 상태.

**혈액응고 인자**(cloting factors) : 상호작용을 통해서 혈액을 응고시켜 출혈을 멎게 해주는 일련의 단백질들.

**혈전**(thrombus) : 혈액들이 굳어 뭉친 것을 의미한다. 혈전이 떨어져 나가서 돌아다니는 상태를 색전(embolus)라 한다.

**환각제**(hallucinogens) : 환각, 다행감, 신체상(像)의 변화, 왜곡된 혹은 날카로워진 시각 및 청각, 혼미, 운동 조절능력의 상실, 기억력 및 판단력의 손상 등을 유발하는 약물의 한 종류.

**회백질**(gray matter) : 뇌의 일부로써 신경세포에서 신호전달을 위한 전선 역할을 하는 축색(axon)과는 달리 세포핵과 세포 대사를 위한 장치들을 포함하고 있는 신경 세포의 세포체들로 구성되어 있다. 대뇌 피질 안에 존재한다.

**효소**(enzyme) : 화학적 반응을 촉매하거나 가속화시키는 역할을 하는 생물학적 분자. 대부분의 효소들은 단백질로 이루어져 있다.

**흡수 불량**(malabsorption) : 소화관을 통한 영양분의 흡수가 제대로 이루어지지 않는 것.

**흥분성 독작용**(excitotoxicity) : 흥분성 신경전달물질인 글루타메이트를 위한 수용체인 NMDA와 같은 수용체들이 지나치게 활성화 됨으로써 신경 세포가 손상 및 사멸하게 되는 병적인 과정을 의미한다. NMDA와 같은 흥분성독소들이 이 수용체에 결합하게 되면 글루타메이트가 비정상적으로 높은 수준으로 상승함과 동시에 세포 내로 칼슘 이온이 들어오게 하여 흥분성 독작용을 유발하게 된다. 세포 내로 들어온 칼슘 이온은 세포를 죽게 만든다.

**ABPN(American Board of Psychiatry and Neurology)** : 정신과 전문의와 신경과 전문의 및 소아청소년 정신의학, 중독정신의학과 같은 분과 전문의 과정에 대한 임상적 표준을 감독하는 관리 기관

**ALT(alanine aminotransferase)** : ALT에 대한 AST의 비율(AST:ALT)은 간과 다른 기관들이 손상을 입었는지를 판단하는데 도움을 줄 수 있다. ALT 및 AST 레벨 모두 간 손상에 대한 신뢰할 만한 표지자 역할을 한다.

**AST(aspartate aminotransferase)** : 간세포 내에 존재하는 효소이지만 적혈구, 심장 조직 및 췌장 조직에도 존재한다. 급성 간 질환이 있는 경우 이 효소가 혈류 속으로 새어나와서 혈액 검사상 상승한 수치를 나타내게 된다. AST는 간 손상의 원인을 판별하는데 도움을 줄 수 있다. AST:ALT 비율이 2.0을 넘는 경우는 다른 원인이 아닌 알코올에 의한 간 손상을 추정할 수 있다.

**barbiturate계 약물** : GABA 수용체에 작용하여 간질 발작이 일어나지 않도록 막아주는 약물의 한 종류. 보다 안전한 약물인 벤조디아제핀이 발견되기 전까지는 불안 치료에도 사용되어 왔다.

**bupropion** : 항우울제로 사용되는 상품명으로는 Wellbutrin, 금연 치료제로 사용되는 상품명으로는 Zyban으로 알려져 있다.

**Carbohydrate-deficient transferrin** : 혈액 내 존재하는 단백질로써 철분을 세포 조직 내로 이동시키는데 관여한다. 심한 음주가 있어 온 경우 이 수치가 상승하게 되는데 따라서 알코올성 간 질환을 선별해 내기 위해 사용될 수 있다. 80%의 민감도와 92%의 특이도를 지니지만 너무 비싸고 보험의 적용을 못 받기 때문에 일반적인 정규 검사에는 포함되지 않는다.

**Campral** : 단주를 유지하기 위해 처방되는 약물. 국내에서는 아캄프롤이라는 상품명으로 처방되고 있다. 정확한 작용 기전은 알려져 있지 않으며

다만 신경계의 흥분과 억제 사이의 정상적인 균형을 회복시켜 주는 역할을 하는 것으로 추정된다.

**cocaethylene** : 코카인과 알코올이 간에서 동시에 대사되는 과정에서 생성되는 화학물질로써 많은 약리학적 성상이 코카인과 유사하나 코카인보다 오랫동안 체내에 머무르면서 신경계 및 심혈관계에 보다 강한 독성을 나타낸다.

**Dexedrine** : ADHD의 치료제로 처방되는 정신자극제.

**Disulfiram** : 미국 내에서 알코올 중독의 치료를 위해 가장 널리 쓰이는 약물로 Antabuse의 성분명임. 알데하이드 탈수소효소를 억제함으로써 알코올이 대사되는 것을 막고 그로인해 술 취했을 때의 불쾌한 부작용들을 유발하게 된다. 따라서 미식거림, 구토, 안면 홍조, 두근거림 및 교감신경계의 흥분 증상들이 나타나게 된다. 그러나 이 약물은 단주에 대한 동기가 있고 술을 끊기 위해 이 약을 꾸준히 복용하는 환자들에서만 효과를 볼 수 있다.

**DWI(Driving While Intoxicated)** : 음주 운전에 대한 법률적 용어. 몇몇 주에서는 DUI(Driving Under the Influence)라는 용어를 사용하기도 한다. DWI가 주로 알코올로 인한 위반을 의미하는 반면 몇몇 주에서 DUI는 알코올 이외의 다른 약물에 취한 상태를 포함한 개념으로 정의하고 있다. 또 다른 주에서는 설령 어떤 약물에 취했거나 그로 인한 교통질서의 위반이 없더라도 조금이라도 약물을 한 상태에서 운전한 경우는 모두 DUI로 규정하고 있기도 하다.

**Flumazenil(Romazicon)** : 벤조다이아제핀의 진정 효과를 역전시킴으로써 벤조다이아제핀계 약물 과량 복용의 치료에 쓰이는 길항제.

**fluoxetine** : 상품명은 프로작(Prozac)으로 선택적 세로토닌 재흡수 억제제이다. 강박장애, 외상후 스트레스 장애 및 기타 불안 장애에도 효과가 있다.

gamma-aminobutyric acid(GABA) : 뇌 안의 주요 억제성 신경전달물질. 모든 뇌 활동을 감소시키는 역할을 한다.

gabapentine(Neurontin) : 성인 및 12세 이상 청소년에게 사용 가능한, 기존의 간질약에 부가적으로 추가 처방될 수 있는 항경련제. 작용 기전은 아직 불명확하다.

GGT(gamma-glutamyl transpeptidae) : 간 효소로써 이 효소치의 상승은 알코올성 간질환과 연관이 있다.

ICD (International Classification of Diseases) : 정신 질환과 물질 남용을 포함한 모든 질환들을 분류하기 위해 세계보건기구에서 발행하는 매뉴얼. DSM과 매우 유사하다.

lamotrigine : 상품명이 라믹탈(Lamictal)인 항경련제. 양극성 정동장애의 우울증 치료에 승인받은 약물이다.

Marchiafava-Bignami **증후군** : 처음으로 이 질환을 발견한 두 이탈리아 병리학자의 이름을 따서 붙여진 이름이다. 이 증후군은 간질 발작을 한 후 혼수상태에서 사망한 이탈리아 출신의 알코올 중독자에 의해 처음으로 발견되었다. 부검을 해 보면 뇌의 좌반구와 우반구를 연결해 주는 중요한 경로인 뇌량(corpus callosum) 부위의 퇴화된 소견을 보인다. 최근에는 보기 드문 질환이며 꼭 이탈리아 사람인 알코올 중독자에서만 발견되는 것도 아니다.

Mellanby **효과** : 같은 혈중 알코올 농도 일지라도 혈중 알코올양이 증가되고 있을 때가 떨어지고 있을 때 보다 알코올로 인한 장애가 심하게 나타나는 현상. 이러한 차이는 술이 얼큰하게 올라올 때와 술이 깨면서 숙취로 고생할 때의 느낌이 다른 것으로도 설명할 수 있다.

NMDA(N-methyl-D-aspartic acid) : NMDA 수용체에 항진 작용을 하는 아미노산 유도체. 따라서 이 수용체에 글루타메이트와 유사한 작용을 한다.

ondansetron : 특정 세로토닌 수용체에 작용하는 항구토제. 상품명은 Zofran이다.

Physician's Desk Reference : 미국 및 캐나다의 약물을 처방할 수 있는 전문가들이 사용할 수 있는 모든 약물들에 대한 정보를 담은 요약본으로써 지침서와 함께 약물들의 작용, 일반적인 사용법, 약물 상호작용들, 금기 사항 등을 담고 있다.

ReVia : naltrexone의 상품명. 갈망을 줄여주는 것으로 여겨지며 마약 및 알코올 중독의 치료에 사용되는 약물이다. 아편의 효과를 저해하는 길항제 역할을 한다.

Ritalin : ADHD의 치료제로 사용되는 methylphenidate의 상품명.

St. John's Wort(Hypericum perforatum) : 대체 의학에서 항우울제 대용으로 사용하는 식물.

tetrahydrocannabinol : 대마초 속에 포함된 정신활성 성분으로써 환각과 식욕을 유발한다. 이 성분은 약리학적으로 합성되어 Marinol이라는 상품명으로 암 환자나 에이즈 환자의 식욕을 증가시키기 위한 약물로 출시되어 있다.

thiamine : 비타민 B1. 탄수화물과 지방을 에너지로 전환시키는 중요한 역할을 한다. 결핍될 경우 각기병(Beriberi) 혹은 베르니케–코르자코프 증후군이 발생할 수 있다.

THIQ(tetrahydroisoquinolone) : acetaldehyde(알코올의 독성 분해산물)와 도파민(신경전달물질)에 의해 형성되는 화학 합성물. 이 물질은 알코올 중독자에게 특이적인 작용하는 것으로 여겨지고 있으며 아편과 같은 역할을 함으로써 다행감을 유발하기에 중독성을 띠게 된다.

Topamax : topiramate의 상품명. 항경련제. 작용기전은 아직 불명확하다. 간질을 치료하기 위해 쓰임.

Valerian (valeriana officinalis) : 수면제 대용으로 사용되어 온 대체 약물(한

의학에서는 길초근(吉草根), 쥐오줌풀로 알려져 있다:역주).

valproic acid : GABA 수용체에 작용하는 항경련제로써 FDA로부터 양극성 정동장애 및 간질의 치료제로 인가 받았다.

Vivitrol : 장기적으로 작용하는 형태의 날트렉손 주사제

Zofran : ondansetron의 상품명. 항구토제로서 말초 및 중추신경계, 소장에 있는 세로토닌을 차단함으로써 미식거림과 구토를 방지해 준다.

zolpidem(Ambien), zaleplon(Sonata), eszopiclone(Lunesta): benzodiazepine계 약물은 아니지만 GABA 수용체에 benzodiazepine과 같은 방식으로 작용하여 수면을 유도하거나 증진시키는 약물들임.

# 역 자 약 력

## 천 영 훈

- 원광대학교 의과대학 졸업 및 원광대병원 정신과 수련
- 가천의대 길병원 정신과 외래 부교수
- 대한정신약물학회 정회원
- 한국정신신체의학회 정회원
- 정신신체의학 전문가 인증의
- 한국중독정신의학회 평생회원 및 논문심사위원
- 한국마약퇴치운동본부 교재편찬위원
- Member of International Society of Biomedical Research on Alcoholism
- Member of Asia-Pacific Society for Alcohol and Addiction Research
- 인천시 서구 치매센터 센터장
- 서진의학연구소 연구팀장
- 인천참사랑병원 원장

**100문 100답**

# 알 코 올 중 독

초판 인쇄일 • 2010년 7월 10일
초판 발행일 • 2010년 7월 20일

저　　자 • Charles Herrick, MD
Charlotte A. Herrick, PhD, RN
역　　자 • 천 영 훈
발 행 인 • 오 무 근
편　　집 • 이레아트
마 케 팅 • 임 진 만

도서출판 하나의학사
주　　소 • 서울시 종로구 홍파동 13-4 한솔빌딩 1층
등록번호 • 제 2-541호(1988. 4. 1)
전　　화 • (02)730-2555, 2556
팩　　스 • (02)730-2557
E-mail • hanampc@yahoo.co.kr

---

**정가 20,000원**



ISBN 978-89-92141-58-1-93510